"十三五"高等医学院校本科规划教材

供基础、临床、护理、预防、口腔、中医、药学、医学技术类等专业用

医用高等数学

Medical Advanced Mathematics

（第2版）

主　编　李　霞　彭继世

副主编　许超汉　何　兰　原　杰　张云鹏

编　委（按姓名汉语拼音排序）

何　兰（齐齐哈尔医学院）
姜　伟（南京航空航天大学）
李　静（福建医科大学）
李　霞（哈尔滨医科大学）
李冬果（首都医科大学）
刘　琳（滨州医学院）
彭继世（贵州医科大学）
宋运娜（齐齐哈尔医学院）
滕　辉（齐齐哈尔医学院）
王　理（哈尔滨医科大学）
王世缘（哈尔滨医科大学）
王书元（哈尔滨医科大学）
徐　娟（哈尔滨医科大学）
许超汉（哈尔滨医科大学）
原　杰（哈尔滨医科大学大庆校区）
张云鹏（哈尔滨医科大学）
赵红颖（哈尔滨医科大学）

秘　书　白　静（哈尔滨医科大学）

北京大学医学出版社

YIYONG GAODENG SHUXUE

图书在版编目（CIP）数据

医用高等数学 / 李霞，彭继世主编．—2 版．
—北京：北京大学医学出版社，2018. 10（2024. 8 重印）
ISBN 978-7-5659-1855-1

Ⅰ．①医…　Ⅱ．①李…　②彭…　Ⅲ．①医用数学 -
医学院校 - 教材　Ⅳ．① R311

中国版本图书馆 CIP 数据核字（2018）第 210610 号

医用高等数学（第 2 版）

主　　编：李　霞　彭继世
出版发行：北京大学医学出版社
地　　址：（100191）北京市海淀区学院路 38 号　北京大学医学部院内
电　　话：发行部 010-82802230；图书邮购 010-82802495
网　　址：http：//www.pumpress.com.cn
E-mail：booksale@bjmu.edu.cn
印　　刷：北京瑞达方舟印务有限公司
经　　销：新华书店
责任编辑：罗德刚　　**责任校对**：靳新强　　**责任印制**：李　啸
开　　本：850 mm × 1168 mm　1/16　　**印张**：16　　**字数**：461 千字
版　　次：2018 年 10 月第 2 版　2024 年 8 月第 7 次印刷
书　　号：ISBN 978-7-5659-1855-1
定　　价：35.00 元

修订说明

国务院办公厅颁布《关于深化医教协同进一步推进医学教育改革与发展的意见》、以“5+3”为主体的临床医学人才培养体系改革、教育部本科临床医学专业认证等一系列重要举措，对新时期高等医学教育人才培养提出了新的要求，也为教材建设指明了方向。

北京大学医学出版社出版的临床医学专业本科教材，从2001年开始，历经3轮修订、17年的锤炼，各轮次教材都高比例入选了教育部“十五”“十一五”“十二五”国家级规划教材。为了顺应医教协同和医学教育改革与发展的要求，北京大学医学出版社在教育部、国家卫生健康委员会和中国高等教育学会医学教育专业委员会指导下，经过前期的广泛调研、综合论证，启动了第4轮教材的修订再版。

本轮教材基于学科制课程体系，在院校申报和作者遴选、编写指导思想、临床能力培养、教材体系架构、知识内容更新、数字资源建设等方面做了优化和创新。共启动46种教材，其中包含新增的《基础医学概论》《临床医学概论》《诊断学》《医患沟通艺术》4种。《基础医学概论》和《临床医学概论》虽然主要用于非临床医学类专业学生的学习，但须依托于临床医学的优秀师资才能高质量完成，故一并纳入本轮教材中。《诊断学》与《物理诊断学》《实验诊断学》教材并存，以满足不同院校课程设置差异。第4轮教材修订的主要特点如下：

1．为更好地服务于全国高等院校的医学教育改革，对参与院校和作者的遴选精益求精。教材建设的骨干院校结合了研究型与教学型院校，并注重不同地区的院校代表性；由各学科的委员会主任委员或理事长和知名专家等担纲主编，由教学经验丰富的专家教授担任编委，为教材内容的权威性、院校普适性奠定了坚实基础。

2．以“符合人才培养需求、体现教育改革成果、教材形式新颖创新”为指导思想，以深化岗位胜任力培养为导向，坚持“三基、五性、三特定”原则，密切结合国家执业医师资格考试、全国硕士研究生入学考试大纲。

3．部分教材加入了联系临床的基础科学案例、临床实践应用案例，使教材更贴近基于案例的学习、以问题为导向的学习等启发式和研讨式教学模式，着力提升医学生的临床思维能力和解决临床实际问题的能力；适当加入知识拓展，引导学生自学。

4．为体现教育信息化对医学教育的促进作用，将纸质教材与二维码技术、网络教学平台相结合，教材与微课、案例、习题、知识拓展、图片、临床影像资料等融为一体，实现了以纸质教材为核心、配套数字教学资源的融媒体教材建设。

在本轮教材修订编写时，各院校对教材建设提出了很好的修订建议，为第4轮教材建设的顶层设计和编写理念提供了详实可信的数据储备。第3轮教材的部分主编由于年事已高，此次不再担任主编，但他们对改版工作提出了很多宝贵的意见。前3轮教材的作者为本轮教材的日臻完善打下了坚实的基础。对他们的贡献，我们一并表示衷心的感谢。

尽管本轮教材的编委都是多年工作在教学一线的教师，但囿于现有水平，书中难免有不当之处。欢迎广大师生多提宝贵意见，反馈使用信息，以臻完善教材的内容，提高教材的质量。

“十三五”高等医学院校本科规划教材评审委员会

序

国务院办公厅《关于深化医教协同进一步推进医学教育改革与发展的意见》（以下简称《意见》）指出，医教协同推进医学教育改革与发展，加强医学人才培养，是提高医疗卫生服务水平的基础工程，是深化医药卫生体制改革的重要任务，是推进健康中国建设的重要保障。《意见》明确要求加快构建标准化、规范化医学人才培养体系，全面提升人才培养质量。要求夯实5年制临床医学教育的基础地位，推动基础与临床融合、临床与预防融合，提升医学生解决临床实际问题的能力，推进信息技术与医学教育融合。从国家高度就推动医学教育改革发展作出了部署、明确了方向。

高质量的医学教材是满足医学教育改革、培养优秀医学人才的核心要素，与医学教育改革相辅相成。北京大学医学出版社出版的临床医学专业本科教材，立足于岗位胜任力的培养，促进自主学习能力建设，成为临床医学专业本科教学的精品教材，为全国高等医学院校教育教学与人才培养工作发挥了重要作用。

在医教协同的大背景下，北京大学医学出版社启动了第4轮教材的修订再版工作。全国医学院校一大批活跃在教学一线的专家教授，以无私奉献的敬业精神和严谨治学的科学态度，积极参与到本轮教材的修订和建设工作当中。相信在全国高等医学院校的大力支持下，有广大专家教授的热情奉献，新一轮教材的出版将为我国高等医学院校人才培养质量的提高和医学教育改革的发展发挥积极的推动作用。

柯杨　詹启敏

前 言

当代生物医学技术的飞速发展使得生物医学数据产生了迅猛增长。因此，在基础医学、临床医学、药学和预防医学等研究领域都迫切需要利用数学的方法对这些海量的生物医学数据资源进行研究和分析，这要求现代医学人才应当具有更加扎实的数学理论基础及更高的数学素养。为了适应这种发展需求，北京大学医学出版社组织全国八所高校一线教师和学者共同参与这本《医用高等数学》第 2 版教材的修订和编写工作。

本书共分为九章，主要包括：函数、极限与连续；导数与微分；不定积分；定积分；多元函数微积分；常微分方程基础；线性代数基础和概率论基础。本书可作为高等医学院校中各专业的高等数学教材使用，也可供医学研究人员学习和参考。本书在总结编者多年来的教学经验和教学成果的基础上，注重基础知识和医学实例的紧密结合，通过大量的具体医学问题，使学生能够将相对枯燥的数学理论融入医学应用中。此外，本书在每章中还提供了知识扩展与知识链接，这不仅有助于扩大学生的数学知识面，同时也有利于提高其学习数学的兴趣。最后，本书在第九章中介绍了计算机软件 MATLAB 的基本操作以及前面各章典型例题的求解，希望使学生多掌握一种工具，能够更加方便地实现一些数学方法并应用到实际问题中。这些都体现了本书的科学性、系统性、实用性和先进性的特点。本书可满足 48 ~ 70 学时的医用高等数学课程的教学需要。针对不同医学院校、不同专业的具体情况，教师可适当删减学习内容，以适应教学目标的要求。由于本书增加了计算机软件 MATLAB 的内容，建议在讲授该课程时应适当安排学生的上机实验。

本书在编写过程中，得到了哈尔滨医科大学、首都医科大学、福建医科大学及南京航空航天大学等八所高校的大力支持，在此表示衷心的感谢。

尽管本书作者多年来一直从事医用高等数学的教学与研究，但是限于水平和时间，难免存在不当和错误之处，敬请读者批评指正。

编者

2017 年 12 月

目　录

第1章 函数、极限与连续

案例	糖尿病患者每隔时间 τ 注射一次胰岛素，剂量为 D_0。第 n 次注射后到第 $n+1$ 次注射前的时间里，体内胰岛素含量与时间 t 的关系为 $$D_n(t)=\frac{1-e^{-nk\tau}}{1-e^{-k\tau}}D_0e^{-kt}\ (k>0\ 为常数)。$$ 问题：糖尿病患者体内最终的胰岛素含量 $D(t)$ 与时间 t 的关系式是什么？

函数是高等数学中最基本的研究对象，它刻画的是变量之间的关系。极限刻画的是变量的变化趋势，是深入研究函数的重要方法。用极限方法研究函数是高等数学与初等数学的本质区别。函数与极限的初步知识在中学已经学过，这里仅作必要的复习和补充。本章主要介绍函数、极限和函数的连续性等基本概念、性质及计算。

第一节 函 数

一、函数的概念

1. 常量与变量

在某一研究过程中保持不变的量称为**常量**(constant)。在某一研究过程中可以改变的量称为**变量**(variable)。常量通常用字母 a、b、c 表示，变量通常用字母 x、y、z 表示。

一个量是常量还是变量不是绝对的，而是相对的。例如，儿童服药的剂量决定于儿童的体重。如果治疗时间较短，该儿童体重可视为常量。若治疗时间长达数年，其体重就是一个变量。常量可以看作特殊的变量。

如果变量的变化是连续的，常用区间来表示变量的变化范围。邻域也是常用的一种区间概念。设 x_0 是一定点，δ 是任一正数，则称开区间 $(x_0-\delta, x_0+\delta)$ 为点 x_0 的 δ **邻域**(neighbourhood)，记作 $U(x_0,\delta)$，即

$$U(x_0,\delta)=\{x\,|\,|x-x_0|<\delta\}=\{x\,|\,x_0-\delta<x<x_0+\delta\},$$

点 x_0 称为邻域的中心，δ 称为邻域的半径。点 x_0 的 δ 邻域去掉中心 x_0 后，称为点 x_0 的去心 δ 邻域，记作 $U^{\circ}(x_0,\delta)$，即

$$U^{\circ}(x_0,\delta)=\{x\,|\,0<|x-x_0|<\delta\}。$$

2. 函数的概念

定义 1-1 设在同一个变化过程中有两个变量 x 和 y，如果对于变量 x 所能取的每一个值，按照一定的对应关系，变量 y 总有确定的值与之对应，则称变量 y 是变量 x 的**函数**(function)，记为 $y=f(x)$。变量 x 称为**自变量**(independent variable)，变量 y 称为**因变量**(dependent variable)。

自变量 x 的所有可以取值的集合，称为函数的**定义域**(domain)，记为 D。因变量 y 的所有对应值的集合，称为函数的**值域**(range)，记为 R。

函数的表示法通常有三种：解析法、列表法和图像法。

例 1-1 在自由落体运动中，设物体下落的高度为 h，物体运动路程 s 和下落的时间 t 之间的函数为 $s=\frac{1}{2}gt^2$，g 为重力加速度，求函数 s 的定义域。

解 只从解析式 $s=\frac{1}{2}gt^2$ 看，t 可以取全体实数。但考虑到实际意义，应有 $t\geqslant 0$ 且 $0\leqslant s\leqslant h$，当 $s=h$ 时，$t=\sqrt{\frac{2h}{g}}$，故函数 s 的定义域为 $\left[0,\sqrt{\frac{2h}{g}}\right]$。

例 1-2 在恒温条件下，每克蛋白质的药物吸收量 y 与血浆浓度 x 的关系，如表 1-1 所示。

表 1-1 药物吸收量与血浆浓度的函数关系

血浆浓度 x	12.7	21.2	51.7	77.2	212.4	9.5	22.5	42.3	67.8	234.8
药物吸收量 y	0.103	0.466	0.767	1.573	2.462	0.083	0.399	0.899	1.735	2.260

例 1-3 心电图描述了电流活动随时间的变化情况，是时间的函数。虽然可以拟合一个心电图函数的近似公式，但是必要性不大。医生只需要根据心电图的图形诊断更方便，所以这个函数用图像法表示更合适。图 1-1 和图 1-2 分别为正常人和心脏病患者的心电图。

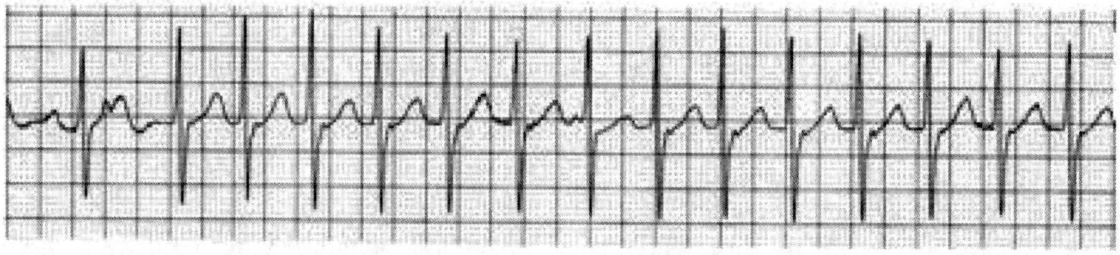

图 1-1 正常人的心电图

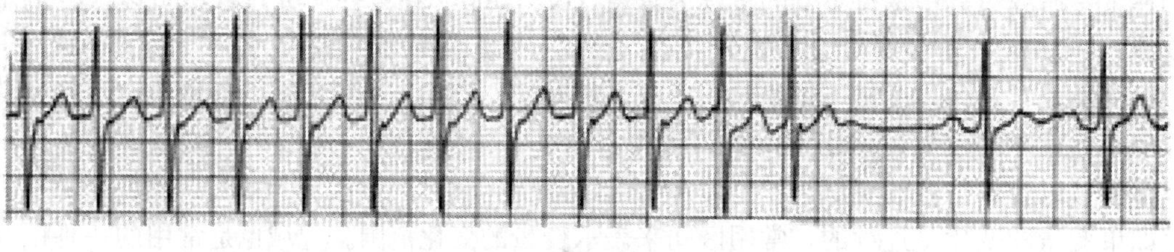

图 1-2 心脏病患者的心电图

二、函数的特性

1. 函数的单调性

设函数 $f(x)$ 的定义域为 D，区间 $I\subseteq D$。如果对于区间 I 上任意两点 x_1、x_2，当 $x_1<x_2$ 时，恒有 $f(x_1)<f(x_2)$，则称函数 $f(x)$ 在区间 I 上是单调增加的；如果对于区间 I 上任意两点 x_1、x_2，当 $x_1<x_2$ 时，恒有 $f(x_1)>f(x_2)$，则称函数 $f(x)$ 在区间 I 上是单调减少的。单调增加和单调减少的函数统称为**单调函数**(monotone function)。

2. 函数的奇偶性

如果对于函数 $f(x)$ 定义域 D 内的任意一个 x，都有 $f(-x)=f(x)$，则称函数 $f(x)$ 为偶函

数(even function)。如果对于函数 $f(x)$ 定义域 D 内的任意一个 x，都有 $f(-x)=-f(x)$，则称函数 $f(x)$ 为**奇函数**(odd function)。

3. 函数的周期性

设函数 $f(x)$ 的定义域为 D。如果存在一个正数 T，使得对每一个 $x\in D$，都有 $f(x\pm T)=f(x)$ 成立，则称函数 $f(x)$ 为**周期函数**(periodic function)。正数 T 称为这个函数的周期。满足此关系式的最小正数称为函数的最小正周期，通常所说的周期是指最小正周期。

许多生物节律近似地以 12 小时或 24 小时为周期。心电图曲线也可看作周期函数。

4. 函数的有界性

设函数 $f(x)$ 的定义域为 D，区间 $X\subseteq D$。如果存在正数 M，使得对一切 $x\in X$，都有 $|f(x)|\leqslant M$ 成立，则称函数 $f(x)$ 在 X 上**有界**(bounded)。如果这样的 M 不存在，则称函数 $f(x)$ 在 X 上**无界**(unbounded)。

例如，函数 $y=\cos x$ 在 R 上有界。函数 $y=\tan x$ 在 $\left(-\frac{\pi}{2},\frac{\pi}{2}\right)$ 上无界。函数 $y=\frac{1}{x}$ 在 $(0,+\infty)$ 上无界，在 $(1,+\infty)$ 上有界。

三、初等函数

1. 基本初等函数

幂函数、指数函数、对数函数、三角函数和反三角函数统称为**基本初等函数**(basic elementary function)。

(1) 幂函数：$y=x^{\alpha}$(α 为实数)；

幂函数的共性是在区间 $(0,+\infty)$ 内均有定义，且都过点 $(1,1)$。

(2) 指数函数：$y=a^{x}(a>0,a\neq 1)$；

指数函数的定义域为 $(-\infty,+\infty)$，值域为 $(0,+\infty)$。当 $a>1$ 时，函数单调增加；当 $a<1$ 时，函数单调减少。

(3) 对数函数：$y=\log_{a}x(a>0,a\neq 1)$；

对数函数的定义域为 $(0,+\infty)$，值域为 $(-\infty,+\infty)$。当 $a>1$ 时，函数单调增加；当 $a<1$ 时，函数单调减少。

(4) 三角函数包括以下六个函数：

正弦函数　$y=\sin x$，定义域为 $(-\infty,+\infty)$，值域为 $[-1,1]$。它是奇函数，周期函数，周期为 2π（图 1－3a）。

余弦函数　$y=\cos x$，定义域为 $(-\infty,+\infty)$，值域为 $[-1,1]$。它是偶函数，周期函数，周期为 2π（图 1－3b）。

正切函数　$y=\tan x$，定义域为 $x\in R$，且 $x\neq k\pi+\frac{\pi}{2}$，$k\in Z$，值域为 $(-\infty,+\infty)$。它是奇函数，周期函数，周期为 π（图 1－3c）。

余切函数　$y=\cot x$，定义域为 $x\in R$，且 $x\neq k\pi$，$k\in Z$，值域为 $(-\infty,+\infty)$。它是奇函数，周期函数，周期为 π（图 1－3d）。

正割函数　$y=\sec x$。定义域为 $x\in R$，且 $x\neq k\pi+\frac{\pi}{2}$，$k\in Z$，值域为 $|y|\geqslant 1$。它是偶函数，周期函数，周期为 2π。

余割函数　$y=\csc x$。定义域为 $x\in R$，且 $x\neq k\pi$，$k\in Z$，值域为 $|y|\geqslant 1$。它是奇函数，周期函数，周期为 2π。

根据这些三角函数的定义，还可以得到以下常用三角函数关系式。

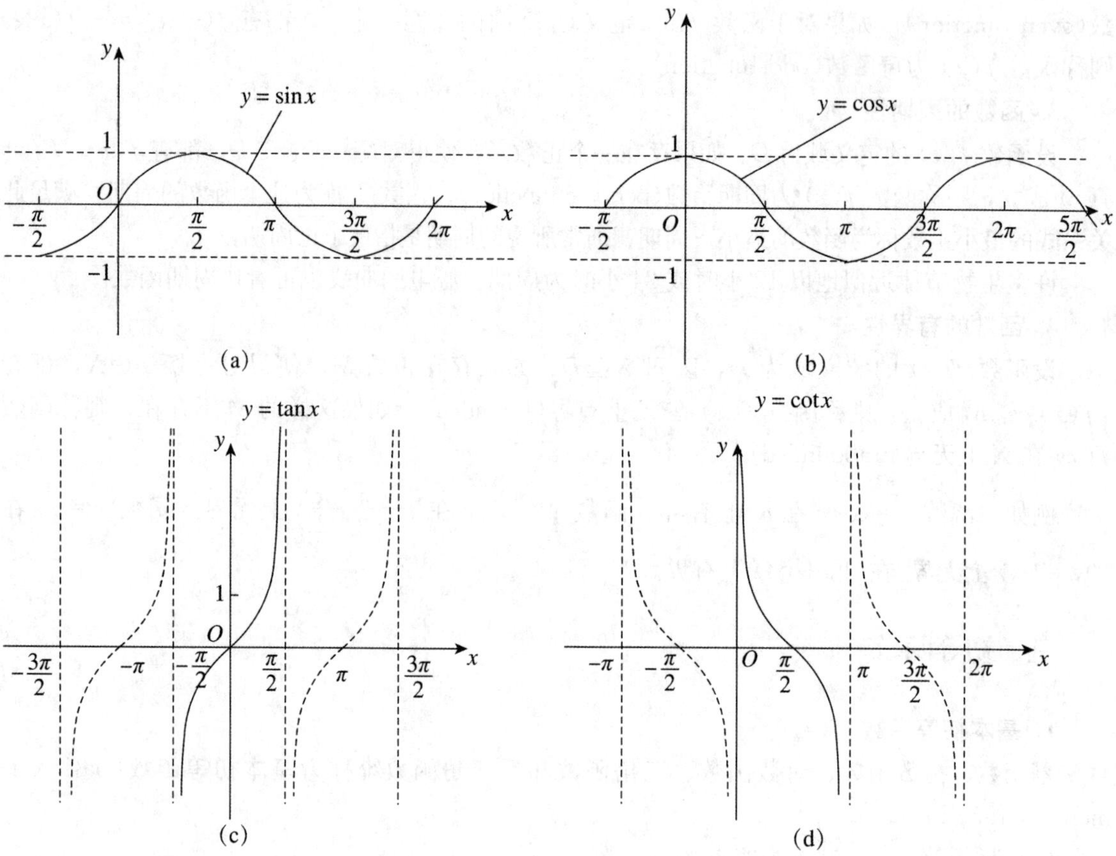

图 1-3

倒数关系：$\tan x\cot x=1$，$\sin x\csc x=1$，$\cos x\sec x=1$。

商的关系：$\tan x=\dfrac{\sin x}{\cos x}$，$\cot x=\dfrac{\cos x}{\sin x}$。

平方关系：$\sin^2 x+\cos^2 x=1$，$\sec^2 x=1+\tan^2 x$，$\csc^2 x=1+\cot^2 x$。

(5) 反三角函数：$y=\arcsin x$、$y=\arccos x$、$y=\arctan x$ 和 $y=\operatorname{arccot} x$ 等。

1) 反正弦函数：正弦函数 $y=\sin x$ 在区间 $\left[-\dfrac{\pi}{2},\dfrac{\pi}{2}\right]$ 上的反函数，称为反正弦函数，记作 $y=\arcsin x$。$y=\arcsin x$ 的定义域是 $[-1,1]$，值域是 $\left[-\dfrac{\pi}{2},\dfrac{\pi}{2}\right]$。它在定义域上是单调增加的，奇函数（图 1-4）。

2) 反余弦函数：余弦函数 $y=\cos x$ 在区间 $[0,\pi]$ 上的反函数，称为反余弦函数，记作 $y=\arccos x$。$y=\arccos x$ 的定义域为 $[-1,1]$，值域为 $[0,\pi]$。它在定义域上是单调减少的，非奇非偶函数（图 1-5）。

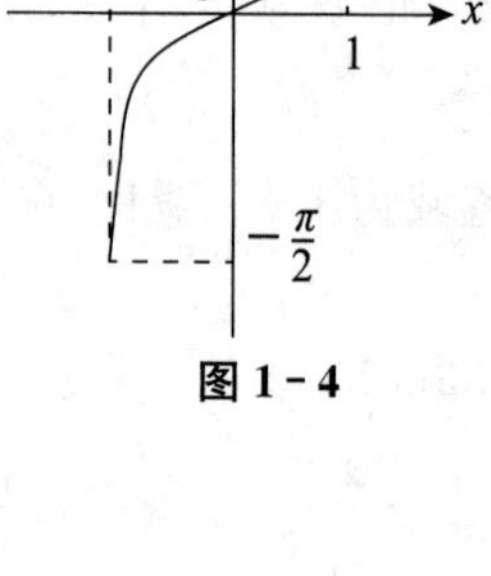

图 1-4

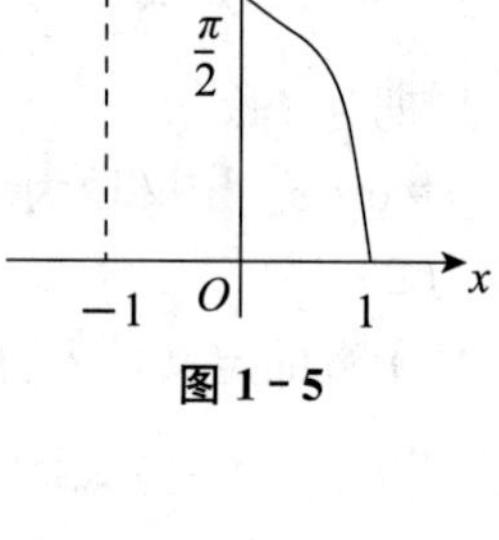

图 1-5

3）反正切函数：正切函数 $y=\tan x$ 在区间 $\left(-\frac{\pi}{2},\frac{\pi}{2}\right)$ 上的反函数，称为反正切函数，记作 $y=\arctan x$。$y=\arctan x$ 的定义域为 R，值域为 $\left(-\frac{\pi}{2},\frac{\pi}{2}\right)$。它在定义域上是单调递增的，奇函数（图 1-6）。

4）反余切函数：余切函数 $y=\cot x$ 在区间 $(0,\pi)$ 上的反函数，称为反余切函数，记作 $y=\operatorname{arccot} x$。$y=\operatorname{arccot} x$ 的定义域为 R，值域为 $(0,\pi)$。它在定义域上是单调递减的，非奇非偶函数（图 1-7）。

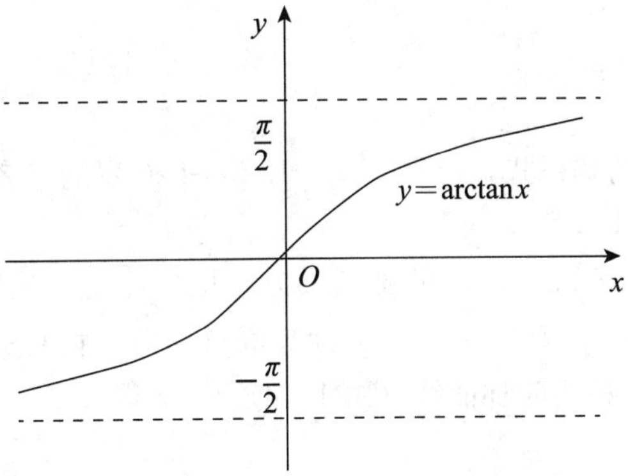

图 1-6

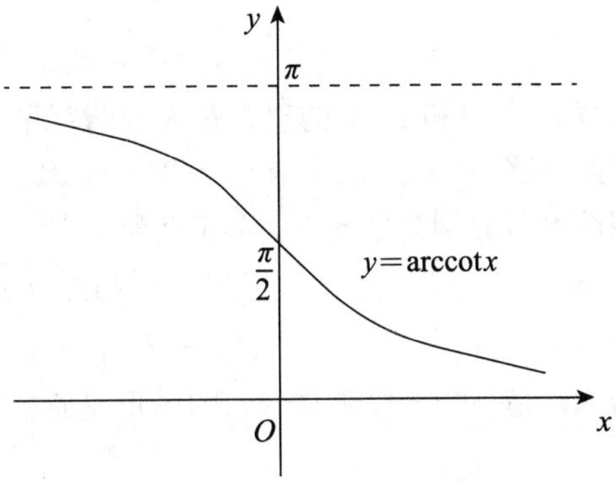

图 1-7

2. 复合函数

定义 1-2　若变量 y 是变量 u 的函数，变量 u 是变量 x 的函数，即

$$y=f(u),\quad u=\varphi(x)。$$

当 x 在 $\varphi(x)$ 的定义域或定义域的子集上取值时，所对应的 u 值使函数 $y=f(u)$ 有定义，则称 y 是 x 的**复合函数**(compound function)，记作 $y=f[\varphi(x)]$。其中，称 u 为中间变量，x 为自变量，y 为因变量。

并不是任意两个函数都可以复合成一个复合函数。例如，函数 $y=\arcsin u$ 和 $u=2+x^2$ 不能复合成一个函数，因为 $y=\arcsin u$ 的定义域为 $[-1,1]$，$u=2+x^2$ 的值域为 $[2,+\infty)$，它们的交集为空集。

复合函数的定义可以推广到多个函数的情形。例如，$y=\sqrt{u}$，$u=\cot v$，$v=\frac{x}{2}$ 可以复合成函数 $y=\sqrt{\cot\frac{x}{2}}$，其中 u 和 v 都是中间变量。

把一个复合函数分解成若干个简单函数，对下一章学习导数和微分的运算非常重要。所谓简单函数，是指由常数和基本初等函数经过四则运算所构成的函数。

例 1-4　将下列复合函数分解为简单函数。

(1) $y=e^{\arctan 3x}$；　(2) $y=\sin^2(2x+3)$；　(3) $y=\ln(1+\sqrt{1+\cos^2 x})$。

解 (1) $y=e^u$，$u=\arctan v$，$v=3x$；

(2) $y=u^2$，$u=\sin v$，$v=2x+3$；

(3) $y=\ln u$，$u=1+\sqrt{v}$，$v=1+w^2$，$w=\cos x$。

3. 初等函数

定义 1-3　由常数和基本初等函数经过有限次的四则运算和有限次的函数复合运算所构成的，并可用一个式子表示的函数，称为**初等函数**(elementary function)。例如

$$y=\sqrt{1+2x-x^2}、y=\ln^2 x+\cos x、y=\frac{e^x+e^{-x}}{e^x-e^{-x}}$$

都是初等函数。本课程中讨论的函数绝大多数都是初等函数。

四、分段函数

在生物学、医学和工程技术中，经常会遇到一类函数，这类函数在自变量的不同变化范围中，对应关系用不同式子表示，这样的函数称为**分段函数**(piecewise function)。求分段函数的函数值时要注意根据自变量的值选择相应的解析式。

例 1-5 某药物的每天服用剂量 y（克）与服药者的年龄 x（岁）之间的函数关系如下：

$$y=\begin{cases}0.125x, & 0<x<16,\\ 2, & x\geqslant 16,\end{cases}$$

求 4 岁、12 岁和 20 岁的患者每天服药剂量。

解 将 $x=4$、$x=12$ 和 $x=20$ 分别代入相应的解析式，可得 4 岁、12 岁和 20 岁的患者每天服药剂量分别为 0.5 克、1.5 克和 2 克。

例 1-6 设 x 为任一实数，不超过 x 的最大整数称为 x 的整数部分，记作 $[x]$。例如，$[\sqrt{2}]=1$，$[\pi]=3$，$[-2]=-2$，$[-1.5]=-2$。函数 $y=[x]$ 称为取整函数，它的定义域为 R，是一个分段函数。它的图形是阶梯状的，称为阶梯曲线（图 1-8）。

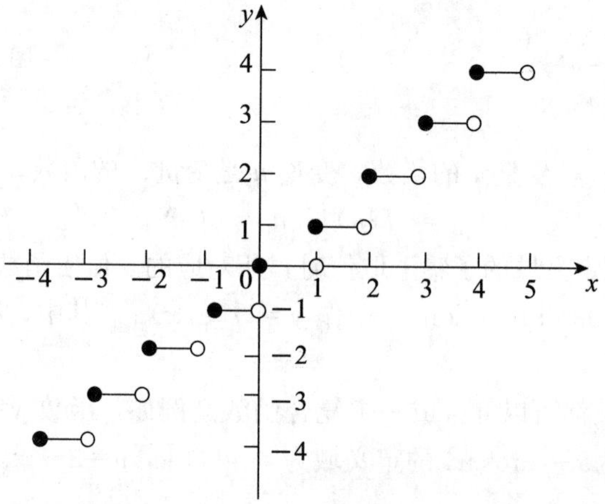

图 1-8 阶梯曲线

知识链接

几种特殊的分段函数

(1) 符号函数

$$\operatorname{sgn}x=\begin{cases}1, & x>0,\\ 0, & x=0,\\ -1, & x<0。\end{cases}$$

(2) 狄利克雷 (Dirichlet) 函数

$$f(x)=\begin{cases}1, & x\text{ 为有理数},\\ 0, & x\text{ 为无理数}。\end{cases}$$

(3) 黎曼 (Riemann) 函数

$$f(x)=\begin{cases}\dfrac{1}{q}, & x=\dfrac{p}{q}\ (p,\ q\text{ 为正整数},\ \dfrac{p}{q}\text{ 为既约真分数}),\\ 0, & x=0,\ 1\text{ 及 }(0,\ 1)\text{ 内的无理数}。\end{cases}$$

第二节　极　　限

函数 $y=f(x)$ 描述的是变量 x 和 y 之间的静态关系。而当自变量 x 不断变化时，因变量 y 相应的变化趋势如何，反映的是 y 和 x 之间的动态关系，这正是极限描述的问题。极限方法是高等数学的重要方法，是学习微积分知识必备的基础。

一、极限的概念

1. 数列的极限

如果按照某一法则，对于每一个 $n\in N^*$，对应着一个确定的常数 x_n，按 n 从小到大排列得到的一列实数

$$x_1,\ x_2,\ \cdots,\ x_n,\ \cdots$$

称为**数列**(sequence of number)，简记为 $\{x_n\}$。

定义 1-4　如果当 n 无限增大时，x_n 无限趋近于一个确定的常数 A，则称 A 是数列 $\{x_n\}$ 当 $n\to\infty$ 时的**极限**(limit)，或称数列 $\{x_n\}$ 收敛于 A，记作

$$\lim_{n\to\infty}x_n=A \text{ 或 } x_n\to A(\text{当 } n\to\infty)。$$

如果不存在这样的常数 A，则称该数列 $\{x_n\}$ 发散，习惯上说 $\lim\limits_{n\to\infty}x_n$ 不存在。

例如，当 $n\to\infty$ 时，数列 $\left\{\dfrac{n+(-1)^n}{n}\right\}$ 的极限为 1，数列 $\{2^n\}$ 的极限不存在。当 $n\to\infty$ 时，2^n 是无限增大的，可以写成 $\lim\limits_{n\to\infty}2^n=\infty$。

例 1-7　见章前案例。

解　依题意，参数 $\tau>0$ 为常数，$0\leqslant t\leqslant\tau$，当 $n\to\infty$ 时，$e^{-kn\tau}\to 0$，于是这位患者体内最终的胰岛素含量与时间的关系式为

$$D(t)=\lim_{n\to\infty}D_n(t)=\lim_{n\to\infty}\frac{1-e^{-nk\tau}}{1-e^{-k\tau}}D_0e^{-kt}=D_0\frac{e^{-kt}}{1-e^{-k\tau}}。$$

知识链接

割圆术　战国时期庄子在《天下篇》中引用过惠施的一句话："一尺之棰，日取其半，万世不竭。"也就是说一根长为一尺的木棒，每天截去一半，这样的过程可以无限制地进行下去。这就是我国古代极限思想的萌芽。

到了魏晋时期（公元前 3 世纪），我国古代数学家刘徽创立了著名的"割圆术"。割圆术的具体方法：首先，作一圆的内接正六边形，它的面积记为 A_1；再作内接正十二边形，面积记为 A_2；循此下去，每次边数加倍，A_n 则表示内接正 3×2^n 边形的面积。这样就得到一数列：

$$A_1,\ A_2,\ A_3,\ \cdots,\ A_n,\ \cdots$$

当 n 越大，内接正 n 边形的面积与圆的面积就越接近。当 n 无限增大时，A_n 无限接近于一个确定的数值，这个确定的数值就是圆的面积。

正如刘徽所说："割之弥细，所失弥少，割之又割，以至于不可割，则与圆合体而无所失矣。"

2. 当 $x\to\infty$ 时函数的极限

定义 1-5 当自变量 x 的绝对值无限增大时，若函数 $f(x)$ 无限趋近于一个常数 A，则称 A 是函数 $f(x)$ 当 $x\to\infty$ 时的极限，记作

$$\lim_{x\to\infty}f(x)=A \quad 或 \quad f(x)\to A(当\ x\to\infty)。$$

在定义 1-5 中，自变量 x 的绝对值无限增大是指 $x\to+\infty$ 和 $x\to-\infty$ 两种情形。

例如，函数 $y=\dfrac{1}{x}$，当 $x\to\infty$ 时，$\dfrac{1}{x}\to 0$，所以 $\lim\limits_{x\to\infty}\dfrac{1}{x}=0$。

例如，函数 $y=\sin x$，当 $x\to\infty$ 时，函数值在 -1 和 $+1$ 之间波动，故当 $x\to\infty$ 时，$\sin x$ 的极限不存在。

但有时只考虑其中一种情形。例如，当 $x\to-\infty$ 时，$2^x\to 0$；而当 $x\to+\infty$ 时，2^x 极限不存在。

例如，当 $x\to+\infty$ 时，$\arctan x\to\dfrac{\pi}{2}$，当 $x\to-\infty$ 时，$\arctan x\to-\dfrac{\pi}{2}$，即 $\lim\limits_{x\to+\infty}\arctan x=\dfrac{\pi}{2}$，$\lim\limits_{x\to-\infty}\arctan x=-\dfrac{\pi}{2}$。

容易理解，$\lim\limits_{x\to\infty}f(x)=A$ 等价于 $\lim\limits_{x\to-\infty}f(x)=\lim\limits_{x\to+\infty}f(x)=A$。

3. 当 $x\to x_0$ 时函数的极限

定义 1-6 设函数 $f(x)$ 在点 x_0 的某一去心邻域内有定义，如果当 x 以任意方式无限趋近于点 x_0 时，函数 $f(x)$ 都无限趋近于一个常数 A，则称 A 是函数 $f(x)$ 当 $x\to x_0$ 时的极限，记作

$$\lim_{x\to x_0}f(x)=A \quad 或 \quad f(x)\to A(当\ x\to x_0)。$$

由定义 1-6 知，当 $x\to x_0$ 时，函数 $f(x)$ 的极限是否存在，与 $f(x)$ 在点 x_0 是否有定义无关。

例 1-8 讨论函数 $f(x)=x+1$，当 $x\to 1$ 时的极限。

解 因为当 $x\to 1$ 时，$x+1\to 2$，所以

$$\lim_{x\to 1}(x+1)=2。$$

在定义 1-6 中，x 趋近于 x_0 的方式是任意的，也就是 x 既从 x_0 的左侧也从 x_0 的右侧趋近于 x_0。但有时只能或只需考虑 x 从一侧趋近于 x_0 的情形。

当 x 从 x_0 的左侧趋近于 x_0 时，函数 $f(x)$ 无限趋近于一个常数 A，则称常数 A 是函数 $f(x)$ 当 $x\to x_0$ 时的**左极限**(left limit)，记作

$$\lim_{x\to x_0^-}f(x)=A \quad 或 \quad f(x_0^-)=A。$$

类似地，当 x 从 x_0 的右侧趋近于 x_0 时，函数 $f(x)$ 无限趋近于一个常数 A，则称常数 A 是函数 $f(x)$ 当 $x\to x_0$ 时的**右极限**(right limit)，记作

$$\lim_{x\to x_0^+}f(x)=A \quad 或 \quad f(x_0^+)=A。$$

左极限和右极限统称为单侧极限。容易证明，函数 $f(x)$ 当 $x\to x_0$ 时极限存在的充分必要条件是 $f(x)$ 在 x_0 的左极限和右极限都存在且相等。即

$$\lim_{x\to x_0}f(x)=A\Leftrightarrow \lim_{x\to x_0^-}f(x)=\lim_{x\to x_0^+}f(x)=A。$$

例 1-9 验证 $\lim\limits_{x\to 0}\dfrac{|x|}{x}$ 不存在。

证 函数 $y=\dfrac{|x|}{x}$ 的定义域为 $(-\infty,0)\cup(0,+\infty)$。因为

$$\lim_{x\to 0^-}\frac{|x|}{x}=\lim_{x\to 0^-}\frac{-x}{x}=-1,$$

$$\lim_{x\to0^+}\frac{|x|}{x}=\lim_{x\to0^+}\frac{x}{x}=1,$$

即左极限和右极限都存在，但是不相等，所以$\lim\limits_{x\to0}\frac{|x|}{x}$不存在。

知识拓展

• **数列极限的 $\varepsilon-N$ 定义**　设$\{x_n\}$是一数列，如果存在常数 A，对于任意给定的正数 ε（无论它多么小），总存在某一正整数 N，使得 $n>N$ 时，都有

$$|x_n-A|<\varepsilon$$

恒成立，那么称常数 A 是数列$\{x_n\}$的极限，记作

$$\lim_{n\to\infty}x_n=A \quad 或 \quad x_n\to A(当\ n\to\infty)。$$

• **函数极限的 $\varepsilon-X$ 定义**　如果存在常数 A，对于任意给定的正数 ε（无论它多么小），总存在某一正数 X，使得当$|x|>X$时，对应的函数值 $f(x)$ 都满足不等式

$$|f(x)-A|<\varepsilon,$$

那么称常数 A 为 $f(x)$ 当 $x\to\infty$时的极限，记作

$$\lim_{x\to\infty}f(x)=A \quad 或 \quad f(x)\to A(当\ x\to\infty)。$$

• **函数极限的 $\varepsilon-\delta$ 定义**　设函数 $f(x)$ 在点 x_0 的某一去心邻域内有定义，如果存在常数 A，对于任意给定的正数 ε（无论它多么小），总存在某一正数 δ，使得当 x 满足不等式 $0<|x-x_0|<\delta$ 时，对应的函数值 $f(x)$ 都满足不等式

$$|f(x)-A|<\varepsilon,$$

那么称常数 A 为 $f(x)$ 当 $x\to x_0$ 时的极限，记作

$$\lim_{x\to x_0}f(x)=A \quad 或 \quad f(x)\to A(当\ x\to x_0)。$$

二、无穷小量与无穷大量

1. 无穷小量的概念

定义 1-7　如果函数 $f(x)$ 当 $x\to x_0$（或 $x\to\infty$）时的极限为零，那么称函数 $f(x)$ 为当 $x\to x_0$（或 $x\to\infty$）时的无穷小量，简称**无穷小**(infinitesimal)。

例如，当 $x\to\infty$ 时，$\frac{1}{x}\to0$，所以 $\frac{1}{x}$ 是当 $x\to\infty$ 时的无穷小。而当 $x\to2$ 时，$\frac{1}{x}\to\frac{1}{2}$，所以当 $x\to2$ 时，$\frac{1}{x}$ 不是无穷小。由此可见，一个变量是否为无穷小量与自变量的变化过程有关。

注意：①无穷小量是某一变化过程中的变量，不要把无穷小量与很小的数混淆。②零是可以作为无穷小量的唯一的常数。

2. 无穷小量定理

定理 1-1　当 $x\to x_0$(或 $x\to\infty$) 时，函数 $f(x)$ 的极限为 A 的充分必要条件是 $f(x)=A+\alpha$，其中 α 是同一变化过程中的无穷小。

定理 1-1 也可表示为 $\lim f(x)=A\Leftrightarrow f(x)=A+\alpha(\lim\alpha=0)$。

在上式中，记号"lim"下面没有标明自变量的变化过程，实际上对 $x\to x_0$ 及 $x\to\infty$都是成立的。以后遇到类似情况，极限符号下面的自变量变化过程也可省略。

定理 1-2　同一变化过程中，有限个无穷小的代数和仍是无穷小。

定理 1-3 有界函数与无穷小的乘积是无穷小。

推论 1 常数与无穷小的乘积是无穷小。

推论 2 有限个无穷小的乘积是无穷小。

3. 无穷大量

定义 1-8 如果当 $x\to x_0$（或 $x\to\infty$）时，函数 $f(x)$ 的绝对值无限增大，那么称函数 $f(x)$ 为当 $x\to x_0$（或 $x\to\infty$）时的无穷大量，简称**无穷大**(infinity)。

例如，当 $x\to\frac{\pi}{2}$时，$\tan x$ 为无穷大量。当 $x\to 0$ 时，$\frac{1}{x}$也为无穷大量。

注意：无穷大量是变量，不能与很大的数混淆。

当 $x\to x_0$（或 $x\to\infty$）时，函数 $f(x)$ 为无穷大量，为了方便可以简记为

$$\lim_{x\to x_0} f(x)=\infty（或\lim_{x\to\infty} f(x)=\infty）。$$

但是按函数极限的定义来说，此时极限是不存在的。

定理 1-4 在同一变化过程中，若 $f(x)$ 为无穷大，则 $\frac{1}{f(x)}$ 为无穷小；若 $f(x)$ 为无穷小，且 $f(x)\neq 0$，则 $\frac{1}{f(x)}$ 为无穷大。

定理 1-4 说明无穷大与无穷小的倒数关系，因此关于无穷大的讨论，都可以归结为关于无穷小的讨论。

4. 无穷小的比较

在自变量的同一变化过程中，两个无穷小趋近于零的“快慢”程度可能不同。下面我们就两个无穷小之比的极限来说明无穷小之间的比较。

定义 1-9 设 α、β 是自变量的同一变化过程中的两个无穷小，且 $\beta\neq 0$，则在这个变化过程中，

(1) 若 $\lim\frac{\alpha}{\beta}=0$，则称 α 是比 β 高阶的无穷小，记作 $\alpha=o(\beta)$。

(2) 若 $\lim\frac{\alpha}{\beta}=\infty$，则称 α 是比 β 低阶的无穷小。

(3) 若 $\lim\frac{\alpha}{\beta}=C\neq 0$，则称 α 与 β 是同阶无穷小。特别地，当 $C=1$ 时，称 α 与 β 是等价无穷小，记作 $\alpha\sim\beta$。

定理 1-5（无穷小替换定理） 设 $\alpha\sim\alpha'$，$\beta\sim\beta'$，且 $\lim\frac{\alpha'}{\beta'}$存在，则

$$\lim\frac{\alpha}{\beta}=\lim\frac{\alpha'}{\beta'}。$$

定理 1-5 表明，求两个无穷小之比的极限时，分子及分母都可用等价无穷小来替换。如果用来替换的无穷小选择适当，可以使极限运算简化。

三、极限的四则运算

定理 1-6 在自变量的同一变化过程中，如果 $\lim f(x)=A,\lim g(x)=B$，那么

(1) $\lim[f(x)\pm g(x)]=\lim f(x)\pm\lim g(x)=A\pm B$；

(2) $\lim[f(x)\cdot g(x)]=\lim f(x)\cdot\lim g(x)=A\cdot B$；

(3) 如果 $B\neq 0$，则 $\lim\frac{f(x)}{g(x)}=\frac{\lim f(x)}{\lim g(x)}=\frac{A}{B}$。

证 仅以 (2) 为例。已知 $\lim f(x)=A,\lim g(x)=B$，由定理 1-1，可设

$$f(x)=A+\alpha \quad 和 \quad g(x)=B+\beta$$

其中α、β均为同一变化过程的无穷小。则

$$f(x)g(x)-AB=(A+\alpha)(B+\beta)-AB=A\beta+B\alpha+\alpha\beta\text{。}$$

由于α、β均为无穷小，A、B为常数，故上式右端仍为无穷小，所以

$$\lim[f(x)\cdot g(x)]=A\cdot B\text{。}$$

推论1　如果$\lim f(x)$存在，C为常数，则$\lim[Cf(x)]=C\lim f(x)$。

推论2　如果$\lim f(x)$存在，n为正整数，则$\lim[f(x)]^n=[\lim f(x)]^n$。

例1-10　求$\lim\limits_{x\to1}\dfrac{x^2+5}{x-3}$。

分析　这里分母的极限不为零，所以可以直接用极限的四则运算法则。

解　$\lim\limits_{x\to1}\dfrac{x^2+5}{x-3}=\dfrac{\lim\limits_{x\to1}(x^2+5)}{\lim\limits_{x\to1}(x-3)}=\dfrac{\lim\limits_{x\to1}x^2+\lim\limits_{x\to1}5}{\lim\limits_{x\to1}x-\lim\limits_{x\to1}3}=\dfrac{(\lim\limits_{x\to1}x)^2+5}{1-3}=\dfrac{1^2+5}{1-3}=-3$。

例1-11　求$\lim\limits_{x\to1}\dfrac{x^2+2x-3}{x^2-1}$。

分析　当$x\to1$时，分子、分母的极限都是零，可将分子、分母因式分解后，约去无穷小因子$x-1$，然后再求极限。

解

$$\lim_{x\to1}\frac{x^2+2x-3}{x^2-1}=\lim_{x\to1}\frac{(x+3)(x-1)}{(x+1)(x-1)}=\lim_{x\to1}\frac{x+3}{x+1}=2\text{。}$$

例1-12　求$\lim\limits_{x\to1}\dfrac{4x-1}{x^2+2x-3}$。

解　因为$\lim\limits_{x\to1}(x^2+2x-3)=0$，但是$\lim\limits_{x\to1}(4x-1)=3\neq0$，所以

$$\lim_{x\to1}\frac{x^2+2x-3}{4x-1}=\frac{0}{3}=0\text{。}$$

由无穷大与无穷小的关系，得

$$\lim_{x\to1}\frac{4x-1}{x^2+2x-3}=\infty\text{。}$$

例1-13　求$\lim\limits_{x\to\infty}\dfrac{3x^3-2x-1}{2x^3-x^2+1}$。

分析　当$x\to\infty$时，分子和分母都为无穷大量，所以先用x^3去除分子和分母，可分出无穷小，再求极限。

解

$$\lim_{x\to\infty}\frac{3x^3-2x-1}{2x^3-x^2+1}=\lim_{x\to\infty}\frac{3-\dfrac{2}{x^2}-\dfrac{1}{x^3}}{2-\dfrac{1}{x}+\dfrac{1}{x^3}}=\frac{3}{2}\text{。}$$

一般地，当$a_0\neq0$，$b_0\neq0$，m和n为非负整数时，有

$$\lim_{x\to\infty}\frac{a_0x^m+a_1x^{m-1}+\cdots+a_m}{b_0x^n+b_1x^{n-1}+\cdots+b_n}=\begin{cases}0, & \text{当 } m<n \text{ 时},\\ \dfrac{a_0}{b_0}, & \text{当 } m=n \text{ 时},\\ \infty, & \text{当 } m>n \text{ 时}。\end{cases}$$

例1-14　求$\lim\limits_{x\to1}\dfrac{\sqrt{1+x}-\sqrt{2}}{x-1}$。

解

$$\begin{aligned}\lim_{x\to1}\frac{\sqrt{1+x}-\sqrt{2}}{x-1}&=\lim_{x\to1}\frac{(1+x)-2}{(x-1)(\sqrt{1+x}+\sqrt{2})}\\&=\lim_{x\to1}\frac{1}{\sqrt{1+x}+\sqrt{2}}=\frac{1}{2\sqrt{2}}\text{。}\end{aligned}$$

例1-15　求$\lim\limits_{x\to\infty}\dfrac{\sin x}{x}$。

解 当 $x \to \infty$ 时，$\frac{1}{x}$ 为无穷小，而 $\sin x$ 为有界函数。由定理 1-3 有

$$\lim_{x\to\infty}\frac{\sin x}{x}=0。$$

例 1-16 已知函数 $f(x)=\begin{cases}1-x, & x<0,\\ x^2+1, & x\geqslant 0,\end{cases}$ 求 $\lim\limits_{x\to 0}f(x)$。

解 因为 $\lim\limits_{x\to 0^-}f(x)=\lim\limits_{x\to 0^-}(1-x)=1$，

$\lim\limits_{x\to 0^+}f(x)=\lim\limits_{x\to 0^+}(x^2+1)=1$，

即左极限和右极限都存在且相等，所以 $\lim\limits_{x\to 0}f(x)=1$（图 1-9）。

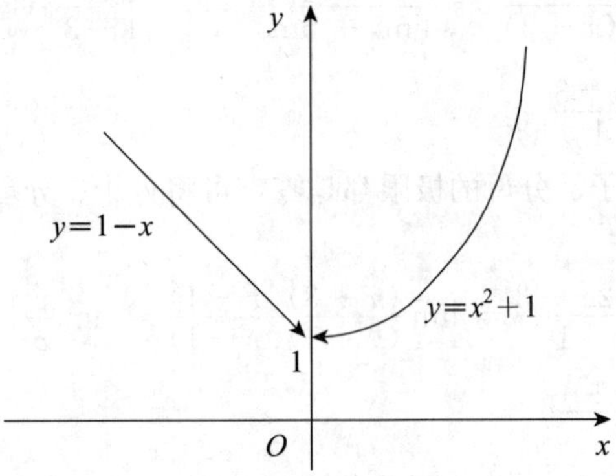

图 1-9

四、两个重要极限

在函数极限的计算过程中，经常要用到下面两个重要极限：

1. $\lim\limits_{x\to 0}\frac{\sin x}{x}=1$；

为了证明 $\lim\limits_{x\to 0}\frac{\sin x}{x}=1$，先介绍一个极限存在准则。

准则 I（夹挤定理） 设对于 $x\in U^0(x_0,\delta)$，恒有 $g(x)\leqslant f(x)\leqslant h(x)$ 成立，若有 $\lim\limits_{x\to x_0}g(x)=A$，$\lim\limits_{x\to x_0}h(x)=A$，则 $f(x)$ 的极限也存在，且 $\lim\limits_{x\to x_0}f(x)=A$。

准则 I 中的 $x\to x_0$ 改为 $x\to\infty$，结论也成立。准则 I 也称为两边夹法则。

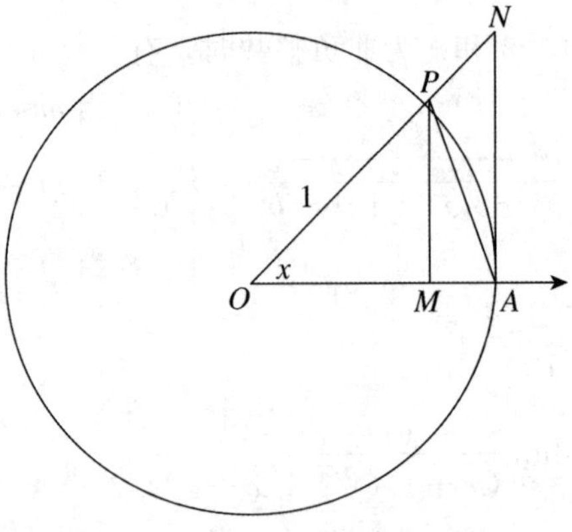

图 1-10

应用准则 I 证明 $\lim\limits_{x\to 0}\frac{\sin x}{x}=1$。

在图 1-10 所示的单位圆中，设圆心角 $\angle AOP = x(0 < x < \frac{\pi}{2})$，点 A 处的切线与 OP 的延长线相交于 N，又 $PM \perp OA$，则

$$PM = \sin x, x = \overset{\wedge}{AP}, AN = \tan x$$

因为　ΔOPA 面积 $<$ 扇形 OAP 面积 $<$ ΔOAN 面积

所以有

$$\frac{1}{2}\sin x < \frac{1}{2}x < \frac{1}{2}\tan x,$$

即

$$\sin x < x < \tan x,$$

上式各边都除以 $\sin x$，就有　$1 < \frac{x}{\sin x} < \frac{1}{\cos x}$。

即

$$\cos x < \frac{\sin x}{x} < 1 \text{。}$$

当 $-\frac{\pi}{2} < x < 0$ 时，$\cos x$ 与 $\frac{\sin x}{x}$ 都不变，所以上面的不等式对于 $(-\frac{\pi}{2}, 0)$ 内的一切 x 也是成立的。

于是，当 $-\frac{\pi}{2} < x < \frac{\pi}{2}(x \neq 0)$ 时，有

$$\cos x < \frac{\sin x}{x} < 1 \text{。} \tag{1-1}$$

下面证明 $\lim\limits_{x\to 0}\cos x = 1$，因为

$$0 < 1 - \cos x = 2\sin^2\frac{x}{2} < 2\left(\frac{x}{2}\right)^2 = \frac{x^2}{2} \text{。}$$

即

$$0 < 1 - \cos x < \frac{x^2}{2} \text{。}$$

当 $x \to 0$ 时，$\frac{x^2}{2} \to 0$，由准则 I 得

$$\lim_{x\to 0}(1 - \cos x) = 0 \text{ 即 } \lim_{x\to 0}\cos x = 1 \text{。}$$

再根据式（1—1）和准则 I 得

$$\lim_{x\to 0}\frac{\sin x}{x} = 1 \text{。}$$

2. $\lim\limits_{x\to\infty}\left(1 + \frac{1}{x}\right)^x = e$　或　$\lim\limits_{x\to 0}(1 + x)^{\frac{1}{x}} = e$，其中 $e = 2.718281828\cdots$，是一个无理数。此公式证明比较复杂，这里不加证明。

例 1-17　求 $\lim\limits_{x\to 0}\frac{\sin 3x}{x}$。

解　当 $x \to 0$ 时，$3x \to 0$。所以

$$\lim_{x\to 0}\frac{\sin 3x}{x} = \lim_{x\to 0}\frac{3\sin 3x}{3x} = 3\lim_{x\to 0}\frac{\sin 3x}{3x} = 3 \times 1 = 3 \text{。}$$

例 1-18　求 $\lim\limits_{x\to 0}\frac{\tan x}{x}$。

解　$\lim\limits_{x\to 0}\frac{\tan x}{x} = \lim\limits_{x\to 0}\left(\frac{\sin x}{x} \cdot \frac{1}{\cos x}\right) = \lim\limits_{x\to 0}\frac{\sin x}{x} \cdot \lim\limits_{x\to 0}\frac{1}{\cos x} = 1$。

此例说明 当 $x \to 0$ 时，$\tan x \sim x$。

例 1-19　求 $\lim\limits_{x\to 0}\frac{1 - \cos x}{2x^2}$。

解 $\lim\limits_{x\to0}\dfrac{1-\cos x}{2x^2}=\lim\limits_{x\to0}\dfrac{2\sin^2\dfrac{x}{2}}{2x^2}=\lim\limits_{x\to0}\dfrac{\sin^2\dfrac{x}{2}}{4\left(\dfrac{x}{2}\right)^2}=\dfrac{1}{4}\left(\lim\limits_{x\to0}\dfrac{\sin\dfrac{x}{2}}{\dfrac{x}{2}}\right)^2=\dfrac{1}{4}$。

例 1-20 求 $\lim\limits_{x\to0}\dfrac{\tan2x}{\sin3x}$。

解 $\lim\limits_{x\to0}\dfrac{\tan2x}{\sin3x}=\lim\limits_{x\to0}\dfrac{\dfrac{\sin2x}{\cos2x}}{\sin3x}=\lim\limits_{x\to0}\left(\dfrac{\sin2x}{\sin3x}\cdot\dfrac{1}{\cos2x}\right)=\lim\limits_{x\to0}\left(\dfrac{2}{3}\cdot\dfrac{\dfrac{\sin2x}{2x}}{\dfrac{\sin3x}{3x}}\cdot\dfrac{1}{\cos2x}\right)$

$$=\frac{2}{3}\cdot\frac{\lim\limits_{x\to0}\dfrac{\sin2x}{2x}}{\lim\limits_{x\to0}\dfrac{\sin3x}{3x}}\cdot\lim_{x\to0}\frac{1}{\cos2x}=\frac{2}{3}。$$

此例如果用无穷小替换定理就简便得多。因为当 $x\to0$ 时，$\tan2x\sim2x$，$\sin3x\sim3x$，所以

$$\lim_{x\to0}\frac{\tan2x}{\sin3x}=\lim_{x\to0}\frac{2x}{3x}=\frac{2}{3}。$$

注意 不能滥用等价无穷小替换，对于代数和中各无穷小不能分别替换。

例 1-21 求 $\lim\limits_{x\to0}(1-x)^{\frac{2}{x}}$。

解 $\lim\limits_{x\to0}(1-x)^{\frac{2}{x}}=\lim\limits_{x\to0}[1+(-x)]^{\frac{2}{x}}=\{\lim\limits_{x\to0}[1+(-x)]^{\frac{1}{-x}}\}^{-2}=e^{-2}$。

例 1-22 求 $\lim\limits_{x\to\infty}\left(\dfrac{x+1}{x-1}\right)^x$。

解 $\lim\limits_{x\to\infty}\left(\dfrac{x+1}{x-1}\right)^x=\lim\limits_{x\to\infty}\left(1+\dfrac{2}{x-1}\right)^x=\lim\limits_{x\to\infty}\left\{\left[\left(1+\dfrac{2}{x-1}\right)^{\frac{x-1}{2}}\right]^2\cdot\left(1+\dfrac{2}{x-1}\right)\right\}$

$$=\lim_{x\to\infty}\left[\left(1+\frac{2}{x-1}\right)^{\frac{x-1}{2}}\right]^2\cdot\lim_{x\to\infty}\left(1+\frac{2}{x-1}\right)=e^2\cdot1=e^2。$$

第三节 函数的连续性

一、函数连续性的概念

客观世界的很多现象，如气温的变化、动植物的生长、血液的流动等，都是随时间的变化而连续变化着的。这些现象反映在数学上，就是函数的连续性。下面先引入增量的概念，然后再来描述函数的连续性。

1. 函数的增量

定义 1-10 设函数 $y=f(x)$ 在点 x_0 的某一邻域内有定义，当自变量 x 由 x_0 变到附近的点 $x_0+\Delta x$ 时，$\Delta x=x-x_0$ 称为自变量的**增量**(increment)。此时，函数 y 相应地从 $f(x_0)$ 变到 $f(x_0+\Delta x)$，称函数值的差 $f(x_0+\Delta x)-f(x_0)$ 为函数 $f(x)$ 在点 x_0 相应于 Δx 的增量，记作 $\Delta y=f(x_0+\Delta x)-f(x_0)$。如图 1-11 所示。

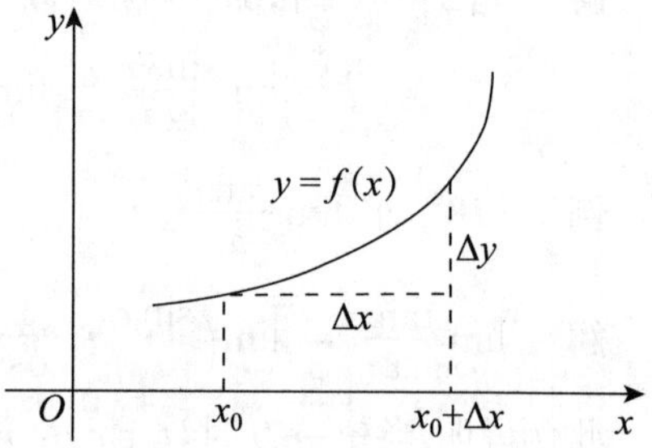

图 1-11

若保持 x_0 不变，而让自变量的增量 Δx 变化，一般来说，函数 y 的增量 Δy 也要随着变化。如果当 $\Delta x\to0$ 时，$\Delta y\to0$，那么就称函数 $f(x)$ 在点 x_0 处是连续的，即有下述定义。

2. 函数连续性的定义

定义 1-11　设函数 $y=f(x)$ 在点 x_0 的某一邻域内有定义，如果自变量的增量 Δx 趋近于零时，函数的增量 Δy 也趋近于零，即

$$\lim_{\Delta x\to 0}\Delta y=\lim_{\Delta x\to 0}[f(x_0+\Delta x)-f(x_0)]=0,$$

那么就称函数 $y=f(x)$ 在点 x_0 处**连续**(continuous)，称 x_0 为 $f(x)$ 的**连续点**(continuity point)。

在定义 1-11 中，令 $x=x_0+\Delta x$，那么 $\Delta x\to 0$ 就是 $x\to x_0$，因为 $\Delta y=f(x_0+\Delta x)-f(x_0)=f(x)-f(x_0)$，所以 $\Delta y\to 0$ 就是 $f(x)\to f(x_0)$。于是函数的连续性又可表述为如下定义：

定义 1-12　设函数 $y=f(x)$ 在点 x_0 的某一邻域内有定义，若

$$\lim_{x\to x_0}f(x)=f(x_0),$$

那么就称函数 $y=f(x)$ 在点 x_0 处连续。

由定义 1-12 可知，函数 $f(x)$ 在点 x_0 处连续应满足三个条件：

(1) $f(x)$ 在点 x_0 处有定义，即 $f(x_0)$ 存在；

(2) $f(x)$ 在点 x_0 处的极限存在，即 $\lim\limits_{x\to x_0}f(x)$ 存在；

(3) $f(x)$ 在点 x_0 处的极限值等于 $f(x)$ 在点 x_0 处的函数值，即

$$\lim_{x\to x_0}f(x)=f(x_0).$$

若函数 $y=f(x)$ 在点 x_0 处的左极限存在，且 $\lim\limits_{x\to x_0^-}f(x)=f(x_0)$，则称函数 $y=f(x)$ 在点 x_0 处**左连续**(continuity from the left)。若函数 $y=f(x)$ 在点 x_0 处的右极限存在，且 $\lim\limits_{x\to x_0^+}f(x)=f(x_0)$，则称函数 $y=f(x)$ 在点 x_0 处**右连续**(continuity from the right)。

显然，函数 $y=f(x)$ 在点 x_0 处连续的充分必要条件是 $f(x)$ 在点 x_0 处既左连续又右连续。

若函数 $y=f(x)$ 在区间 (a,b) 内的每一点处都连续，则称 $f(x)$ 为区间 (a,b) 内的**连续函数**(continuous function)。若函数 $f(x)$ 在 $x=a$ 处右连续，在 $x=b$ 处左连续，同时在开区间 (a,b) 内连续，则称 $f(x)$ 为闭区间 $[a,b]$ 上的连续函数。连续函数的图形是一条连续而不间断的曲线，称为连续曲线。

二、函数的间断点

若函数 $f(x)$ 在点 x_0 满足下列三种情形之一：

(1) $f(x)$ 在点 x_0 处无定义；

(2) $f(x)$ 在点 x_0 处有定义，但 $\lim\limits_{x\to x_0}f(x)$ 不存在；

(3) $f(x)$ 在点 x_0 处有定义，$\lim\limits_{x\to x_0}f(x)$ 存在，但 $\lim\limits_{x\to x_0}f(x)\neq f(x_0)$。

则称函数 $f(x)$ 在点 x_0 处不连续，称点 x_0 为 $f(x)$ 的**间断点**(discontinuity point)。

下面举例说明函数间断点常见的几种类型。

例 1-23　讨论函数 $f(x)=\begin{cases}2\sqrt{x}, & 0\leqslant x<1\\ 1, & x=1\\ 1+x, & x>1\end{cases}$ 在 $x=1$ 处的连续性。

解　因为 $\lim\limits_{x\to 1^-}f(x)=\lim\limits_{x\to 1^-}2\sqrt{x}=2$，

$$\lim_{x\to 1^+}f(x)=\lim_{x\to 1^+}(1+x)=2,$$

所以 $\lim\limits_{x\to 1}f(x)=2$，但是 $f(1)=1\neq 2$，因此，点 $x=1$ 是函数 $f(x)$ 的间断点（图 1-12）。在点 x_0 处极限存在的间断点叫可去间断点。只要改变或者补充间断点处函数的定义，使新的函

数值等于在该点的极限值，则可使其变为连续点。

例 1-24 讨论函数 $f(x)=\begin{cases}x-1, x\leqslant 1\\ 3-x, x>1\end{cases}$ 在 $x=1$ 处的连续性。

解 $\lim\limits_{x\to 1^-}f(x)=\lim\limits_{x\to 1^-}(x-1)=0$，

$\lim\limits_{x\to 1^+}f(x)=\lim\limits_{x\to 1^+}(3-x)=2$，

因为 $\lim\limits_{x\to 1^-}f(x)\neq\lim\limits_{x\to 1^+}f(x)$，即$\lim\limits_{x\to 1}f(x)$ 不存在，所以 $x=1$ 是函数 $f(x)$ 的间断点（图 1-13）。函数 $f(x)$ 的图形在 $x=1$ 处产生跳跃现象，我们称 $x=1$ 为函数 $f(x)$ 的跳跃间断点。跳跃间断点的特征是 $f(x)$ 在点 x_0 处的左右极限都存在，但是不相等。

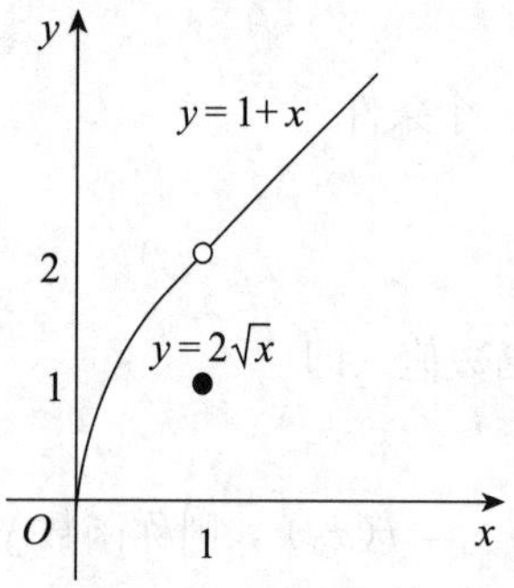

图 1-12

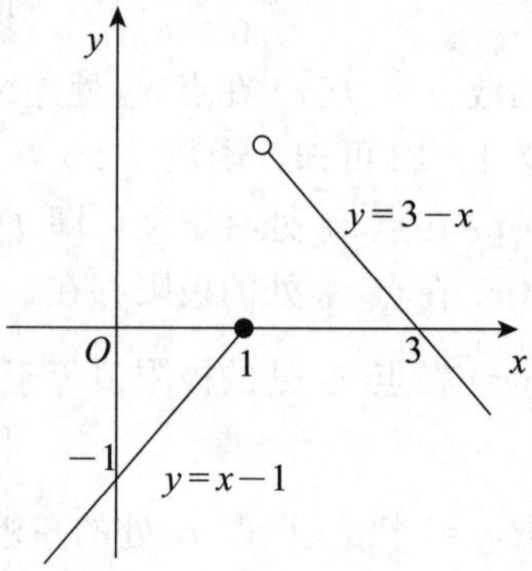

图 1-13

例 1-25 函数 $y=\dfrac{1}{x}$在 $x=0$ 处没有定义，所以 $x=0$ 是函数$y=\dfrac{1}{x}$的间断点（图 1-14）。因为$\lim\limits_{x\to 0}\dfrac{1}{x}=\infty$，所以称 $x=0$ 为函数$y=\dfrac{1}{x}$的无穷间断点。

例 1-26 函数 $y=\sin\dfrac{1}{x}$在 $x=0$ 处没有定义，当 $x\to 0$ 时，函数值在 -1 与 1 之间变动无限多次（图 1-15），所以称 $x=0$ 为函数 $y=\sin\dfrac{1}{x}$的振荡间断点。

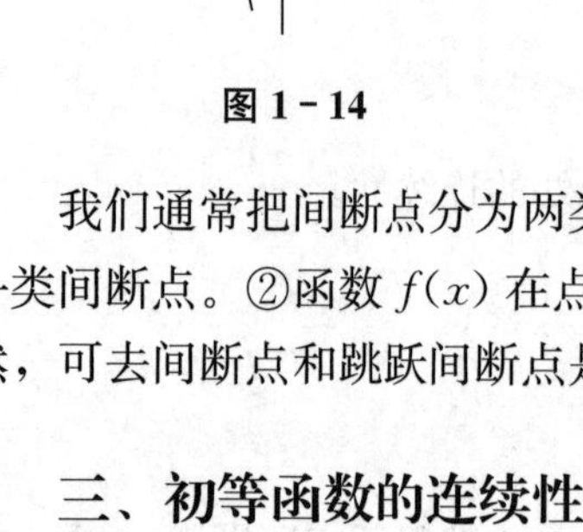

图 1-14

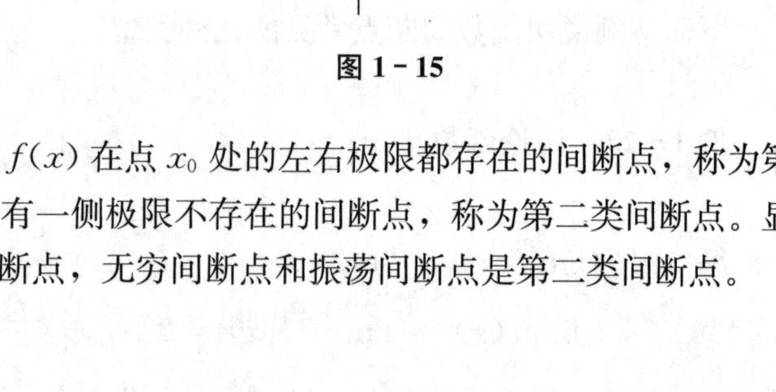

图 1-15

我们通常把间断点分为两类：①函数 $f(x)$ 在点 x_0 处的左右极限都存在的间断点，称为第一类间断点。②函数 $f(x)$ 在点 x_0 处至少有一侧极限不存在的间断点，称为第二类间断点。显然，可去间断点和跳跃间断点是第一类间断点，无穷间断点和振荡间断点是第二类间断点。

三、初等函数的连续性

由极限的四则运算法则与函数连续性的定义可得下面定理。

定理 1-7　若函数 $f(x)$ 和 $g(x)$ 都在点 x_0 处连续，则函数 $f(x)\pm g(x)$、$f(x)\cdot g(x)$ 及 $\frac{f(x)}{g(x)}[g(x_0)\neq 0]$ 在点 x_0 处也连续。

定理 1-8　设函数 $y=f[\varphi(x)]$ 由函数 $y=f(u)$ 与函数 $u=\varphi(x)$ 复合而成。若 $\lim\limits_{x\to x_0}\varphi(x)=u_0$，函数 $y=f(u)$ 在 $u=u_0$ 处连续，则

$$\lim_{x\to x_0} f[\varphi(x)]=\lim_{u\to u_0} f(u)=f(u_0)\text{。}$$

由定理 1-8 可以得到 $\lim\limits_{x\to x_0} f[\varphi(x)]=f[\lim\limits_{x\to x_0}\varphi(x)]$，此式说明，求复合函数的极限时，函数运算和极限运算可交换运算顺序。

推论　若函数 $y=f(u)$ 在 $u=u_0$ 处连续，函数 $u=\varphi(x)$ 在 $x=x_0$ 处连续，且 $u_0=\varphi(x_0)$，则复合函数 $y=f[\varphi(x)]$ 在 $x=x_0$ 处连续。

可以证明，基本初等函数在其定义域内都是连续的。一切初等函数在其定义区间内都是连续的。这里的定义区间指包含在定义域内的区间。由函数 $f(x)$ 在点 x_0 连续的定义知，如果已知 $f(x)$ 在点 x_0 连续，那么求 $f(x)$ 当 $x\to x_0$ 时的极限时，只需求 $f(x_0)$ 的值就可以了。

例 1-27　求 $\lim\limits_{x\to 1}\dfrac{\arctan x}{\sqrt{3+x^2}}$。

解　$\lim\limits_{x\to 1}\dfrac{\arctan x}{\sqrt{3+x^2}}=\dfrac{\arctan 1}{\sqrt{3+1}}=\dfrac{\pi}{8}$。

例 1-28　求 $\lim\limits_{x\to 0}\ln\dfrac{\sin x}{x}$。

解　因为 $\lim\limits_{x\to 0}\dfrac{\sin x}{x}=1$，而函数 $y=\ln u$ 在 $u=1$ 处连续，所以由定理 1-8，得

$$\lim_{x\to 0}\ln\frac{\sin x}{x}=\ln\left(\lim_{x\to 0}\frac{\sin x}{x}\right)=\ln 1=0\text{。}$$

例 1-29　求 $\lim\limits_{x\to 0}\dfrac{x}{e^x-1}$。

解　因为当 $x\to 0$ 时，分母的极限为零，所以不能用商的极限法则。
令 $e^x-1=t$，则 $x=\ln(1+t)$，且当 $x\to 0$ 时，$t\to 0$，所以，

$$\lim_{x\to 0}\frac{x}{e^x-1}=\lim_{t\to 0}\frac{\ln(1+t)}{t}=\lim_{t\to 0}\ln(1+t)^{\frac{1}{t}}=\ln\left[\lim_{t\to 0}(1+t)^{\frac{1}{t}}\right]=\ln e=1\text{。}$$

四、闭区间上连续函数的性质

在闭区间上连续的函数有几个重要性质，下面作简要介绍。

定理 1-9（最值定理）　若函数 $f(x)$ 在闭区间 $[a,b]$ 上连续，则函数 $f(x)$ 在闭区间 $[a,b]$ 上必有最大值和最小值（图 1-16）。

定理 1-10（介值定理）　若函数 $f(x)$ 在闭区间 $[a,b]$ 上连续，且在两个端点处的函数值 $f(a)$ 与 $f(b)$ 不相等，则对介于 $f(a)$ 与 $f(b)$ 之间的任何数 C，在开区间 (a,b) 内至少存在一点 ξ，使得

$$f(\xi)=C\qquad (a<\xi<b)\text{。}$$

介值定理说明：连续曲线 $y=f(x)$ 与水平直线 $y=C$ [C 介于 $f(a)$ 与 $f(b)$ 之间] 至少有一个交点（图 1-17）。

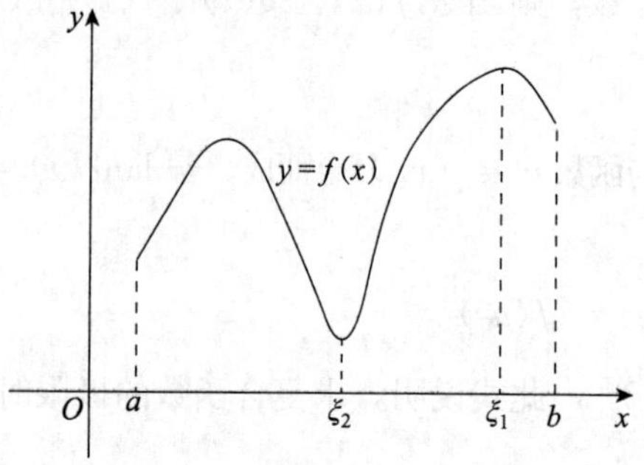

图 1-16

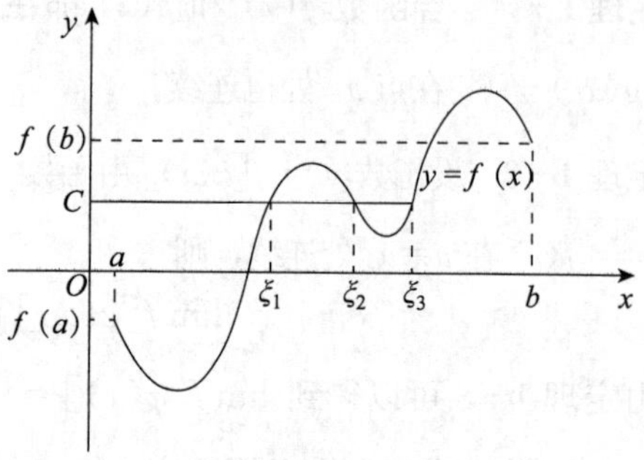

图 1-17

推论（根的存在性定理） 若函数 $f(x)$ 在闭区间 $[a,b]$ 上连续，且 $f(a)$ 与 $f(b)$ 异号 [即 $f(a)\cdot f(b)<0$]，那么在开区间 (a,b) 内至少存在一点 ξ，使得

$$f(\xi)=0,$$

即方程 $f(x)=0$ 在 (a,b) 内至少有一个实根。

通常，称使 $f(x_0)=0$ 的 x_0 为零点。因此，根的存在性定理也称为零点定理。

零点定理说明：如果连续曲线 $y=f(x)$ 的两个端点位于 x 轴的两侧，那么这条曲线与 x 轴至少有一个交点（图 1-18）。

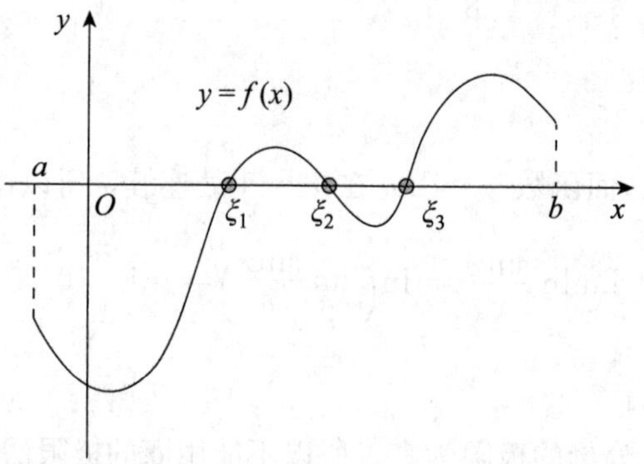

图 1-18

例 1-30 证明方程 $x^4-4x^2+1=0$ 在区间 $(0,1)$ 内至少有一个实根。

证 令 $f(x)=x^4-4x^2+1$，则 $f(x)$ 在区间 $[0,1]$ 上连续，又

$$f(0)=1>0,\ f(1)=-2<0,$$

由零点定理知，至少存在一点 $\xi\in(0,1)$，使 $f(\xi)=0$ 成立，即 $\xi^4-4\xi^2+1=0$ 成立，所以方程 $x^4-4x^2+1=0$ 在区间 $(0,1)$ 内至少有一个实根 ξ。

习 题 一

1. 求下列函数的定义域：

(1) $y=\arcsin(x-1)+\sqrt{4-x^2}$；

(2) $y=\sqrt{9-x^2}+\dfrac{1}{x^2-1}$；

(3) $y=\ln\left(x+\sqrt{x^2+1}\right)$；

(4) $y=\sqrt{\sin x}+\dfrac{1}{\sqrt{16-x^2}}$；

(5) $y=\dfrac{1}{1-x^2}+\sqrt{x+2}$；

(6) $y=\ln(x^2-1)+\arccos\dfrac{1}{x+1}$。

2. 已知函数

$$f(x)=\begin{cases}x-3, & -4\leqslant x\leqslant 0,\\ x^2+1, & 0<x\leqslant 3,\end{cases}$$

求函数 $f(x)$ 的定义域,并求 $f(-2)$、$f(0)$ 和 $f(1)$ 的值。

3. 静脉注射钠盐 100 000 单位后，血清中的药物浓度 C 为时间 t 的函数，

$$C(t)=\begin{cases}8.8t+0.8, & 0\leqslant t<0.25,\\ 3.8-3.2t, & 0.25\leqslant t<1,\\ 0.9-0.3t, & 1\leqslant t\leqslant 3,\end{cases}$$

其中，时间 t 的单位为小时，$C(t)$ 的单位为：单位/ml。求注射后 15 分钟、30 分钟、3 个小时血清中的药物浓度。

4. 判断下列各组函数中 $f(x)$ 和 $g(x)$ 是否相同?

(1) $f(x)=\ln x^2, g(x)=2\ln|x|$；　(2) $f(x)=\sqrt{x^2}, g(x)=\left(\sqrt{x}\right)^2$；

(3) $f(x)=\sec^2 x-\tan^2 x, g(x)=1$；　(4) $f(x)=\sqrt{\dfrac{x-1}{x-2}}, g(x)=\dfrac{\sqrt{x-1}}{\sqrt{x-2}}$。

5. 设函数 $f(x)$ 的定义域为 $[0, 1]$，求函数 $f(x+a)+f(x-a)$ 的定义域 $\left(0<a<\dfrac{1}{2}\right)$。

6. 将下列函数分解成简单函数：

(1) $y=\sin 3x$；　(2) $y=\ln\tan\dfrac{x}{2}$；

(3) $y=(1+x^2)^{10}$；　(4) $y=\cos^3\dfrac{x^2}{2}$；

(5) $y=2\arcsin\dfrac{1+x}{1-x}$；　(6) $y=\arccos\sqrt{1-x^2}$；

(7) $y=\lg\sqrt{\dfrac{x-1}{x+1}}$；　(8) $y=\dfrac{a}{1+2^{kx}}$。

7. 求下列数列的极限：

(1) $\lim\limits_{n\to\infty} n\left(\sqrt{n^2+1}-\sqrt{n^2-1}\right)$；　(2) $\lim\limits_{n\to\infty}\left(\dfrac{1}{n^2}+\dfrac{2}{n^2}+\cdots+\dfrac{n-1}{n^2}\right)$；

(3) $\lim\limits_{n\to\infty}\dfrac{n+(-1)^{n-1}}{n}$；　(4) $\lim\limits_{n\to\infty}\dfrac{1+\dfrac{1}{2}+\dfrac{1}{4}+\cdots+\dfrac{1}{2^n}}{1+\dfrac{1}{3}+\dfrac{1}{9}+\cdots+\dfrac{1}{3^n}}$。

8. 求下列函数的极限：

(1) $\lim\limits_{x\to 0}\dfrac{x^2-2x+1}{x^2+1}$；　(2) $\lim\limits_{x\to 2}\dfrac{x^2+5}{x-3}$；

(3) $\lim\limits_{x\to 0}\dfrac{\sqrt{1+x^2}-1}{x}$；　(4) $\lim\limits_{x\to\infty}\dfrac{3x^3+2x^2+5}{6x^3+4x^2-1}$；

(5) $\lim\limits_{x\to 0}\dfrac{x^2-1}{2x^2-x-1}$；　(6) $\lim\limits_{x\to 1}\dfrac{x^2-1}{2x^2-x-1}$；

(7) $\lim\limits_{x\to\infty}\dfrac{x^2-1}{2x^2-x-1}$；　(8) $\lim\limits_{x\to\infty}\dfrac{1+\sin x}{x}$；

(9) $\lim\limits_{x\to 2}\left(\dfrac{1}{x-2}-\dfrac{4}{x^2-4}\right)$；　(10) $\lim\limits_{x\to 0}\dfrac{\arcsin x}{x}$；

(11) $\lim\limits_{x\to 0}\dfrac{\sin 3x}{\sin 2x}$；　(12) $\lim\limits_{x\to\infty} x\tan\dfrac{1}{x}$；

(13) $\lim\limits_{x\to 0}\dfrac{1-\cos 2x}{x\sin x}$；　(14) $\lim\limits_{x\to 0}\dfrac{\tan x-\sin x}{\sin^3 x}$；

(15) $\lim\limits_{x\to 0}\dfrac{\tan(x+x^2)}{5x}$；

(16) $\lim\limits_{x\to 0}\dfrac{(x^2+1)\arcsin x}{\sin x}$；

(17) $\lim\limits_{x\to 0^+}\dfrac{\sqrt{1+\sqrt{x}}-1}{\sin\sqrt{x}}$；

(18) $\lim\limits_{x\to\infty}\left(\dfrac{x+1}{x}\right)^{2x}$；

(19) $\lim\limits_{x\to 0}(1+3\tan^2 x)^{\cot^2 x}$；

(20) $\lim\limits_{x\to 0}\cos(1+x)^{\frac{1}{x}}$。

9. 若$\lim\limits_{x\to\infty}\left(\dfrac{x+k}{x-k}\right)^{\frac{x}{2}}=3$,求 k 的值。

10. 设函数

$$f(x)=\begin{cases}x^2, & x<0,\\ 1, & x=0,\\ x\sin\dfrac{1}{x}, & x>0,\end{cases}$$

讨论函数在 $x=0$ 处的极限。

11. 雌性小鼠的生长曲线函数为 $W(t)=\dfrac{36}{1+30e^{-\frac{2}{3}t}}$，其中 $W(t)$ 表示体重，以克为单位，t 表示出生后的时间，以周为单位，试求：

(1) 小鼠出生时的体重；

(2) 小鼠可能达到的最大体重。

12. 当 $x\to 0$ 时，下列函数哪些是 x 的高阶无穷小，哪些是 x 的同阶无穷小，哪些是 x 的等价无穷小?

(1) $\ln(1+x)$；

(2) $\sqrt{x+1}-1$；

(3) $\sqrt{1+\tan x}-\sqrt{1-\sin x}$；

(4) $\csc x-\cot x$。

13. 讨论下列函数在点 $x=0$ 处的连续性：

(1) $f(x)=\begin{cases}e^x, & x<0,\\ \ln(1+x), & x\geqslant 0;\end{cases}$

(2) $f(x)=\begin{cases}e^{\frac{1}{x}}+1, & x<0,\\ 1, & x=0,\\ \dfrac{1}{x}\ln(1+x), & x>0。\end{cases}$

14. 求下列函数的间断点，并判断它们的类型：

(1) $f(x)=\dfrac{x-1}{x^2+x-2}$；

(2) $f(x)=\begin{cases}x+1, & x\leqslant -1,\\ x^2, & x>-1;\end{cases}$

(3) $f(x)=\dfrac{x^2-1}{x-1}$；

(4) $f(x)=\dfrac{x}{\sin x}$。

15. 已知函数

$$f(x)=\begin{cases}ax+2, & x>1\\ 3, & x=1\\ x+b, & x<1\end{cases}$$

在 $x=1$ 处连续，求 a 和 b 的值。

16. 证明方程 $e^x-2=x$ 至少有一个不超过 2 的正根。

（何　兰）

第2章

导数与微分

案例1	药物被患者服用后，并非全部药物剂量都被有效吸收，为了测量血液系统中有效药物的总量，需要监测尿液中药物排除的速率。受机体内某些因素的影响，药物在尿液中排除的速率在不断地变化，已知某药物标准排除量关于时间 t 的函数是 $D(t)=\frac{1}{k}e^{-kt}\left(-t-\frac{1}{k}\right)$　（$k>0$，称为消除常数）。 问题：如何计算尿液中药物排除的速率？
案例2	1970年，Page在实验室饲养小鼠，通过收集大量资料并进行分析，建立了小鼠生长函数符合Logistic曲线模型，依据Logistic曲线模型可得到小鼠体重 W 与时间 t 的关系函数 $W=36\left(1+30e^{-\frac{2}{3}t}\right)^{-1}$。 Logistic曲线在很多医学问题中有着广泛的应用，如生长发育等生物自然生长的研究、传染病等流行病的研究。Logistic曲线的研究对疾病危险因素的探索、传染病的预防和控制等都具有指导意义。 问题：如何描绘小鼠的生长曲线？

导数和微分是微分学的主要内容，是微积分的重要组成部分。导数刻画了当函数中自变量变化时，因变量变化的快慢程度；微分反映了当自变量有微小变化时，函数值发生改变的近似值。

第一节　导数的概念

一、引例

1. 曲线的切线问题

如果一条直线与一个圆只有一个交点，则可以认为直线与圆的位置关系相切的，对于一般曲线这个定义并不适用。如图 2-1 中的直线和曲线的位置不是相切关系。而如图 2-2 中二者是相切关系。

早在1660年牛顿利用极限和导数思想解决切线问题。曲线切线的具体求解方法为

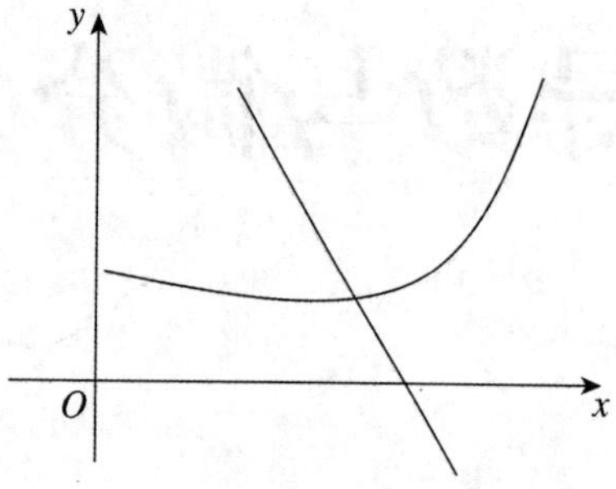

图 2-1

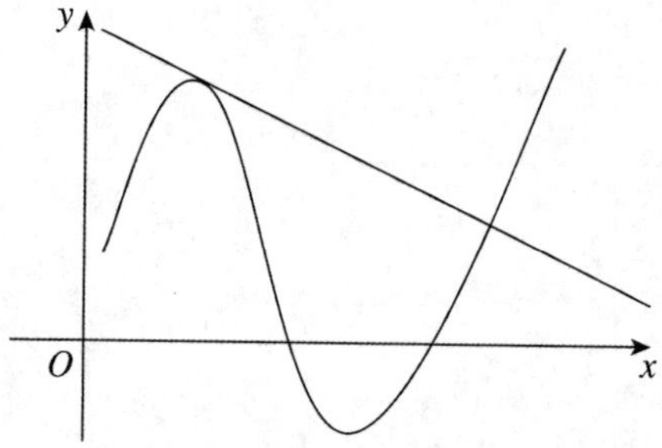

图 2-2

设曲线 C 为函数 $y=f(x)$ 的图形，取曲线 C 上相异两点 M,N，可得割线 MN。当 N 沿曲线 C 趋于 M 时，割线 MN 绕点 M 旋转而趋于极限位置 MT，正是曲线 C 在点 M 处的切线（图 2-3)。

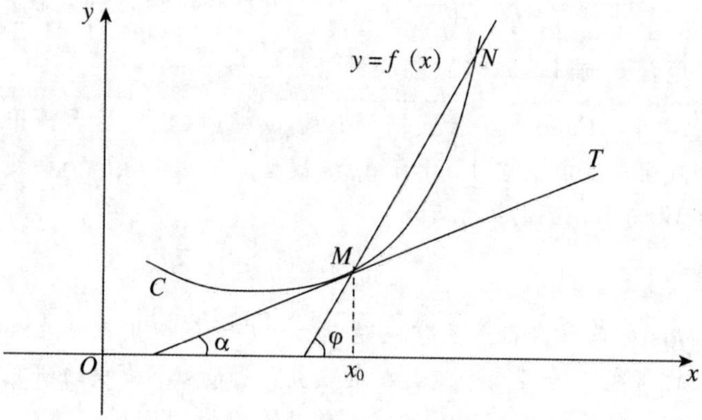

图 2-3

设 $M(x_0,y_0),N(x,y)$，割线 MN 的倾斜角为 φ，即

$$\tan\varphi=\frac{y-y_0}{x-x_0}=\frac{f(x)-f(x_0)}{x-x_0}。$$

当 N 沿曲线 C 趋于 M 时，有 $x\to x_0$。设 MT 的倾角 α，则切线 MT 的斜率为

$$\tan\alpha=\lim_{x\to x_0}\frac{f(x)-f(x_0)}{x-x_0}。$$

这里 $x-x_0$ 和 $f(x)-f(x_0)$ 分别是函数 $y=f(x)$ 自变量的增量 Δx 和函数的增量 Δy，则切线 MT 的倾角 α 可以表示为

$$\tan\alpha=\lim_{x\to x_0}\frac{\Delta y}{\Delta x}。$$

2. 肿瘤细胞增殖速率

肿瘤细胞有三个显著的基本特征，即不死性、迁移性和失去接触抑制。细胞周期失控，不受正常生长调控系统的控制，能持续的分裂与增殖。如何确定肿瘤细胞在某一时刻的增殖速率？

设函数 $N(t)$ 表示肿瘤细胞在 t 时刻的数量，则在 t_0 到 $t_0+\Delta t$ 时间段内，肿瘤细胞增量为

$$\Delta N=N(t_0+\Delta t)-N(t_0)。$$

在 Δt 时间段内，细胞的平均增殖速率为

$$\bar{v}=\frac{\Delta N}{\Delta t}=\frac{N(t_0+\Delta t)-N(t_0)}{\Delta t}。$$

显然，Δt 越小，$\bar{v}$ 就越接近细胞在 t_0 时刻的瞬时速率。当 $\Delta t\to 0$ 时，若极限

$$\lim_{\Delta t \to 0} \frac{\Delta N}{\Delta t} = \lim_{\Delta t \to 0} \frac{N(t_0 + \Delta t) - N(t_0)}{\Delta t}$$

存在，则该极限值就是肿瘤细胞在 t_0 时刻的增殖速率 $v(t_0)$ 。它刻画了细胞数量 $N(t)$ 在 t_0 时刻的变化率，就是我们中学阶段学习的导数，即 $v(t_0) = N'(t_0)$ 。

二、导数的定义

定义 2-1 设函数 $y = f(x)$ 在点 x_0 的某个邻域内有定义，当自变量 x 在 x_0 处取得增量 Δx（点 $x_0 + \Delta x$ 也在该邻域内）时，相应地函数 y 取得增量

$$\Delta y = f(x_0 + \Delta x) - f(x_0) \text{。}$$

如果 Δy 与 Δx 之比当 $\Delta x \to 0$ 时的极限存在，则称函数 $f(x)$ 在点 x_0 处可导，并称这个极限值为函数 $f(x)$ 在点 x_0 处的**导数**(derivative)，记为 $f'(x_0)$ ，即

$$f'(x_0) = \lim_{\Delta x \to 0} \frac{\Delta y}{\Delta x} = \lim_{\Delta x \to 0} \frac{f(x_0 + \Delta x) - f(x_0)}{\Delta x},$$

也可记作 $y'\Big|_{x=x_0}$ 、$\dfrac{dy}{dx}\Big|_{x=x_0}$ 或 $\dfrac{df(x)}{dx}\Big|_{x=x_0}$ 。若上述极限不存在，则称函数 $f(x)$ 在点 x_0 处不可导。

导数的常见形式还有

$$f'(x_0) = \lim_{x \to x_0} \frac{f(x) - f(x_0)}{x - x_0}$$

和

$$f'(x_0) = \lim_{h \to 0} \frac{f(x_0 + h) - f(x_0)}{h} \text{。}$$

如果 $\lim\limits_{\Delta x \to 0^-} \dfrac{f(x_0 + \Delta x) - f(x_0)}{\Delta x}$ 存在，则称这个极限值为函数 $f(x)$ 在点 x_0 处的**左导数**(derivative on the left)，记为 $f'_-(x_0)$ ，即

$$f'_-(x_0) = \lim_{\Delta x \to 0^-} \frac{f(x_0 + \Delta x) - f(x_0)}{\Delta x} \text{。}$$

如果 $\lim\limits_{\Delta x \to 0^+} \dfrac{f(x_0 + \Delta x) - f(x_0)}{\Delta x}$ 存在，则称这个极限值为函数 $f(x)$ 在点 x_0 处的**右导数**(derivative on the right)，记为 $f'_+(x_0)$ ，即

$$f'_+(x_0) = \lim_{\Delta x \to 0^+} \frac{f(x_0 + \Delta x) - f(x_0)}{\Delta x} \text{。}$$

函数的左导数和右导数统称为单侧导数。函数 $f(x)$ 在点 x_0 处可导的充分必要条件是左导数和右导数都存在且相等。

若函数 $y = f(x)$ 在开区间 (a,b) 内的每一点处都可导，则称函数 $f(x)$ 在开区间 (a,b) 内可导。当函数 $f(x)$ 在开区间 (a,b) 内可导时，对于每一个 $x \in (a,b)$ 都有对应的导数值，因此导数仍然是自变量 x 的函数，称此函数为 $f(x)$ 在 (a,b) 内的**导函数**(derived function)，简称导数，记作 y'、$f'(x)$、$\dfrac{dy}{dx}$ 或 $\dfrac{df(x)}{dx}$ 。显然 $y = f(x)$ 在 x_0 处的导数就是 $f'(x)$ 在 x_0 处的函数值，即 $f'(x_0) = f'(x)\big|_{x=x_0}$ 。

若函数 $f(x)$ 在开区间 (a,b) 内可导，且 $f'_+(a)$ 及 $f'_-(b)$ 都存在，则称 $f(x)$ 在闭区间 $[a,b]$ 上可导。

知识链接

微积分学的创始人——牛顿和莱布尼兹 微积分又叫无穷小分析，它的产生革新了数学的观念、思想和方法，是人类思维的伟大成果。用它可以解决近代天文学、近代力学中许许多多的问题。由于极为广泛的应用，微积分被认为是高等数学的基础与核心。

1684年，德国数学家莱布尼兹的第一篇微积分论文刚一发表，便在英国境内掀起了一场轩然大波。因为英国有不少数学家都知道牛顿已完成了微积分的创建工作，而莱布尼兹却抢先发表了这方面的成果。欧洲其他国家一些了解莱布尼兹工作细节的数学家们站出来，与英国数学家针锋相对，坚决维护莱布尼兹的利益。这场有关微积分优先发明权的争议持续了几十年，导致英国数学家与欧洲大陆数学界的思想交流隔绝了半个多世纪。英国数学在一个时期里闭关锁国，囿于民族偏见，过于拘泥在牛顿的“流数术”中停步不前，因而数学发展整整落后了100年。

后来，国际科学组织经过细致调查后证明，虽然牛顿大部分的工作是在莱布尼兹之前做的，但莱布尼兹主要的微积分思想是独立产生的。于是，牛顿和莱布尼兹都被认为是微积分学说的创始人，一场旷日持久的争议也随之消散。

例 2-1 讨论函数 $f(x)=|x|$ 在点 $x=0$ 处的可导性。

解 因为 $\lim\limits_{\Delta x\to 0}\dfrac{f(0+\Delta x)-f(0)}{\Delta x}=\lim\limits_{\Delta x\to 0}\dfrac{|\Delta x|-0}{\Delta x}=\lim\limits_{\Delta x\to 0}\dfrac{|\Delta x|}{\Delta x}$,

当 $\Delta x<0$ 时，$\lim\limits_{\Delta x\to 0^-}\dfrac{|\Delta x|}{\Delta x}=\lim\limits_{\Delta x\to 0^-}\dfrac{-\Delta x}{\Delta x}=-1$，

当 $\Delta x>0$ 时，$\lim\limits_{\Delta x\to 0^+}\dfrac{|\Delta x|}{\Delta x}=\lim\limits_{\Delta x\to 0^+}\dfrac{\Delta x}{\Delta x}=1$，

左右导数都存在但不相等，所以函数 $f(x)=|x|$ 在点 $x=0$ 处不可导。

三、导数的几何意义

函数 $y=f(x)$ 在点 x_0 处的导数 $f'(x_0)$ 的几何意义是曲线 $y=f(x)$ 在点 $M(x_0,y_0)$ 处切线的斜率，即 $f'(x_0)=\tan\alpha$，其中 α 是切线的倾斜角（图 2-4）。

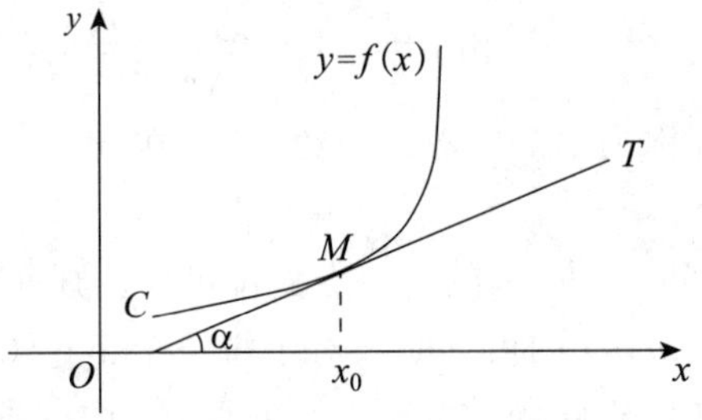

图 2-4

根据导数的几何意义可知，曲线 $y=f(x)$ 在点 $M(x_0,y_0)$ 处的切线方程为

$$y-y_0=f'(x_0)(x-x_0)\text{。}$$

例 2-2 求抛物线 $y=x^2$ 在点(2,4)处的切线方程。

解 根据导数的几何意义，曲线在点(2,4)处切线的斜率为

$$(x^2)'|_{x=2}=2x|_{x=2}=4,$$

从而所求切线方程为 $y-4=4(x-2)$，即 $4x-y-4=0$。

四、可导性和连续性的关系

设函数 $y=f(x)$ 在点 x_0 处可导，则有 $\lim\limits_{\Delta x\to 0}\dfrac{\Delta y}{\Delta x}=f'(x_0)$，故由无穷小定理（定理 1－1）有 $\dfrac{\Delta y}{\Delta x}=f'(x_0)+\alpha$，即 $\Delta y=f'(x_0)\Delta x+\alpha\Delta x$，其中 $\alpha\to 0$（当 $\Delta x\to 0$）。从而 $\lim\limits_{\Delta x\to 0}\Delta y=\lim\limits_{\Delta x\to 0}[f'(x_0)\Delta x+\alpha\Delta x]=0$，所以函数 $f(x)$ 在点 x_0 处连续。

因此，如果函数 $f(x)$ 在某一点处可导，则函数在该点处必连续。

反之未然，例如函数 $f(x)=|x|$ 在点 $x=0$ 处连续，但由例 2－1 知，函数 $f(x)=|x|$ 在点 $x=0$ 处不可导。由此可见，函数在某一点连续，但在该点处却不一定可导。

例 2－3　讨论函数 $f(x)=\begin{cases} x\sin\dfrac{1}{x}, & x\neq 0 \\ 0, & x=0 \end{cases}$ 在 $x=0$ 处的可导性和连续性。

解　因为 $\lim\limits_{x\to 0}f(x)=\lim\limits_{x\to 0}x\sin\dfrac{1}{x}=0=f(0)$，所以函数 $f(x)$ 在 $x=0$ 处连续。

又因为 $f'(0)=\lim\limits_{\Delta x\to 0}\dfrac{f(0+\Delta x)-f(0)}{\Delta x}=\lim\limits_{\Delta x\to 0}\dfrac{\Delta x\sin\dfrac{1}{\Delta x}-0}{\Delta x}=\lim\limits_{\Delta x\to 0}\sin\dfrac{1}{\Delta x}$，此极限不存在，所以函数 $f(x)$ 在 $x=0$ 处不可导。

第二节　导数的运算

中学阶段已经学习过几类基本初等函数的导数公式：

(1) $(C)'=0$（C 为常数）　　(2) $(x^\alpha)'=\alpha x^{\alpha-1}$

(3) $(\sin x)'=\cos x$　　(4) $(\cos x)'=-\sin x$

(5) $(a^x)'=a^x\ln a$　　(6) $(e^x)'=e^x$

(7) $(\log_a x)'=\dfrac{1}{x\ln a}$　　(8) $(\ln x)'=\dfrac{1}{x}$

对于一些比较复杂的函数，直接利用定义求导比较困难，本节将建立一系列的求导法则。

一、函数四则运算的求导法则

定理 2－1　如果函数 $u=u(x)$ 及 $v=v(x)$ 都在点 x 具有导数，那么它们的和、差、积、商（除分母为零的点外）都在点 x 具有导数，且

(1) $(u\pm v)'=u'\pm v'$，

(2) $(uv)'=u'v+uv'$，

(3) $\left(\dfrac{u}{v}\right)'=\dfrac{u'v-uv'}{v^2}(v\neq 0)$。

定理 2－1 中的（1）、（2）可推广到任意有限个可导函数的情形。

例如，设 $u=u(x)$，$v=v(x)$，$w=w(x)$ 均可导，则有

$$(u+v+w)'=u'+v'+w',$$

$$(uvw)'=u'vw+uv'w+uvw'。$$

推论　$(Cu)'=Cu'$（C 为常数）。

例 2－4　已知函数 $y=x^3+2\sin x-\ln x$，求 y'。

解　$y'=(x^3+2\sin x-\ln x)'=(x^3)'+2(\sin x)'-(\ln x)'=3x^2+2\cos x-\dfrac{1}{x}$。

例 2-5 已知函数 $y=3\cos x\lg x$，求 y'。

解 $y'=(3\cos x\lg x)'=3(\cos x\lg x)'=3(\cos x)'\cdot\lg x+3\cos x\cdot(\lg x)'$

$=-3\sin x\lg x+\dfrac{3\cos x}{x\ln 10}$。

例 2-6 已知函数 $y=e^x(\sin x+\cos x)$，求 y' 及 $y'|_{x=0}$。

解 $y'=(e^x)'(\sin x+\cos x)+e^x(\sin x+\cos x)'$

$=e^x(\sin x+\cos x)+e^x(\cos x-\sin x)=2e^x\cos x$。

$y'|_{x=0}=2e^0\cos 0=2$。

例 2-7 已知函数 $y=\tan x$，求 y'。

解 $y'=(\tan x)'=\left(\dfrac{\sin x}{\cos x}\right)'=\dfrac{(\sin x)'\cos x-\sin x(\cos x)'}{\cos^2 x}=\dfrac{\cos^2 x+\sin^2 x}{\cos^2 x}=\dfrac{1}{\cos^2 x}=\sec^2 x$，

即

$$(\tan x)'=\sec^2 x。$$

同理可得

$$(\cot x)'=-\csc^2 x。$$

例 2-8 已知函数 $y=\sec x$，求 y'。

解 $y'=(\sec x)'=\left(\dfrac{1}{\cos x}\right)'=\dfrac{\sin x}{\cos^2 x}=\sec x\tan x$，

即

$$(\sec x)'=\sec x\tan x。$$

同理可得

$$(\csc x)'=-\csc x\cot x。$$

二、反函数求导法则

定理 2-2 如果函数 $x=f(y)$ 在某区间内单调、可导，且 $f'(y)\neq 0$，则它的反函数 $y=f^{-1}(x)$ 在相应区间内也可导，且

$$[f^{-1}(x)]'=\frac{1}{f'(y)} \quad 或 \quad \frac{dy}{dx}=\frac{1}{\frac{dx}{dy}}。$$

例 2-9 已知函数 $y=\arcsin x$，求 y'。

解 因为 $x=\sin y$ 在 $\left(-\dfrac{\pi}{2},\dfrac{\pi}{2}\right)$ 内单调，且 $\dfrac{dx}{dy}=\cos y>0$。

由定理 2-2 可知，当 $x\in(-1,1)$ 时，有

$$\frac{dy}{dx}=\frac{1}{\frac{dx}{dy}}=\frac{1}{\cos y}=\frac{1}{\sqrt{1-\sin^2 y}}=\frac{1}{\sqrt{1-x^2}},$$

即

$$(\arcsin x)'=\frac{1}{\sqrt{1-x^2}}。$$

同理可得

$$(\arccos x)'=-\frac{1}{\sqrt{1-x^2}}。$$

例 2-10 已知函数 $y=\arctan x$，求 y'。

解 因为 $x=\tan y$ 在 $\left(-\dfrac{\pi}{2},\dfrac{\pi}{2}\right)$ 内单调，且 $\dfrac{dx}{dy}=\sec^2 y\neq 0$。

由定理 2-2 可知，当 $x\in(-\infty,+\infty)$ 时，有

$$\frac{dy}{dx}=\frac{1}{\frac{dx}{dy}}=\frac{1}{\sec^2 y}=\frac{1}{1+\tan^2 y}=\frac{1}{1+x^2},$$

即
$$(\arctan x)' = \frac{1}{1+x^2}。$$
同理可得
$$(\text{arccot} x)' = -\frac{1}{1+x^2}。$$

三、复合函数求导法则

定理 2-3　如果 $u=\varphi(x)$ 在点 x 处可导，而 $y=f(u)$ 在点 u 处可导，则复合函数 $y=f[\varphi(x)]$ 在点 x 处也可导，且其导数为
$$\frac{dy}{dx}=f'(u)\cdot\varphi'(x) \quad 或 \quad \frac{dy}{dx}=\frac{dy}{du}\cdot\frac{du}{dx}。$$

复合函数求导法则可推广到多个中间变量的情形。

例如，$y=f(u)$，$u=\varphi(v)$，$v=\psi(x)$ 分别在 u，v，x 处可导，则复合函数 $y=f\{\varphi[\psi(x)]\}$ 在点 x 处可导，且 $\frac{dy}{dx}=\frac{dy}{du}\cdot\frac{du}{dv}\cdot\frac{dv}{dx}$。

例 2-11　已知函数 $y=\sin 2x$，求 $\frac{dy}{dx}$。

解　设 $y=f(u)=\sin u, u=\varphi(u)=2x$，则 $\frac{dy}{dx}=\frac{dy}{du}\cdot\frac{du}{dx}=2\cos u=2\cos 2x$。

例 2-12　已知函数 $y=\ln(\cos x^2)$，求 $\frac{dy}{dx}$。

解　设 $y=f(u)=\ln u$，$u=\varphi(v)=\cos v$，$v=\phi(x)=x^2$，则
$$\frac{dy}{dx}=\frac{dy}{du}\cdot\frac{du}{dv}\cdot\frac{dv}{dx}=\frac{1}{u}(-\sin v)(2x)=-\frac{2x\sin x^2}{\cos x^2}=-2x\tan x^2。$$

在复合函数求导过程中，当对上述分解求导熟练之后，可省略设置中间变量这一步骤而对复合函数直接求导。

例 2-13　已知函数 $y=\sqrt{1-2x^2}$，求 y'。

解　$y'=[(1-2x^2)^{\frac{1}{2}}]'=\frac{1}{2}(1-2x^2)^{-\frac{1}{2}}(1-2x^2)'=\frac{1}{2}(1-2x^2)^{-\frac{1}{2}}(-4x)$
$$=-\frac{2x}{\sqrt{1-2x^2}}。$$

例 2-14　已知函数 $y=\ln\frac{1-x^2}{1+x^2}$，求 y'。

解　$y'=[\ln(1-x^2)-\ln(1+x^2)]'=\frac{1}{1-x^2}\cdot(1-x^2)'-\frac{1}{1+x^2}\cdot(1+x^2)'$
$$=\frac{-2x}{1-x^2}-\frac{2x}{1+x^2}=\frac{4x}{x^4-1}。$$

例 2-15　见章前案例 1。

解　由导数定义知，尿液中药物排除的速率为
$$D'(t)=\left[\frac{1}{k}e^{-kt}\left(-t-\frac{1}{k}\right)\right]'=\frac{1}{k}\cdot(-k)e^{-kt}\left(-t-\frac{1}{k}\right)+\frac{1}{k}e^{-kt}(-1)=te^{-kt}。$$

四、隐函数求导法则

如果联系两个变量 x 和 y 的函数式由 $y=f(x)$ 确定，这样的函数称为**显函数**(explicit function)，如果联系两个变量 x 和 y 的函数式是由方程 $F(x,y)=0$ 确定，这样的函数称为**隐**

函数(implicit function)，把一个隐函数化成显函数称为隐函数的显化。有的隐函数难于显化，甚至不能显化，只能运用隐函数求导法则进行求导。

隐函数求导法则：用复合函数求导法则，在方程 $F(x,y)=0$ 的两边同时对自变量求导。

例 2-16 已知函数 $y=f(x)$ 由方程 $x^3-2y^2+xy=0$ 确定，求 y'。

解 方程两边同时对 x 求导，得

$$3x^2-4yy'+y+xy'=0,$$

于是

$$y'=\frac{3x^2+y}{4y-x}。$$

在对隐函数求导时，凡是 y 的表达式都可以看作以 x 为自变量、y 为中间变量的复合函数。

例 2-17 已知函数 $y=f(x)$ 由方程 $\sin x-e^x+e^y=0$ 确定，求 y'和 $y'|_{x=0}$的值。

解 方程两边同时对 x 求导，得

$$\cos x-e^x+e^y\cdot y'=0,$$

于是

$$y'=\frac{e^x-\cos x}{e^y}。$$

因为当 $x=0$ 时，从原方程解得 $y=0$，代入上式得

$$y'|_{x=0}=\left.\frac{e^x-\cos x}{e^y}\right|_{\substack{x=0\\y=0}}=0。$$

对形如 $u(x)^{v(x)}$ 的幂指函数和连乘函数求导时，经常运用对数求导法。对数求导法是：先在方程两边取对数，再运用隐函数求导法则进行求导。

例 2-18 求 $y=x^{\sin x}$的导数。

解 方程两边取对数，得

$$\ln y=\sin x\ln x,$$

两边同时对 x 求导，得

$$\frac{1}{y}y'=\cos x\ln x+\frac{1}{x}\sin x,$$

于是

$$y'=y\left(\cos x\ln x+\frac{1}{x}\sin x\right)=x^{\sin x}\left(\cos x\ln x+\frac{\sin x}{x}\right)。$$

另解 原式可以化为

$$y=e^{\sin x\ln x},$$

两边同时对 x 求导，得

$$y'=e^{\sin x\ln x}(\sin x\ln x)'=e^{\sin x\ln x}\left(\cos x\ln x+\frac{\sin x}{x}\right)=x^{\sin x}\left(\cos x\ln x+\frac{\sin x}{x}\right)。$$

因此，求幂指函数的导数可以用对数求导法，也可以将其表示成 $e^{v(x)\ln u(x)}$ 的形式来求导。

例 2-19 已知函数 $y=\sqrt{\dfrac{x(x-3)}{2x+1}}$，求 y'。

解 方程两边取对数，得

$$\ln y=\frac{1}{2}[\ln x+\ln(x-3)-\ln(2x+1)],$$

两边同时对 x 求导，得

$$\frac{1}{y}y'=\frac{1}{2}\left(\frac{1}{x}+\frac{1}{x-3}-\frac{2}{2x+1}\right),$$

于是

$$y'=\frac{y}{2}\left(\frac{1}{x}+\frac{1}{x-3}-\frac{2}{2x+1}\right)=\frac{1}{2}\sqrt{\frac{x(x-3)}{2x+1}}\left(\frac{1}{x}+\frac{1}{x-3}-\frac{2}{2x+1}\right)。$$

五、初等函数的导数

前面介绍了基本初等函数的导数公式，由于初等函数都是由常数和基本初等函数经过有限次的四则运算和有限次的函数复合运算所构成的，所以利用函数四则运算的求导法则和复合函数求导法则就可以计算所有初等函数的导数。为了便于查阅，将这些公式和法则汇总如下。

1. 基本初等函数导数公式

(1) $(C)'=0$（C 为常数）

(2) $(x^{\alpha})'=\alpha x^{\alpha-1}$

(3) $(a^x)'=a^x\ln a$

(4) $(e^x)'=e^x$

(5) $(\log_a x)'=\dfrac{1}{x\ln a}$

(6) $(\ln x)'=\dfrac{1}{x}$

(7) $(\sin x)'=\cos x$

(8) $(\cos x)'=-\sin x$

(9) $(\tan x)'=\sec^2 x$

(10) $(\cot x)'=-\csc^2 x$

(11) $(\sec x)'=\sec x\tan x$

(12) $(\csc x)'=-\csc x\cot x$

(13) $(\arcsin x)'=\dfrac{1}{\sqrt{1-x^2}}$

(14) $(\arccos x)'=-\dfrac{1}{\sqrt{1-x^2}}$

(15) $(\arctan x)'=\dfrac{1}{1+x^2}$

(16) $(\text{arccot}\, x)'=-\dfrac{1}{1+x^2}$

2. 函数四则运算的求导法则

设 $u=u(x)$ 及 $v=v(x)$ 都可导，则

(1) $(u\pm v)'=u'\pm v'$

(2) $(uv)'=u'v+uv'$

(3) $\left(\dfrac{u}{v}\right)'=\dfrac{u'v-uv'}{v^2}(v\neq 0)$

3. 复合函数求导法则

若函数 $y=f(u)$，$u=\varphi(x)$ 可导，则复合函数 $y=f[\varphi(x)]$ 的导数为

$$\frac{dy}{dx}=f'(u)\cdot\varphi'(x)\quad 或\quad \frac{dy}{dx}=\frac{dy}{du}\cdot\frac{du}{dx}。$$

六、高阶导数

函数 $y=f(x)$ 的导数仍然是 x 的函数，如果 $f'(x)$ 仍可导，则称 $[f'(x)]'$ 为函数 $y=f(x)$ 的二阶导数，记作 y''、$f''(x)$、$\dfrac{d^2y}{dx^2}$或 $\dfrac{d^2f(x)}{dx^2}$。

相应地，把 $y=f(x)$ 的导数 $f'(x)$ 叫做函数 $f(x)$ 的一阶导数。

类似地，二阶导数的导数叫做三阶导数，三阶导数的导数叫做四阶导数，以此类推，$n-1$ 阶导数的导数叫做 n 阶导数，分别记作

$$y''',y^{(4)},\cdots,y^{(n)}\quad 或\quad \frac{d^3y}{dx^3},\frac{d^4y}{dx^4},\cdots,\frac{d^ny}{dx^n}。$$

二阶及二阶以上的导数，统称为**高阶导数**(higher－order derivative)。

例 2－20　函数 $y=e^{ax}(a\neq 0)$，求 $y^{(n)}$。

解　$y'=(e^{ax})'=ae^{ax}$，$y''=(ae^{ax})'=a^2e^{ax}$，$y'''=(a^2e^{ax})'=a^3e^{ax}$，

一般地，可得

$$y^{(n)}=a^ne^{ax}。$$

例 2-21 某生物种群个体在出生1～9个月中，其体重W与月龄t的关系式为$W(t)=ab^{0.3t}$(其中a,b为常数)，求该生物体重增长速率的变化率。

解 由题意，该生物体重增长速率为

$$W'(t)=(ab^{0.3t})'=0.3ab^{0.3t}\ln b \text{。}$$

该生物体重增长速率的变化率是函数$W(t)$的二阶导数，则

$$W''(t)=(0.3ab^{0.3t}\ln b)'=0.09ab^{0.3t}\ln^2 b \text{。}$$

第三节 微 分

一、微分的定义

边长为x_0的金属薄片受热膨胀，每边增长Δx，问其面积y增加多少（图2-5）?
面积的增量$\Delta y=(x_0+\Delta x)^2-x_0^2=x_0^2+2x_0\Delta x+(\Delta x)^2-x_0^2=2x_0\Delta x+(\Delta x)^2$。

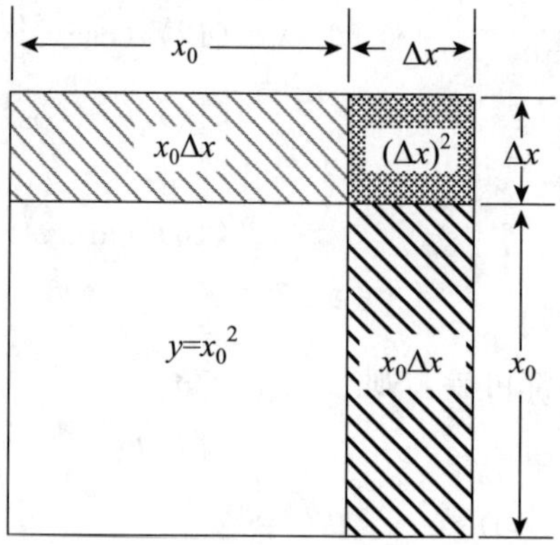

图2-5

从上式可以看出，Δy由两部分组成：第一部分$2x_0\Delta x$是Δx的线性函数；第二部分$(\Delta x)^2$当$\Delta x\to 0$时，是比Δx高阶的无穷小，即$(\Delta x)^2=o(\Delta x)$。因此，当边长的增量很微小时，面积的增量Δy可以近似地用第一部分$2x_0\Delta x$来代替。一般地，如果函数$y=f(x)$满足一定条件，那么就可以用自变量增量Δx的线性函数来近似代替函数的增量Δy，即可得微分定义。

定义 2-2 设函数$y=f(x)$在点x_0的某邻域内有定义（$x_0+\Delta x$也在该邻域内)，如果增量$\Delta y=f(x_0+\Delta x)-f(x_0)$可以表示为$\Delta y=A\Delta x+o(\Delta x)$，其中$A$是不依赖于$\Delta x$的常数，则称函数$y=f(x)$在点$x_0$处可微，$A\Delta x$称为函数$f(x)$在点$x_0$处相应于自变量增量$\Delta x$的**微分**(differential)，记作$dy\mid_{x=x_0}$，即$dy\mid_{x=x_0}=A\Delta x$。

下面讨论函数可微的条件。

如果函数$y=f(x)$在点x_0处可微，由定义知，

$$\Delta y=A\cdot\Delta x+o(\Delta x) \text{。}$$

方程两边同时除以Δx，得

$$\frac{\Delta y}{\Delta x}=A+\frac{o(\Delta x)}{\Delta x} \text{。}$$

当$\Delta x\to 0$时，取极限得$\lim\limits_{\Delta x\to 0}\frac{\Delta y}{\Delta x}=A+\lim\limits_{\Delta x\to 0}\frac{o(\Delta x)}{\Delta x}=A$。因此，如果函数$f(x)$在点$x_0$处可微，则$f(x)$在点$x_0$处也一定可导，且$f'(x_0)=A$。

反之，如果函数$y=f(x)$在点x_0处可导，即$\lim\limits_{\Delta x\to 0}\frac{\Delta y}{\Delta x}=f'(x_0)$，则由无穷小定理（定理

1－1）得

$$\frac{\Delta y}{\Delta x}=f'(x_0)+\alpha\,(\text{当 }\Delta x\to 0\text{ 时，}\alpha\to 0),$$

等式两边同时乘以 Δx，可得

$$\Delta y=f'(x_0)\Delta x+\alpha\Delta x\text{ 。}$$

因为 $\alpha\Delta x=o(\Delta x)$，且 $f'(x_0)$ 为不依赖于 Δx 的常数，故 $y=f(x)$ 在点 x_0 处可微。

由此可得，函数 $f(x)$ 在点 x_0 处可微的充分必要条件是函数 $f(x)$ 在点 x_0 处可导，且当 $f(x)$ 在点 x_0 处可微时，其微分是

$$dy\big|_{x=x_0}=f'(x_0)\Delta x\text{ 。}$$

由微分定义知，$\Delta y-dy=o(\Delta x)$，就是当 $|\Delta x|$ 很微小时，有 $\Delta y\approx dy$，因此 dy 是 Δy 的主要部分；又由于 $f'(x_0)\Delta x$ 是 Δx 的线性函数，所以称 dy 是 Δy 的线性主部。

当函数 $y=f(x)$ 在某区间内每一点都可微，则称 $f(x)$ 在该区间内可微，函数 $f(x)$ 在任意点 x 的微分，称为函数的微分，记作 dy，即 $dy=f'(x)\Delta x$ 。通常把自变量 x 的增量 Δx 称为自变量的微分，记作 dx，即 $dx=\Delta x$。于是，函数 $f(x)$ 的微分可记作

$$dy=f'(x)dx\text{ 。}$$

从而有 $f'(x)=\dfrac{dy}{dx}$，也就是函数的导数等于函数的微分 dy 与自变量的微分 dx 之商。因此，导数也称为微商。

例 2－22　求函数 $y=\sqrt{x}$ 当 $x=4$，$\Delta x=0.02$ 时的微分。

解　因为 $dy=(\sqrt{x})'\Delta x=\dfrac{1}{2\sqrt{x}}\Delta x$，所以

$$dy\Bigg|_{\substack{x=4\\ \Delta x=0.02}}=\frac{1}{2\sqrt{x}}\cdot\Delta x\Bigg|_{\substack{x=4\\ \Delta x=0.02}}=\frac{1}{2\sqrt{4}}\times 0.02=0.005\text{ 。}$$

二、微分的几何意义

在直角坐标系中，函数 $y=f(x)$ 的图形是一条曲线，对于曲线上一个确定的点 $M(x_0,y_0)$，当自变量 x_0 有微小增量 Δx 时，就可得到曲线上另一点 $N(x_0+\Delta x,y_0+\Delta y)$，由图2－6知 $\Delta x=MQ$、$\Delta y=QN$。

过点 M 作曲线的切线 MT，其倾斜角为 α，则

$$QP=MQ\cdot\tan\alpha=\Delta x\cdot f'(x_0),\text{即 }dy=QP\text{ 。}$$

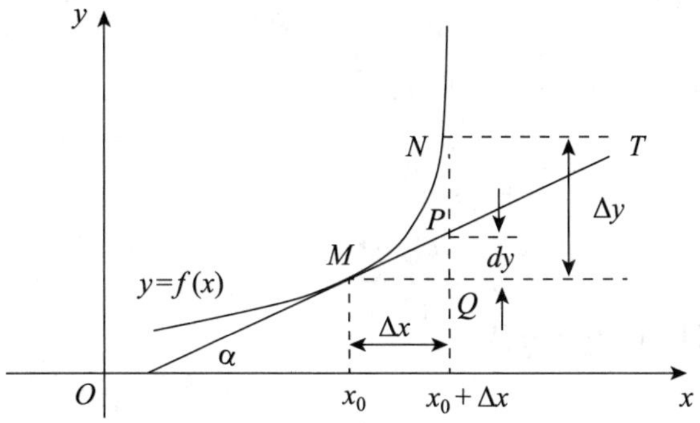

图 2－6

由此可见，对可导函数 $y=f(x)$ 来说，当 Δy 是曲线 $y=f(x)$ 上纵坐标增量时，dy 就是曲线在点 (x_0,y_0) 处的切线上纵坐标的相应增量。

三、基本初等函数的微分公式与微分运算法则

由微分的表达式 $dy = f'(x)dx$ 可以看出，基本初等函数的微分公式与微分运算法则可由导数相应公式、法则得到，总结如下：

1. 基本初等函数微分公式

(1) $d(C) = 0$(C 为常数)　　(2) $d(x^{\alpha}) = \alpha x^{\alpha-1}dx$

(3) $d(a^x) = a^x \ln a dx$　　(4) $d(e^x) = e^x dx$

(5) $d(\log_a x) = \dfrac{1}{x\ln a}dx$　　(6) $d(\ln x) = \dfrac{1}{x}dx$

(7) $d(\sin x) = \cos x dx$　　(8) $d(\cos x) = -\sin x dx$

(9) $d(\tan x) = \sec^2 x dx$　　(10) $d(\cot x) = -\csc^2 x dx$

(11) $d(\sec x) = \sec x \tan x dx$　　(12) $d(\csc x) = -\csc x \cot x dx$

(13) $d(\arcsin x) = \dfrac{1}{\sqrt{1-x^2}}dx$　　(14) $d(\arccos x) = -\dfrac{1}{\sqrt{1-x^2}}dx$

(15) $d(\arctan x) = \dfrac{1}{1+x^2}dx$　　(16) $d(\text{arccot}\, x) = -\dfrac{1}{1+x^2}dx$

2. 微分的四则运算法则

设函数 $u = u(x)$ 及 $v = v(x)$ 都可微，则

(1) $d(u \pm v) = du \pm dv$ ，　　(2) $d(uv) = vdu + udv$ ，

(3) $d\left(\dfrac{u}{v}\right) = \dfrac{vdu - udv}{v^2}(v \neq 0)$ 。

四、一阶微分形式不变性

设 $y = f(u)$ 及 $u = \varphi(x)$ 都可导，则复合函数 $y = f[\varphi(x)]$ 的微分为 $dy = f'(u)\varphi'(x)dx$ 。因为 $du = \varphi'(x)dx$ ，所以可得 $dy = f'(u)du$ 。

因此，无论 u 是自变量还是中间变量，微分形式 $dy = f'(u)du$ 都保持不变，这一性质称为一阶微分形式不变性。

例 2-23　已知 $y = \ln^2(1-x)$ ，求 dy。

解　$dy = d[\ln^2(1-x)] = 2\ln(1-x)d[\ln(1-x)] = 2\ln(1-x)\cdot\dfrac{1}{1-x}d(1-x)$

$= \dfrac{2\ln(1-x)}{1-x}\cdot(-1)dx = \dfrac{2\ln(1-x)}{x-1}dx$ 。

例 2-24　已知 $y = e^x\cos(3-x)$，求 dy 。

解　$dy = d[e^x\cos(3-x)] = \cos(3-x)de^x + e^x d\cos(3-x)$

$= e^x\cos(3-x)dx + e^x[-\sin(3-x)](-1)dx$

$= e^x[\cos(3-x) + \sin(3-x)]dx$ 。

五、微分在近似计算中的应用

如果函数 $y = f(x)$ 在点 x_0 处导数 $f'(x_0) \neq 0$ ，且 $|\Delta x|$ 很微小时，有

$$\Delta y \approx dy = f'(x_0)\Delta x \text{ 。}$$

这个式子可以写为

$$\Delta y = f(x) - f(x_0) \approx f'(x_0)\Delta x \text{ ，}$$

也就是

$$f(x) \approx f(x_0) + f'(x_0)\Delta x 。 \tag{2-1}$$

可以利用这个公式进行近似计算。

例 2-25 计算$\sqrt[3]{998}$的近似值。

解 设 $y = f(x) = \sqrt[3]{x}$，则 $f'(x) = \frac{1}{3}x^{-\frac{2}{3}}$，

令 x=998，x_0=1000，则 $\Delta x = x - x_0 = -2$，由式（2-1）得

$$\sqrt[3]{998} \approx f(1000) + f'(1000)\cdot(-2) = \sqrt[3]{1000} + \frac{1}{3}\times(1000)^{-\frac{2}{3}}\times(-2) = 10 + \frac{1}{300}\times(-2)$$

$$\approx 9.99333 。$$

例 2-26 某放射性元素可用于对某疾病的放射治疗，已知该放射性元素的存在量 M（单位:mg）与时间 t（单位:h）的函数关系为 $M(t) = M_0 e^{-2.0782t}$，其中 M_0 为放射性元素的初始量，若 M_0=30mg，问多长时间可放射出 5mg 剂量的放射性元素。

解 因为 $M'(t) = -2.0782M_0e^{-2.0782t}$，故

$$\Delta M \approx dM = M'(t)\Delta t = -2.0782M_0e^{-2.0782t}\Delta t ,$$

得

$$\Delta t = -\frac{e^{2.0782t}\Delta M}{2.0782M_0} 。$$

将初始量 M_0=30，ΔM=−5，t=0 代入上式得

$$\Delta t = \frac{-5}{-2.0782\times 30} \approx 0.08(\text{h}) = 4.8(\text{min}) 。$$

即约 4.8min 可以放射出 5mg 剂量的放射性元素。

知识拓展

1. 由微分的近似计算公式可得以下常用近似计算公式

(1) $\sqrt[n]{1+x} \approx 1 + \frac{x}{n}$　　(2) $e^x \approx 1 + x$

(3) $\ln(1+x) \approx x$　　(4) $\sin x \approx x$(x 为弧度)

(5) $\tan x \approx x$(x 为弧度)

2. 绝对误差和相对误差

已知函数 $y = f(x)$ 的表达式，对量 x 进行一次测量得测量值 x_0，则由函数关系可得量 y 的间接测量值 $y_0 = f(x_0)$。若量 x 的精确值是 X，则量 x 的测量误差为 $\Delta x = X - x_0$，量 y 的精确值为 $Y = f(X) = f(x_0 + \Delta x)$，可得量 y 的误差为

$$\Delta y = Y - y_0 = f(x_0 + \Delta x) - f(x_0) ,$$

称 $|\Delta y|$ 为量 y 的绝对误差，称 $\left|\frac{\Delta y}{y_0}\right|$ 为量 y 的相对误差，即

$$|\Delta y| \approx |f'(x_0)\Delta x| \quad 和 \quad \left|\frac{\Delta y}{y_0}\right| \approx \left|\frac{f'(x_0)\Delta x}{f(x_0)}\right| 。$$

在实际工作中，某个量的精确值往往是无法知道的，于是绝对误差和相对误差也就无法求得，但是根据测量仪器的精度等因素，有时能够确定误差不超过 δ_A，即 $|\Delta y| \leqslant \delta_A$，那么 δ_A 叫做测量 A 的绝对误差限，而 $\frac{\delta_A}{|y_0|}$ 叫做测量 A 的相对误差限。

第四节 导数的应用

导数是研究函数特性的重要工具，因此，我们利用导数来进一步研究函数的性质和函数曲线的某些性态，并利用这些知识来解决一些医学应用问题。

导数只是反映函数在一点附近的局部特性，但要应用导数来了解函数在区间上的整体性态，还须借助微分的基本定理——中值定理，它是从局部性质推断整体性态的工具。

一、微分中值定理

1. 罗尔定理

定理 2-4［罗尔(Rolle)定理］ 如果函数 $f(x)$ 满足

(1) 在闭区间 $[a,b]$ 上连续；

(2) 在开区间 (a,b) 内可导；

(3) $f(a)=f(b)$，

那么，在 (a,b) 内至少存在一点 $\xi(a<\xi<b)$，使得 $f'(\xi)=0$。

证 由于 $f(x)$ 在 $[a,b]$ 上连续，因此必有最大值 M 和最小值 m，于是有两种可能的情形：

(1) $M=m$，此时 $f(x)$ 在 $[a,b]$ 上必然取相同的数值 M，即

$$f(x)=M。$$

由此得 $f'(x)=0$。因此，任取 $\xi\in(a,b)$，有

$$f'(\xi)=0。$$

(2) $M>m$，由于 $f(a)=f(b)$，所以 M 和 m 至少有一个不等于 $f(x)$ 在区间 $[a,b]$ 端点处的函数值。不妨设 $M\neq f(a)$［若 $m\neq f(a)$，可类似证明］，则在 (a,b) 内必有一点 ξ 使 $f(\xi)=M$。所以有 $f(\xi+\Delta x)-f(\xi)\leqslant 0$。

当 $\Delta x>0$ 时，$\dfrac{f(\xi+\Delta x)-f(\xi)}{\Delta x}\leqslant 0$，有 $\lim\limits_{\Delta x\to 0^+}\dfrac{f(\xi+\Delta x)-f(\xi)}{\Delta x}\leqslant 0$；

当 $\Delta x<0$ 时，$\dfrac{f(\xi+\Delta x)-f(\xi)}{\Delta x}\geqslant 0$，有 $\lim\limits_{\Delta x\to 0^-}\dfrac{f(\xi+\Delta x)-f(\xi)}{\Delta x}\geqslant 0$。

因为 $\xi\in(a,b)$，所以 $f'(\xi)$ 存在，即有

$$\lim_{\Delta x\to 0^+}\frac{f(\xi+\Delta x)-f(\xi)}{\Delta x}=\lim_{\Delta x\to 0^-}\frac{f(\xi+\Delta x)-f(\xi)}{\Delta x},$$

从而有 $f'(\xi)=0$。

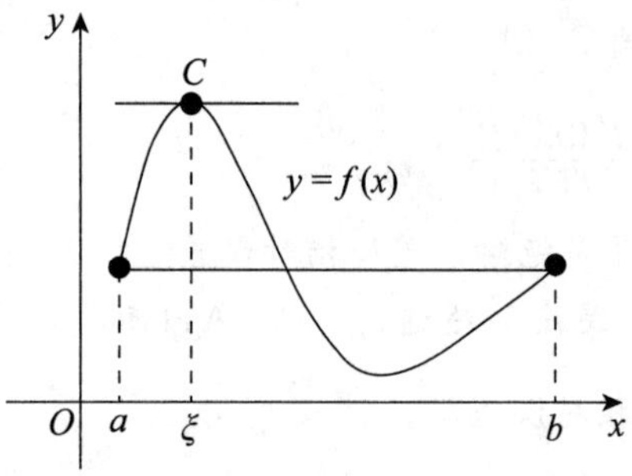

图 2-7

罗尔定理的几何意义：在连续曲线 $f(x)$ 的弧上，若在两端点的纵坐标相等，除端点外处处具有不垂直于 x 轴的切线，则在曲线弧上至少存在一点 C，使得过点 C 的切线平行于 x 轴（图 2-7）。

若罗尔定理的三个条件中有一个不满足，其结论可能不成立。例如 $y=\begin{cases}1-x, & x\in(0,1],\\ 0, & x=0,\end{cases}$ 除了在点 $x=0$ 处不连续外，在 $[0,1]$ 上满足罗尔定理的其他条件，但在区间 $(0,1)$ 上不存在使得 $f'(x)=0$ 的点。又例如 $y=x,x\in[0,1]$，除了 $f(0)\neq f(1)$ 外，在 $[0,1]$ 上满足罗尔定理的其他条件，但在区间 $(0,1)$ 上不存在使得 $f'(x)=0$ 的点。

例 2-27　证明方程 $x^5-5x+1=0$ 有且仅有一个小于 1 的正实根。

证　设 $f(x)=x^5-5x+1$，则 $f(x)$ 在 $[0,1]$ 上连续，在 $(0,1)$ 上可导，且 $f(0)=1$，$f(1)=-3$。

由零点定理知，存在 $x_0\in(0,1)$，使 $f(x_0)=0$，即 x_0 为方程的小于 1 的正实根。设另有 $x_1\in(0,1)$，且 $x_1\neq x_0$，使 $f(x_1)=0$。因为 $f(x)$ 在 x_0、x_1 之间满足罗尔定理的条件，所以在 x_0、x_1 之间至少存在一点 ξ，使得 $f'(\xi)=0$。但当 $x\in(0,1)$ 时，$f'(x)=5(x^4-1)<0$，二者矛盾，所以 x_1 不存在，x_0 为方程在 $(0,1)$ 内的唯一正实根。

故方程 $x^5-5x+1=0$ 有且仅有一个小于 1 的正实根。

在罗尔定理中，如果 $f(a)\neq f(b)$，而其他条件都满足，那么就得到拉格朗日中值定理。

2. 拉格朗日中值定理

定理 2-5［拉格朗日（Lagrange）中值定理］　如果函数 $y=f(x)$ 满足

（1）在闭区间 $[a,b]$ 上连续；

（2）在开区间 (a,b) 内可导，

则在开区间 (a,b) 内至少存在一点 $\xi(a<\xi<b)$，使下面等式成立：

$$f(b)-f(a)=f'(\xi)(b-a)$$

或

$$f'(\xi)=\frac{f(b)-f(a)}{b-a}。$$

证　作辅助函数

$$F(x)=f(x)-\left[f(a)+\frac{f(b)-f(a)}{b-a}(x-a)\right]。$$

易验证函数 $F(x)$ 满足罗尔定理的条件：$F(x)$ 在 $[a,b]$ 上连续，在 (a,b) 上可导，且 $F(a)=F(b)$，则在 (a,b) 内至少存在一点 ξ，使得 $F'(\xi)=0$。

又

$$F'(x)=f'(x)-\frac{f(b)-f(a)}{b-a},$$

所以

$$f'(\xi)=\frac{f(b)-f(a)}{b-a},$$

即

$$f(b)-f(a)=f'(\xi)(b-a)。$$

拉格朗日中值定理的几何意义：如果连续曲线弧 AB 的方程为 $y=f(x)$，且弧上除端点外，处处存在不垂直于 x 轴的切线，则在弧 AB 上至少有一点 C，使得曲线在点 C 的切线平行于弦 AB（图 2-8）。

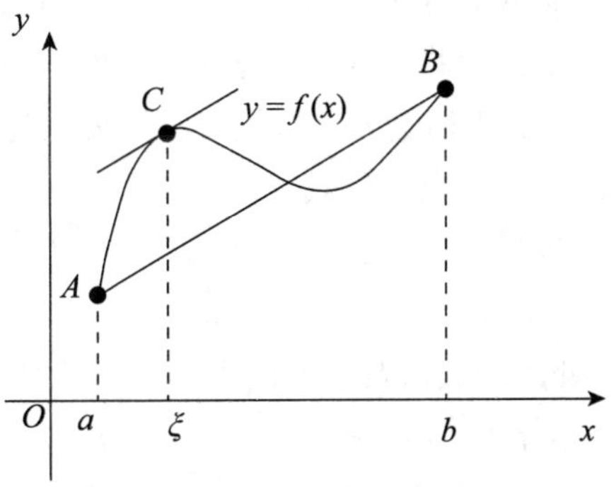

图 2-8

拉格朗日中值定理是微分学中的重要定理，它描述了函数在区间内的平均变化率与瞬时变化率间的关系，它是沟通函数与其导数之间的桥梁，是应用导数研究函数性质的重要工具。拉格朗日中值定理揭示了函数在一个区间上的增量与函数在这个区间内某点处的导数间的联系，从而开辟了用导数研究函数某些特性的途径。

由拉格朗日中值定理我们能够推出两个重要结论：

推论 1 如果函数 $f(x)$ 在开区间 (a,b) 内可导，且对于任意 $x \in (a,b)$，有 $f'(x)=0$，则 $f(x)=C$ (C 为常数)。

推论 2 如果函数 $f(x)$、$g(x)$ 在开区间 (a,b) 内可导，且对于任意 $x \in (a,b)$，有 $f'(x)=g'(x)$，则 $f(x)=g(x)+C$ (C 为常数)。

例 2-28 证明：对任意实数 a 和 b，总有 $|\arctan b-\arctan a| \leqslant |b-a|$。

证 设 $f(x)=\arctan x$，则 $f(x)$ 在 $(-\infty,+\infty)$ 上是连续、可导的，根据拉格朗日中值定理，在 a 与 b 之间至少存在一点 ξ，使得

$$|f(b)-f(a)|=|f'(\xi)(b-a)|=\left|\frac{-1}{1+\xi^2}\right|\cdot|b-a| \leqslant |b-a|,$$

即

$$|\arctan b-\arctan a| \leqslant |b-a|。$$

3. 柯西中值定理

定理 2-6［柯西(Cauchy)中值定理］ 如果函数 $f(x)$ 及 $F(x)$ 满足

(1) 在闭区间 $[a,b]$ 上连续；

(2) 在开区间 (a,b) 内可导；

(3) 对任意 $x \in (a,b)$，$F'(x) \neq 0$，

那么在 (a,b) 内至少存在一点 ξ，使等式

$$\frac{f(b)-f(a)}{F(b)-F(a)}=\frac{f'(\xi)}{F'(\xi)}$$

成立。

拉格朗日中值定理可以看作柯西中值定理的一个特例，而柯西中值定理是拉格朗日中值定理的推广。

4. 泰勒公式

对于一些比较复杂的函数，为了便于研究，往往希望用一些简单的函数来近似表达。由于用多项式表示的函数，只需要对自变量进行有限次加、减、乘三种运算，便能求出它的函数值，因此我们经常用多项式来近似表达函数。

在微分的应用中已经知道，当 $|x|$ 很小时，有如下的近似等式：

$$e^x \approx 1+x,\ \ln(1+x) \approx x。$$

这些都是用一次多项式来近似表达函数的例子。但是这种近似表达式还存在着不足之处：首先是精确度不高，它所产生的误差仅是关于 x 的高阶无穷小；其次是用它来作近似计算时，不能具体估算出误差大小。因此，对于精确度要求较高且需要估计误差的时候，就必须用 x_0 的高次多项式来近似表达函数，同时给出误差公式。

设函数 $f(x)$ 在含有 x_0 的开区间内具有直到 $n+1$ 阶导数，$P_n(x)$ 关于 $x-x_0$ 的 n 次多项式为

$$P_n(x)=a_0+a_1(x-x_0)+a_2(x-x_0)^2+\cdots+a_n(x-x_0)^n \tag{2-2}$$

假设 $P_n(x)$ 与 $f(x)$ 在 x_0 处的函数值及它们的直到 n 阶导数在 x_0 处的值相等，即满足

$$f(x_0)=p_n(x_0)=a_0,\ f'(x_0)=p_n'(x_0)=a_1,\ f''(x_0)=p_n''(x_0)=2a_2,$$

$$f'''(x_0)=p'''_n(x_0)=3!a_3,\ \cdots,\ f^{(n)}(x_0)=p_n^{(n)}(x_0)=n!a_n。$$

从而确定式 (2-2) 中的系数 a_0，a_1，$\cdots$，a_n，得

$$a_0=f(x_0),a_1=f'(x_0),a_2=\frac{1}{2!}f''(x_0),a_3=\frac{1}{3!}f'''(x_0),\cdots,a_n=\frac{1}{n!}f^{(n)}(x_0)。$$

将所得系数 a_1，a_2，…，a_n 代入到式（2-2）中，有

$$p_n(x)=f(x_0)+f'(x_0)(x-x_0)+\frac{f''(x_0)}{2!}(x-x_0)^2+\cdots+\frac{f^{(n)}(x_0)}{n!}(x-x_0)^n。\qquad(2-3)$$

定理 2-7［泰勒(Taylor)中值定理］　如果函数 $f(x)$ 在含有 x_0 的某个开区间 (a,b) 内具有直到 $n+1$ 阶的导数，则对任意的 $x\in(a,b)$，$f(x)$ 可以表示为 $x-x_0$ 的一个 n 次多项式与一个余项 $R_n(x)$ 之和，即

$$f(x)=f(x_0)+f'(x_0)(x-x_0)+\frac{1}{2!}f''(x_0)(x-x_0)^2+\cdots+\frac{1}{n!}f^{(n)}(x_0)(x-x_0)^n+R_n(x),\qquad(2-4)$$

其中 $R_n(x)=\frac{f^{(n+1)}(\xi)}{(n+1)!}(x-x_0)^{n+1}$，这里 ξ 是介于 x_0 与 x 之间的某个值。式（2-3）称为函数 $f(x)$ 按 $(x-x_0)$ 的幂展开的 n 次近似多项式，式（2-4）称为 $f(x)$ 按 $(x-x_0)$ 的幂展开的 n 阶泰勒公式，而 $R_n(x)$ 称为拉格朗日型余项。

在不需要余项的精确表达式时，n 阶泰勒公式也可写为

$$f(x)=f(x_0)+f'(x_0)(x-x_0)+\cdots+\frac{1}{n!}f^{(n)}(x_0)(x-x_0)^n+o[(x-x_0)^n]。$$

当 $n=0$ 时，泰勒公式变成

$$f(x)=f(x_0)+f'(\xi)(x-x_0)\qquad(\xi\text{介于}x_0\text{与}x\text{之间})。$$

上式为拉格朗日中值公式，因此泰勒中值定理是拉格朗日中值定理的推广。

当 $x_0=0$ 时，泰勒公式就变成比较简单的形式，称为麦克劳林（Maclaurin）公式，即

$$f(x)=f(0)+f'(0)x+\frac{f''(0)}{2!}x^2+\cdots+\frac{f^{(n)}(0)}{n!}x^n+R_n(x),\qquad(2-5)$$

其中 $R_n(x)=\frac{f^{(n+1)}(\theta x)}{(n+1)!}x^{n+1}(0<\theta<1)$。

或写作

$$f(x)=f(0)+f'(0)x+\frac{f''(0)}{2!}x^2+\cdots+\frac{f^{(n)}(0)}{n!}x^n+o(x^n)。$$

由此得近似计算公式

$$f(x)\approx f(0)+f'(0)x+\frac{f''(0)}{2!}x^2+\cdots+\frac{f^{(n)}(0)}{n!}x^n。\qquad(2-6)$$

例 2-29　求 $f(x)=e^x$ 的 n 阶麦克劳林公式。

解　因为

$$f'(x)=f''(x)=\cdots=f^{(n)}(x)=e^x,$$

所以

$$f(0)=f'(0)=f''(0)=\cdots=f^{(n)}(0)=1,$$

将 $f^{(n+1)}(\theta x)=e^{\theta x}$ 代入式（2-5），得

$$e^x=1+x+\frac{x^2}{2!}+\cdots+\frac{x^n}{n!}+\frac{e^{\theta x}}{(n+1)!}x^{n+1}\qquad(0<\theta<1)。$$

由式（2-6）可知 $e^x\approx1+x+\frac{x^2}{2!}+\cdots+\frac{x^n}{n!}$。

类似地，还可得到另外一些常用函数的麦克劳林公式：

$$\sin x=x-\frac{x^3}{3!}+\frac{x^5}{5!}-\cdots+(-1)^{n-1}\frac{x^{2n-1}}{(2n-1)!}+\cdots;$$

$$\cos x=1-\frac{x^2}{2!}+\frac{x^4}{4!}-\frac{x^6}{6!}+\cdots+(-1)^n\frac{x^{2n}}{(2n)!}+\cdots;$$

$$\ln(1+x)=x-\frac{x^2}{2}+\frac{x^3}{3}-\cdots+(-1)^n\frac{x^{n+1}}{n+1}+\cdots;$$

$$\frac{1}{1-x}=1+x+x^2+\cdots+x^n+\cdots;$$

$$(1+x)^m=1+mx+\frac{m(m-1)}{2!}x^2+\cdots+\frac{m(m-1)\cdots(m-n+1)}{n!}x^n+\cdots。$$

知识链接

微分中值定理的意义 从几何的角度讲，中值定理可以用来描述几何直观，比如Rolle定理、Lagrange中值定理和Cauchy中值定理的几何意义都是“存在与割线平行的切线”，Taylor中值定理的几何意义则比较复杂，可以理解成用高次曲线而非直线去代替割线。在具体讨论函数曲线的性质时，会发现这些几何上很直观的性质严格证明并不容易，或者通俗地讲，就是很多看着很显然的东西在逻辑上讲不清楚，而中值定理恰好可以把那些困难的地方给克服了，很好地把几何直观讲清楚，这样才把导数和那些实用的性质联系起来。从数学本身来讲，存在性的定理基本上是最重要的，中值定理无一例外的都是存在性定理，并且其技术价值也远不只表述几何直观那样简单，基本上可以说微积分的大厦至少有一半是由各种中值定理（包括积分中值定理）来搭建的。

二、洛必达法则

如果当 $x\to x_0$（或 $x\to\infty$）时，极限 $\lim\limits_{\substack{x\to x_0\\(x\to\infty)}}f(x)=\lim\limits_{\substack{x\to x_0\\(x\to\infty)}}g(x)=0$ 或 ∞，那么极限 $\lim\limits_{\substack{x\to x_0\\(x\to\infty)}}\frac{f(x)}{g(x)}$ 可能存在，也可能不存在，通常将这种极限称为未定式（或不定式），分别简记为 $\frac{0}{0}$ 或 $\frac{\infty}{\infty}$。在第一章中我们能够通过多种方法求极限，这里再介绍一种更为简便且重要的求极限的方法。

定理 2-8 如果函数 $f(x)$ 与 $g(x)$ 满足下列条件：

(1) 当 $x\to x_0$ 时，函数 $f(x)$ 和 $g(x)$ 都趋于零（或都趋于无穷大）；

(2) 在 x_0 的某空心领域内，$f'(x)$ 和 $g'(x)$ 都存在，且 $g'(x)\neq 0$；

(3) $\lim\limits_{\substack{x\to x_0\\(x\to\infty)}}\frac{f'(x)}{g'(x)}$ 存在或为无穷大，

则

$$\lim_{\substack{x\to x_0\\(x\to\infty)}}\frac{f(x)}{g(x)}=\lim_{\substack{x\to x_0\\(x\to\infty)}}\frac{f'(x)}{g'(x)}。$$

在一定条件下，通过分子分母分别求导再求极限，这种求未定式的值的方法称为洛必达（L'Hospital）法则。

当导数比值的极限仍是未定式，且满足定理 2-8 中的条件时，可继续使用洛必达法则，即

$$\lim_{\substack{x\to x_0\\(x\to\infty)}}\frac{f(x)}{g(x)}=\lim_{\substack{x\to x_0\\(x\to\infty)}}\frac{f'(x)}{g'(x)}=\lim_{\substack{x\to x_0\\(x\to\infty)}}\frac{f''(x)}{g''(x)},$$

直到它不再是未定式或不满足定理 2-8 的条件为止。

将定理中的条件改为 $x\to\infty$ 时，满足上述条件，定理也成立。

例 2-30 求 $\lim\limits_{x\to 0}\frac{x-\sin x}{x^3}$。

分析：由于 $\lim\limits_{x\to0}(x-\sin x)=0$，$\lim\limits_{x\to0}x^3=0$，所以 $\lim\limits_{x\to0}\dfrac{x-\sin x}{x^3}$ 为 $\dfrac{0}{0}$ 型未定式，可以采用洛必达法则求极限。

解　$\lim\limits_{x\to0}\dfrac{x-\sin x}{x^3}=\lim\limits_{x\to0}\dfrac{1-\cos x}{3x^2}=\lim\limits_{x\to0}\dfrac{\sin x}{6x}=\dfrac{1}{6}$。

例 2-31　求 $\lim\limits_{x\to\frac{\pi}{2}}\dfrac{\sin x-1}{x-\frac{\pi}{2}}$。

分析：由于 $\lim\limits_{x\to\frac{\pi}{2}}(\sin x-1)=0$，$\lim\limits_{x\to\frac{\pi}{2}}\left(x-\dfrac{\pi}{2}\right)=0$，所以 $\lim\limits_{x\to\frac{\pi}{2}}\dfrac{\sin x-1}{x-\frac{\pi}{2}}$ 为 $\dfrac{0}{0}$ 型未定式，可以采用洛必达法则求极限。

解　$\lim\limits_{x\to\frac{\pi}{2}}\dfrac{\sin x-1}{x-\frac{\pi}{2}}=\lim\limits_{x\to\frac{\pi}{2}}\dfrac{(\sin x-1)'}{\left(x-\frac{\pi}{2}\right)'}=\lim\limits_{x\to\frac{\pi}{2}}\dfrac{\cos x}{1}=0$。

例 2-32　求 $\lim\limits_{x\to0}\dfrac{\ln\sin ax}{\ln\sin bx}$。

分析：由于 $\lim\limits_{x\to0}\ln\sin ax=\infty$，$\lim\limits_{x\to0}\ln\sin bx=\infty$，所以 $\lim\limits_{x\to0}\dfrac{\ln\sin ax}{\ln\sin bx}$ 为 $\dfrac{\infty}{\infty}$ 型未定式，可以采用洛必达法则求极限。

解　$\lim\limits_{x\to0}\dfrac{\ln\sin ax}{\ln\sin bx}=\lim\limits_{x\to0}\dfrac{\frac{1}{\sin ax}\cdot\cos ax\cdot a}{\frac{1}{\sin bx}\cdot\cos bx\cdot b}=\lim\limits_{x\to0}\dfrac{\sin bx\cdot\cos ax\cdot a}{\sin ax\cdot\cos bx\cdot b}=\dfrac{a}{b}\lim\limits_{x\to0}\dfrac{\sin bx}{\sin ax}$

$=\lim\limits_{x\to0}\dfrac{\cos bx}{\cos ax}=1$。

洛必达法则是求未定式值的一种很有效的方法，有时与其他求极限的方法结合起来，可以使极限运算更加简便。

例 2-33　求 $\lim\limits_{x\to0}\dfrac{\sin x-x\cos x}{\sin^3x}$。

分析：由于当 $x\to0$ 时，$\sin x\sim x$，所以先用无穷小替换定理进行替换，再用洛必达法则，使极限运算简便。

解　$\lim\limits_{x\to0}\dfrac{\sin x-x\cos x}{\sin^3x}=\lim\limits_{x\to0}\dfrac{\sin x-x\cos x}{x^3}=\lim\limits_{x\to0}\dfrac{\cos x-(\cos x-x\sin x)}{3x^2}$

$=\lim\limits_{x\to0}\dfrac{\sin x}{3x}=\dfrac{1}{3}$。

除了上面的 $\dfrac{0}{0}$ 型和 $\dfrac{\infty}{\infty}$ 型两种未定式，还有另外五种未定式：$0\cdot\infty$、$\infty-\infty$、0^0、1^∞ 和 ∞^0 型，它们的求法是将其化为洛必达法则可解决的 $\dfrac{0}{0}$ 型和 $\dfrac{\infty}{\infty}$ 型。

例 2-34　求 $\lim\limits_{x\to0^+}x^a\ln x\ (a>0)$。

分析：这是一个 $0\cdot\infty$ 型未定式，将 x^a 除到分母中转化成 $\dfrac{\infty}{\infty}$ 型求解。

解　$\lim\limits_{x\to0^+}x^a\ln x=\lim\limits_{x\to0^+}\dfrac{\ln x}{x^{-a}}=\lim\limits_{x\to0^+}\dfrac{\frac{1}{x}}{-ax^{-a-1}}=-\lim\limits_{x\to0^+}\dfrac{x^a}{a}=0$。

此题若将 $\ln x$ 除到分母中可转化成 $\dfrac{0}{0}$ 型，但是不能够求出极限。所以，$0\cdot\infty$ 型未定式转化为 $\dfrac{0}{0}$ 型还是 $\dfrac{\infty}{\infty}$ 型，应该根据具体函数来确定，我们应选择分子分母容易求导，求导后极限容易计算的方法。

例 2-35 求 $\lim\limits_{x\to\frac{\pi}{2}}(\sec x-\tan x)$。

分析：这是一个$\infty-\infty$型未定式，可将原式转化为$\frac{0}{0}$型求解。

解 $\lim\limits_{x\to\frac{\pi}{2}}(\sec x-\tan x)=\lim\limits_{x\to\frac{\pi}{2}}\frac{1-\sin x}{\cos x}=\lim\limits_{x\to\frac{\pi}{2}}\frac{-\cos x}{-\sin x}=0$。

例 2-36 求 $\lim\limits_{x\to 0^+}(\sin x)^x$。

分析：这是一个 0^0 型未定式，可转化为 $0\cdot\infty$ 型求解。

解 因为

$$\lim_{x\to 0^+}(\sin x)^x=\lim_{x\to 0^+}e^{x\ln\sin x}=e^{\lim\limits_{x\to 0^+}x\ln\sin x},$$

其中

$$\lim_{x\to 0^+}x\ln\sin x=\lim_{x\to 0^+}\frac{\ln\sin x}{\frac{1}{x}}=\lim_{x\to 0^+}\frac{\frac{\cos x}{\sin x}}{-\frac{1}{x^2}}=-\lim_{x\to 0^+}\frac{x^2\cos x}{\sin x}$$

$$=-\lim_{x\to 0^+}\left(\frac{x}{\sin x}\cdot x\cdot\cos x\right)=0,$$

所以

$$\lim_{x\to 0^+}(\sin x)^x=e^0=1。$$

例 2-37 求 $\lim\limits_{x\to 1^+}x^{\frac{1}{x-1}}$。

分析：这是一个 1^∞ 型未定式，可转化为 $0\cdot\infty$ 型求解。

解 因为

$$\lim_{x\to 1^+}x^{\frac{1}{x-1}}=\lim_{x\to 1^+}e^{\frac{\ln x}{x-1}}=e^{\lim\limits_{x\to 1^+}\frac{\ln x}{x-1}},$$

其中

$$\lim_{x\to 1^+}\frac{\ln x}{x-1}=\lim_{x\to 1^+}\frac{1}{x}=1,$$

所以

$$\lim_{x\to 1^+}x^{\frac{1}{x-1}}=e。$$

例 2-38 求 $\lim\limits_{x\to+\infty}x^{\frac{1}{x}}$。

分析：这是一个 ∞^0 型未定式，当 $x>0$ 时，利用等式 $x=e^{\ln x}$，将其转化为 $0\cdot\infty$ 型求解。

解 因为

$$\lim_{x\to+\infty}x^{\frac{1}{x}}=\lim_{x\to+\infty}e^{\frac{1}{x}\ln x}=e^{\lim\limits_{x\to+\infty}\frac{\ln x}{x}},$$

其中

$$\lim_{x\to+\infty}\frac{\ln x}{x}=\lim_{x\to+\infty}\frac{\frac{1}{x}}{1}=0,$$

所以

$$\lim_{x\to+\infty}x^{\frac{1}{x}}=e^0=1。$$

三、函数的单调性与极值

1. 函数的单调性

如果函数 $y=f(x)$ 可导，且在区间 (a,b) 上单调增加（单调减少），那么它是一条沿 x 轴正向上升（下降）的曲线，这时，曲线上各点处的切线的斜率为非负（非正），即 $f'(x)\geqslant 0$ $(f'(x)\leqslant 0)$，如图 2-9，由此可见，函数的单调性与导数的符号有着密切关系。

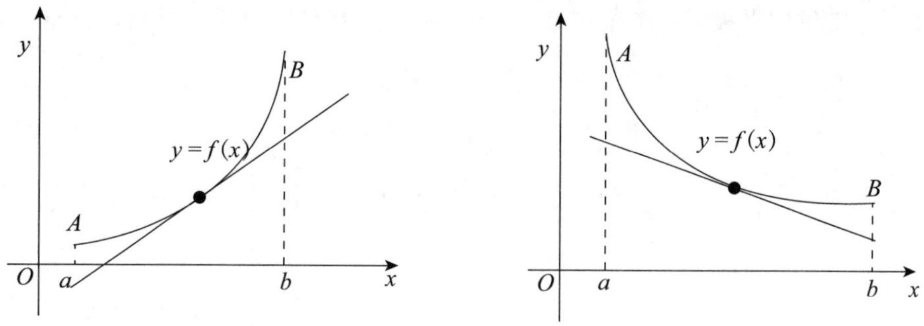

图 2-9

定理 2-9　设函数 $f(x)$ 在 $[a,b]$ 上连续，在 (a,b) 内可导，

(1) 若在 (a,b) 内 $f'(x)>0$，则函数 $f(x)$ 在 $[a,b]$ 上单调增加；

(2) 若在 (a,b) 内 $f'(x)<0$，则函数 $f(x)$ 在 $[a,b]$ 上单调减少。

例 2-39　讨论函数 $f(x)=x-\cos x$ 在 $[0,\pi]$ 上的单调性。

解　因为当 $x\in(0,\pi)$ 时，

$$f'(x)=1+\sin x>0,$$

所以由定理 2-9 知，$f(x)=x-\cos x$ 在 $[0,\pi]$ 上单调增加。

例 2-40　求函数 $f(x)=x-\cos xf(x)=x^3-6x^2+9x+16$ 的单调区间。

解　函数 $f(x)$ 的定义域为一切实数，且

$$f'(x)=3x^2-12x+9=3(x-1)(x-3),$$

令 $f'(x)=0$，得 $x_1=1$，$x_2=3$。由定理 2-9 知，

当 $x\in(-\infty,1)$ 时，$f'(x)>0$，所以 $f(x)$ 在 $(-\infty,1)$ 内单调增加。

当 $x\in(1,3)$ 时，$f'(x)<0$，所以 $f(x)$ 在 $[1,3]$ 内单调减少。

当 $x\in(3,+\infty)$ 时，$f'(x)>0$，所以 $f(x)$ 在 $(3,+\infty)$ 内单调增加。

例 2-41　讨论函数 $y=x^{\frac{2}{5}}$ 的单调性。

解　函数的定义域为一切实数，

$$f'(x)=\frac{2}{5}x^{-\frac{3}{5}}$$

函数 $f(x)$ 没有导数为零的点，只有导数不存在的点，为 $x=0$。由定理 2-9 知，

当 $x\in(-\infty,0)$ 时，$f'(x)<0$，所以 $f(x)$ 在 $(-\infty,0)$ 内单调减少。

当 $x\in(0,+\infty)$ 时，$f'(x)>0$，所以 $f(x)$ 在 $[0,+\infty)$ 内单调增加。

一般对于定义区间上的连续函数 $f(x)$，除有限个导数不存在的点外，导数存在且连续，则用导数为零的点及导数不存在的点划分定义区间，就可以保证 $f'(x)$ 在各个区间上的符号恒定，从而由其符号判别出每个区间上的函数的单调性。

2. 函数的极值

定义 2-3　函数 $y=f(x)$ 在点 x_0 的某邻域内有定义，如果 $f(x)$ 在该邻域内有

$$f(x)<f(x_0)\,[\text{或 } f(x)>f(x_0)]\qquad (x\neq x_0),$$

则称 $f(x_0)$ 为函数 $f(x)$ 的一个**极大值**(maximum)[或**极小值**(minimum)]，点 x_0 称为**极大值点**(maximum point)[或**极小值点**(minimum point)]。

函数的极大值和极小值统称为**极值**(extreme value)，极大值点和极小值点统称为**极值点**(extreme point)。在图 2-10 中，函数 $f(x)$ 在点 x_2、x_5 处取得极大值，在点 x_1、x_4、x_6 处取得极小值，其中极大值 $f(x_2)$ 比极小值 $f(x_6)$ 还小。整个区间上的最大（小）值，不一定是极大（小）值，但极大（小）值有可能为最大（小）值。

从图中还可以看到，函数取得极值处，曲线的切线水平。但是在曲线上有水平切线的地方，函数不一定能够取得极值。图中在点 x_3 处，曲线上有水平切线，但是，在这一点上不取极值。

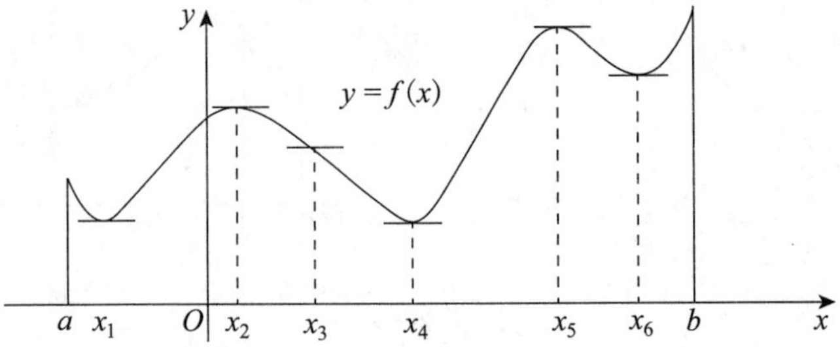

图 2-10

定理 2-10（必要条件）　若函数 $y=f(x)$ 在点 x_0 处可导，且 $f(x)$ 在点 x_0 处取得极值，则 $f'(x_0)=0$。

使 $f'(x)=0$ 的点，称为**驻点**(stable point)。可导函数的极值点必是驻点，但函数的驻点并不一定是极值点。例如，$f(x)=x^3$ 在 $x=0$ 处导数为 0，但它不是函数的极值点。另一方面，导数不存在的点也可能是函数的极值点。例如，$f(x)=x^{\frac{2}{3}}$ 在 $x=0$ 点处导数不存在，但是 $f(x)$ 在 $x=0$ 点处取得极值。所以我们把驻点、不可导点统称为函数的可能极值点。

定理 2-11（第一充分条件）　设函数 $y=f(x)$ 在点 x_0 处连续，且在 x_0 的某一去心邻域内可导，在该邻域内，

(1) 若 $x<x_0$ 时，$f'(x)>0$；而 $x>x_0$ 时，$f'(x)<0$，则 $f(x)$ 在点 x_0 处取得极大值；

(2) 若 $x<x_0$ 时，$f'(x)<0$；而 $x>x_0$ 时，$f'(x)>0$，则 $f(x)$ 在点 x_0 处取得极小值；

(3) 若 x 在 x_0 两侧时，$f'(x)$ 符号不变，则 $f(x)$ 在点 x_0 处不取得极值。

根据上面两个定理，求函数 $y=f(x)$ 的极值与极值点的一般步骤如下：

(1) 求函数 $f(x)$ 的定义域及导数 $f'(x)$；

(2) 求出 $f(x)$ 在定义域内的全部驻点及不可导点；

(3) 由定理 2-11 分别判别这些点是否为极值点。若是极值点，则判断其取极大值还是极小值，并求出对应的极值。

例 2-42　求函数 $f(x)=x^3-12x+1$ 的极值。

解　函数 $f(x)$ 的定义域为 $(-\infty,+\infty)$，$f'(x)=3x^2-12$。

令 $f'(x)=0$，得驻点 $x_1=-2$，$x_2=2$。

当 $x<-2$ 时，$f'(x)>0$；当 $-2<x<2$ 时，$f'(x)<0$；故 $f(x)$ 在 $x=-2$ 处取极大值，极大值为 $f(-2)=17$。

当 $x>2$ 时，$f'(x)>0$，故 $f(x)$ 在 $x=2$ 处取得极小值，极小值为 $f(2)=-15$。

例 2-43　求函数 $f(x)=\sqrt[3]{x^2-1}+1$ 的极值。

解　函数 $f(x)$ 的定义域为 $(-\infty,+\infty)$，$f'(x)=\dfrac{2x}{3(x^2-1)^{\frac{2}{3}}}$。

令 $f'(x)=0$，得驻点 $x=0$。且 $x=1$ 和 $x=-1$ 为 $f'(x)$ 不存在的点。

当 $x<-1$ 时，$f'(x)<0$；当 $-1<x<0$ 时，$f'(x)<0$；故 $f(x)$ 在 $x=-1$ 处不取极值。

当 $0<x<1$ 时，$f'(x)>0$，故 $f(x)$ 在 $x=0$ 处取得极小值，极小值为 $f(0)=0$。

当 $x>1$ 时，$f'(x)>0$，故 $f(x)$ 在 $x=1$ 处不取极值。如图 2-11。

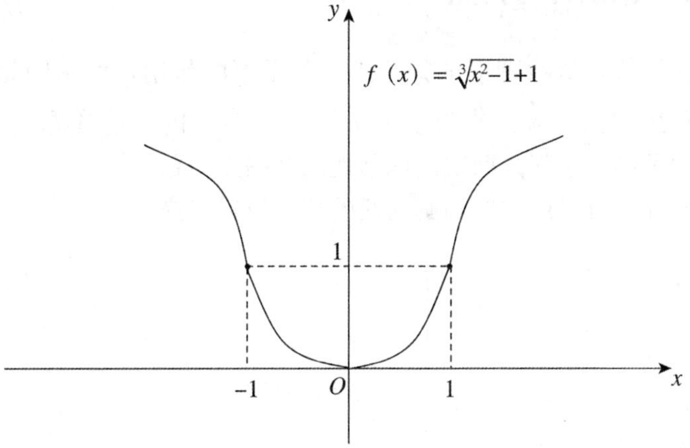

图 2-11

也可利用函数的二阶导数判断函数的极值。

定理 2-12（第二充分条件）　设函数 $f(x)$ 在点 x_0 处具有二阶导数，且 $f'(x_0)=0$，那么

(1) 当 $f''(x_0)<0$ 时，$f(x)$ 在点 x_0 处取得极大值；

(2) 当 $f''(x_0)>0$ 时，$f(x)$ 在点 x_0 处取得极小值；

(3) 当 $f''(x_0)=0$ 时，无法判定 $f(x)$ 在点 x_0 处是否取得极值。

例 2-44　求函数 $f(x)=(x^2-1)^3+1$ 的极值。

解　函数 $f(x)$ 的定义域为 $(-\infty,+\infty)$，$f'(x)=6x(x^2-1)^2$。

令 $f'(x)=0$，得驻点 $x_1=-1$，$x_2=0$，$x_3=1$。

$$f''(x)=6(x^2-1)(5x^2-1),$$

因为 $f''(0)=6>0$，所以 $f(x)$ 在 $x=0$ 处取极小值，极小值为 $f(0)=0$。又因为 $f''(1)=0$，$f''(-1)=0$，所以利用第二充分条件不能判定是否取得极值，需用第一充分条件来判定。

当 $x<-1$ 和 $-1<x<0$ 时，都有 $f'(x)<0$，故 $x=-1$ 时，$f(x)$ 不取极值。

当 $0<x<1$ 和 $x>1$ 时，都有 $f'(x)>0$，故 $x=1$ 时，$f(x)$ 不取极值。

注意　当 $f''(x_0)=0$ 时，$f(x)$ 在 x_0 点处是否取得极值的判定应返回到第一充分条件来判定。

3. 最大值、最小值

由第一章可知，闭区间上的连续函数必有最大值、最小值。函数的最值可能是极值或端点的函数值。因此，求闭区间上连续函数的最大值（最小值）时，只需将可能极值点和端点的函数值求出，比较即可得到。若在一个区间上，连续函数 $f(x)$ 只有一个极值 $f(x_0)$，则 $f(x_0)$ 在该区间上必是最值。

例 2-45　求函数 $f(x)=x\sqrt{x+1}$ 在 $[-1,2]$ 上的最大值与最小值。

解　$f'(x)=\sqrt{x+1}+\dfrac{x}{2\sqrt{x+1}}=\dfrac{3x+2}{2\sqrt{x+1}}$。

令 $f'(x)=0$，得驻点 $x=-\dfrac{2}{3}$；当 $x=-1$ 时，$f'(x)$ 不存在。

计算得 $f(-1)=0$，$f\left(-\frac{2}{3}\right)=\frac{2\sqrt{3}}{9}$，$f(2)=2\sqrt{3}$，

比较函数值得，$f(x)$ 的最大值为 $f(2)=2\sqrt{3}$，最小值为 $f\left(-\frac{2}{3}\right)=-\frac{2\sqrt{3}}{9}$。

四、函数曲线的凹凸性与拐点

函数的单调性和极值在函数图形的描绘中有着重要的作用，但是同是单调增加（单调减少），还有不同的情况。例如，$y=x^2$ 与 $y=\sqrt{x}$在 $(0,+\infty)$ 内都是单调增加的（图 2 - 12），但它们曲线的弯曲方向不同，这就是曲线的凹凸性以及拐点问题。

函数曲线的凹凸性，可以用曲线与其切线的相对位置来描述。

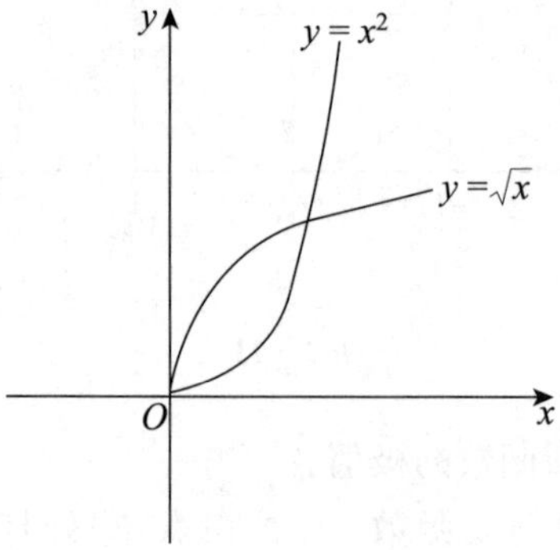

图 2 - 12

定义 2 - 4 如果一段曲线位于它上面任一点的切线上方，我们就称这段曲线是**凹的**(concave)；如果一段曲线位于它上面任一点的切线下方，我们就称这段曲线是**凸的**(convex)。

在图 2 - 13 中，曲线弧 AB 在区间 (x_1,x_2) 内是凹的，曲线弧 CD 在区间 (x_3,x_4) 内是凸的。

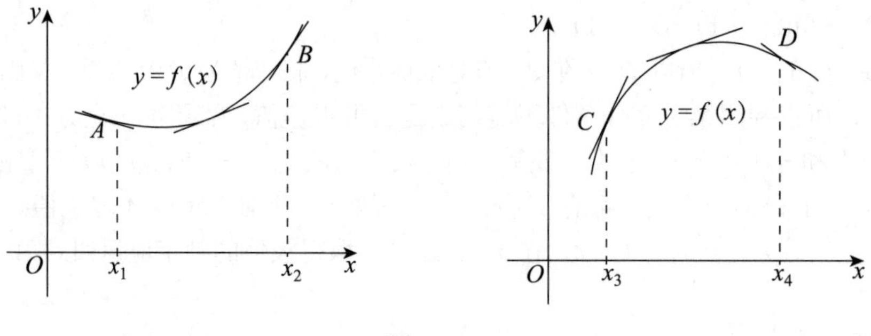

图 2 - 13

知识拓展

曲线凹凸性的等价定义　从几何上看到，在有的曲线弧上，如果任取两点，则连接这两点间的弦总位于这两点间的弧段的上方，而有的曲线弧正好相反。因此，曲线的凹凸性可以用连接曲线弧上任意两点的弦的中点与曲线弧上相应点的位置关系来描述，给出曲线凹凸性的另一个定义：

设函数 $y=f(x)$ 在 $[a,b]$ 上连续，如果对于 $[a,b]$ 上的任意两点 x_1、x_2，都有

$$f\left(\frac{x_1+x_2}{2}\right)<\frac{f(x_1)+f(x_2)}{2}$$

则称曲线 $y=f(x)$ 在 $[a, b]$ 上是凹的。

设函数 $y=f(x)$ 在 $[a,b]$ 上连续，如果对于 $[a,b]$ 上的任意两点 x_1、x_2，都有

$$f\left(\frac{x_1+x_2}{2}\right)>\frac{f(x_1)+f(x_2)}{2}$$

则称曲线 $y=f(x)$ 在 $[a,b]$ 上是凸的。

由图 2-13 还可以看出，对于凹的曲线弧，切线的斜率随 x 的增大而增大；对于凸的曲线弧，切线的斜率随 x 的增大而减小。由于切线的斜率就是函数 $y=f(x)$ 的导数，因此在凹的曲线弧上，$f(x)$ 的导数是单调增加的，而在凸的曲线弧上，$f(x)$ 的导数是单调减少的。由此可见，曲线 $y=f(x)$ 的凹凸性可以用 $f'(x)$ 的单调性来判定。而 $f'(x)$ 的单调性又可以用它的导数，即 $y=f(x)$ 的二阶导数 $f''(x)$ 的符号来判定，故曲线 $y=f(x)$ 的凹凸性与 $f''(x)$ 的符号有关。

定理 2-13　设函数 $y=f(x)$ 在 (a,b) 内具有二阶导数 $f''(x)$，

(1) 若对任意 $x\in(a,b)$，有 $f''(x)>0$，则曲线 $f(x)$ 在 (a,b) 内是凹的；

(2) 若对任意 $x\in(a,b)$，有 $f''(x)<0$，则曲线 $f(x)$ 在 (a,b) 内是凸的。

例 2-46　判别曲线 $f(x)=2x^3-x$ 的凹凸性。

解　$f'(x)=6x^2-1$，$f''(x)=12x$。

显然，$x\in(-\infty,0)$ 时，有 $f''(x)<0$，曲线 $f(x)$ 在 $(-\infty,0)$ 上是凸的；$x\in(0,+\infty)$ 时，有 $f''(x)>0$，曲线 $f(x)$ 在 $(0,+\infty)$ 上是凹的。

由此可见，$(0,0)$ 点是曲线由凸变凹的分界点，这种曲线凹凸性的分界点，称为**拐点**(inflection point)。拐点两侧曲线的凹凸性不同，$f''(x)$ 的符号就不同。因此，在曲线的拐点处 $f''(x)$ 只能等于零或不存在。

所以，判别曲线的凹凸性及拐点的步骤如下：

(1) 求 $f''(x)$；

(2) 求 $f''(x)$ 等于零的点和不存在的点，并用这些点将其定义域分成若干个区间；

(3) 判别 $f''(x)$ 在各开区间内的符号，从而得出曲线 $f(x)$ 在各区间内的凹凸性，并确定拐点。

例 2-47　讨论曲线 $f(x)=\frac{5}{9}x^2+(x-1)^{\frac{5}{3}}$ 的凹凸性及拐点。

解　$f'(x)=\frac{10}{9}x+\frac{5}{3}(x-1)^{\frac{2}{3}}$，$f''(x)=\frac{10}{9}+\frac{10}{9}(x-1)^{-\frac{1}{3}}=\frac{10}{9}\cdot\frac{\sqrt[3]{x-1}+1}{\sqrt[3]{x-1}}$。

令 $f''(x)=0$，得 $x=0$。当 $x=1$ 时，$f''(x)$ 不存在。0 和 1 将定义域 $(-\infty,+\infty)$ 分成三个区间，列表讨论如表 2-1。

表 2-1　$f(x)=\frac{5}{9}x^2+(x-1)^{\frac{5}{3}}$ 的凹凸性与拐点

x	$(-\infty,0)$	0	$(0,1)$	1	$(1,+\infty)$
$f''(x)$	+	0	−	不存在	+
$f(x)$	凹	拐点	凸	拐点	凹

故曲线 $f(x)$ 在区间 $(-\infty,0)$ 和 $(1,+\infty)$ 上是凹的，在区间 $(0,1)$ 上是凸的，且 $f(0)=-1$，$f(1)=\frac{5}{9}$，所以，曲线的拐点是 $(0,-1)$ 和 $\left(1,\frac{5}{9}\right)$。

五、函数图形的描绘

中学所学的作图以描点法为主，首先求出几个点的坐标，然后将它们连接起来，以得到函数的图像，这样得到的图像不能够确切地反映出函数曲线的性态。如果我们利用导数这个工具，就可以在描点作图法的基础之上，进一步研究函数性态，这样就能够比较准确地作出函数图像。

1. 函数曲线的渐近线

定义 2-5　当曲线 C 上的动点沿着曲线 C 无限远离原点时，若动点与某一直线 L 的距离趋近于零，则称此直线 L 为曲线 C 的**渐近线**(asymptote)。

(1) 垂直渐近线：设曲线 $y=f(x)$，若 $\lim\limits_{x\to x_0^+}f(x)=\infty$ 或 $\lim\limits_{x\to x_0^-}f(x)=\infty$，则直线 $x=x_0$ 是曲线 $y=f(x)$ 的垂直渐近线。

(2) 水平渐近线：设曲线 $y=f(x)$，若 $\lim\limits_{x\to+\infty}f(x)=A$ 或 $\lim\limits_{x\to-\infty}f(x)=A$，则直线 $y=A$ 是曲线 $y=f(x)$ 的水平渐近线。

(3) 斜渐近线：设曲线 $y=f(x)$，若 $\lim\limits_{x\to\infty}\frac{f(x)}{x}=a$，且 $\lim\limits_{x\to\infty}[f(x)-ax]=b(a\neq0)$，则直线 $y=ax+b$ 为曲线 $y=f(x)$ 的斜渐近线。

例 2-48　求曲线 $f(x)=\frac{x^2}{x^2-1}$ 的渐近线。

解　由于 $\lim\limits_{x\to1}\frac{x^2}{x^2-1}=\lim\limits_{x\to1}\left(1+\frac{1}{x^2-1}\right)=\infty$，所以 $x=1$ 为曲线 $f(x)$ 的垂直渐近线。

又由于 $\lim\limits_{x\to-1}\frac{x^2}{x^2-1}=\lim\limits_{x\to-1}\left(1+\frac{1}{x^2-1}\right)=\infty$，所以 $x=-1$ 为曲线 $f(x)$ 的垂直渐近线。

再由于 $\lim\limits_{x\to\infty}\frac{x^2}{x^2-1}=\lim\limits_{x\to\infty}\left(1+\frac{1}{x^2-1}\right)=1$，所以 $y=1$ 为曲线 $f(x)$ 的水平渐近线。

综上，曲线 $f(x)$ 的渐近线为 $x=1$，$x=-1$ 和 $y=1$。

2. 函数图像的描绘

函数的性质可利用函数的图形直观明了地表现出来。

函数图像描绘的一般步骤如下：

(1) 确定函数的定义域，并求出函数的一阶导数和二阶导数；

(2) 求出一阶、二阶导数为零和不存在的点；

(3) 确定函数曲线的奇偶性、周期性、有界性、单调性和凹凸性；

(4) 确定函数曲线的渐近线；

(5) 确定并描出曲线上的极值点、拐点、与坐标轴的交点、并补充一些其他特殊点；

(6) 在直角坐标系中连接这些点并画出函数的图形。

例 2-49　作函数 $y=1+\frac{36x}{(x+3)^2}$ 的图形。

解　按照图形描绘的步骤有，函数的定义域为 $(-\infty,-3)\cup(-3,+\infty)$，

$$f'(x)=\frac{36(3-x)}{(x+3)^3},\qquad f''(x)=\frac{72(x-6)}{(x+3)^4}。$$

令 $f'(x)=0$，得驻点 $x=3$；再令 $f''(x)=0$，得 $x=6$。

列表如下：

表 2-2　$y=1+\frac{36x}{(x+3)^2}$ 的曲线的特性

x	$(-\infty,-3)$	$(-3,3)$	3	$(3,6)$	6	$(6,+\infty)$
$f'(x)$	-	+	0	-	-	-
$f''(x)$	-	-	-	-	0	+
$f(x)$	↘	↗	极大	↘	拐点	↘

极大值为 $f(3)=4$。因为 $f(6)=\frac{11}{3}$，所以拐点为 $\left(6,\frac{11}{3}\right)$。

由于 $\lim\limits_{x\to-3}f(x)=\infty$，所以 $x=-3$ 是曲线的垂直渐近线，

又由于 $\lim\limits_{x\to\infty}f(x)=1$，所以 $y=1$ 是曲线的水平渐近线。

补充点：$f(0)=1, f(-1)=-8$。

绘制函数的图像，见图 2-14。

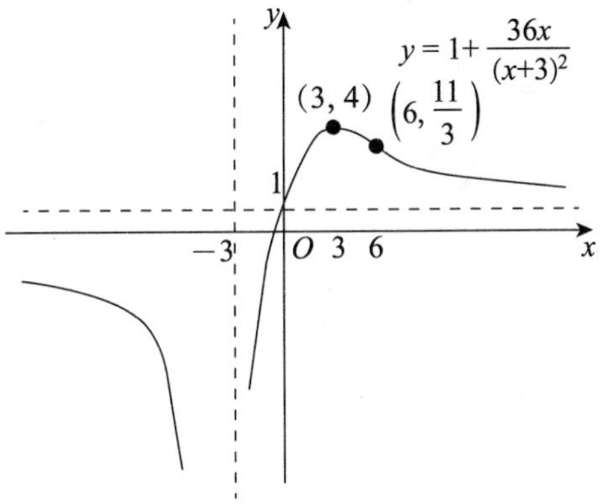

图 2-14

例 2-50　正态分布曲线也称为高斯曲线，它是概率统计学当中比较重要的函数曲线，其表达式为

$$f(x)=\frac{1}{\sqrt{2\pi}\sigma}e^{-\frac{(x-\mu)^2}{2\sigma^2}}，其中 \mu,\sigma 为常数，且 \sigma>0，$$

试描绘其图形。

解　按照图形描绘步骤有，函数的定义域为 $(-\infty,+\infty)$

$$f'(x)=\frac{\mu-x}{\sqrt{2\pi}\cdot\sigma^3}\cdot e^{-\frac{(x-\mu)^2}{2\sigma^2}}\qquad f''(x)=\frac{(\mu-x)^2-\sigma^2}{\sqrt{2\pi}\cdot\sigma^5}\cdot e^{-\frac{(x-\mu)^2}{2\sigma^2}}$$

令 $f'(x)=0$，得驻点 $x=\mu$

再令 $f''(x)=0$，得 $x_1=\mu+\sigma$，$x_2=\mu-\sigma$

可列表如下：

表 2-3 $f(x)=\frac{1}{\sqrt{2\pi}\sigma}e^{-\frac{(x-\mu)^2}{2\sigma^2}}$ 的曲线的特性

x	$(-\infty,\mu-\sigma)$	$\mu-\sigma$	$(\mu-\sigma,\mu)$	μ	$(\mu,\mu+\sigma)$	$\mu+\sigma$	$(\mu+\sigma,+\infty)$
$f'(x)$	+	+	+	0	−	−	−
$f''(x)$	+	0	−	−	−	0	+
$f(x)$	↗	拐点	↗	极大	↘	拐点	↘

极大值为 $f(\mu)=\frac{1}{\sqrt{2\pi}\sigma}$ ，拐点为 $\left(\mu+\sigma,\frac{1}{\sigma\sqrt{2\pi e}}\right)$，$\left(\mu-\sigma,\frac{1}{\sigma\sqrt{2\pi e}}\right)$

由于 $\lim\limits_{x\to\infty}f(x)=0$

所以 $y=0$ 是曲线的水平渐近线，即 x 轴

绘制函数图像，见图 2-15

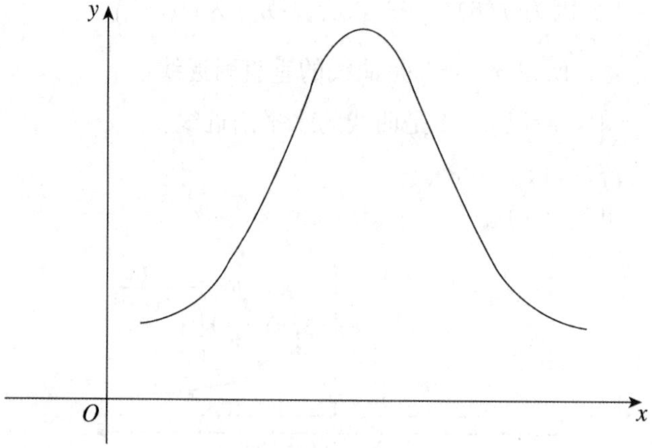

图 2-15

例 2-51 见章前案例 2。

解 函数 W 的定义域是 $[0,+\infty)$。

由于 $\lim\limits_{t\to+\infty}W=\lim\limits_{t\to+\infty}36\,(1+30e^{-\frac{2}{3}t})^{-1}=36$，所以 $W=36$ 为生长函数曲线的水平渐近线。

$$W'=720e^{-\frac{2}{3}t}(1+30e^{-\frac{2}{3}t})^{-2},$$

$$W''=480(30e^{-\frac{2}{3}t}-1)e^{-\frac{2}{3}t}\,(1+30e^{-\frac{2}{3}t})^{-3},$$

$W'>0$，令 $W''=0$，有 $t=\frac{3\ln30}{2}$，没有 W'、W''不存在的点。

列表如下：

表 2-4 $W=36\,(1+30e^{-\frac{2}{3}t})^{-1}$ 曲线的特性

t	$\left[0,\frac{3\ln30}{2}\right)$	$\frac{3\ln30}{2}$	$\left(\frac{3\ln30}{2},+\infty\right)$
W'	+	+	+
W''	+	0	−
W	↗	拐点	↗

计算得 $W(0)=\frac{36}{31}$，$W\left(\frac{3\ln30}{2}\right)=18$。绘图如下：

从图 2-16 可以看出，小鼠开始时生长缓慢，然后较快，最后又增长变慢；在拐点附近小鼠生长最快。

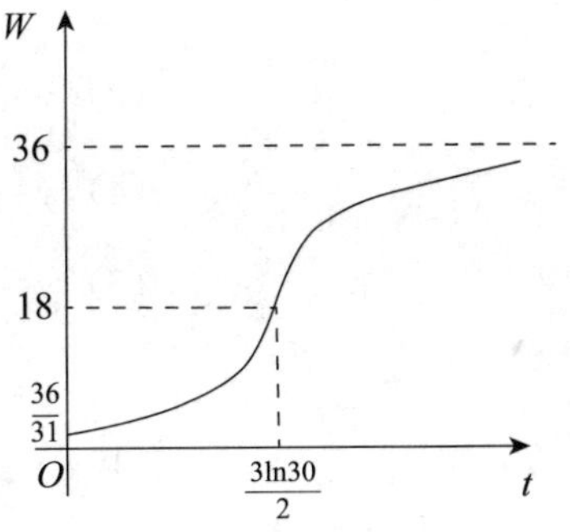

图 2 - 16

知识链接

医学曲线性态分析的基本思想　医学曲线反映的是医学过程的变化规律，医学曲线变化的各个特性相应地也就反映了此过程的各种医学性质，这些性质对研究、掌握和控制该医学过程有非常重要的意义。医学曲线的性态分析从确定医学曲线的性态特征入手，揭示其各性态特征所反映的医学性质，从而更完整地掌握其医学规律，并以此指导医学实践。

医学曲线的性态分析，主要是进行曲线性态变化的判别及其医学性质和意义的讨论。判别曲线的变化性态后，讨论各性态所反映的医学性质及其意义是医学数量分析不可缺少的内容。一般曲线的单调性反映医学过程的增减变化，增减变化的转折为极值，常反映变化的极端情形；曲线的凹凸性反映医学过程变化是在加速还是在减速进行，其转折点为拐点，常反映医学过程发生某种质的改变。通过分析不仅能掌握医学过程的变化规律，还有利于应用这些规律进行医学预测和控制。

医学曲线的性态分析步骤如下：

(1) 按曲线表达式确定医学曲线的各种性态特征；

(2) 绘制医学曲线草图；

(3) 讨论该过程的医学性质及其意义。

习　题　二

1. 设质点做直线运动，路程与时间的函数关系为 $s(t)=t^3+10$，求质点在 $t=3$ 秒时的瞬时速度。

2. 设 $f'(x_0)$ 存在，且 $f'(x_0)=a$，求下列极限：

(1) $\lim\limits_{\Delta x\to 0}\dfrac{f(x_0+2\Delta x)-f(x_0)}{\Delta x}$；　(2) $\lim\limits_{h\to 0}\dfrac{f(x_0+h)-f(x_0-h)}{h}$；

(3) $\lim\limits_{\Delta x\to 0}\dfrac{f(x_0-\Delta x)-f(x_0)}{2\Delta x}$；　(4) $\lim\limits_{n\to\infty}n\left[f\left(x_0+\dfrac{1}{n}\right)-f(x_0)\right]$。

3. 已知曲线 $y=x^2-5$，求：

(1) 在 $(2,-1)$ 点处的切线方程；

(2) 通过点 $(3,0)$ 的切线方程及切点。

4. 讨论下列函数在点 $x=0$ 处的连续性和可导性：

(1) $y=|\sin x|$；　(2) $y=\begin{cases}x^2\sin\dfrac{1}{x}, & x\neq 0,\\ 0, & x=0。\end{cases}$

5. 求下列函数的导数：

(1) $y=2x^3+x+\frac{1}{x}+\ln 2$；

(2) $y=2^x+\log_2 x+\arctan x$；

(3) $y=3\cot x+\csc x$；

(4) $y=3e^x\sin x$；

(5) $y=\frac{\ln x}{x}$；

(6) $y=\frac{1+\sin x}{1-\sin x}$；

(7) $y=\sqrt{1-x^2}\arcsin x$；

(8) $y=x^2\ln x\cos x$；

(9) $y=(2x+1)^3$；

(10) $y=\arcsin(1-2x)$；

(11) $y=e^{-\frac{x}{2}}\cos 3x$；

(12) $y=\ln(\sec x+\tan x)$；

(13) $y=\sqrt{1+\ln^2 x}$；

(14) $y=\ln[\ln(\ln x)]$；

(15) $y=\arctan\frac{x+1}{x-1}$；

(16) $y=\frac{e^x-e^{-x}}{e^x+e^{-x}}$。

6. 每隔时间 τ 注射一次药物，剂量 D_0，第 n 注射后到第 $n+1$ 注射前的时间里，体内药量 D_n 与时间 t 的关系为 $D_n(t)=\frac{1-e^{nk\tau}}{1-e^{k\tau}}D_0e^{-kt}$（$k>0$ 为常数)，求该药物在体内的变化率。

7. 求下列方程所确定的隐函数的导数 y'：

(1) $x^3+2y^2-3xy=0$；

(2) $\sin(xy)=x+y$；

(3) $\ln(x^2+y^2)=e^x$；

(4) $\text{atctan}\,\frac{y}{x}+x=y$。

8. 求下列函数的导数：

(1) $y=x^x$；

(2) $y=\left(\frac{x}{1+x}\right)^x$；

(3) $y=\frac{(3-x)^4\sqrt{x+2}}{(x+1)^3}$；

(4) $y=\sqrt{\frac{(x+1)(x+3)}{\sin x\cos x}}$。

9. 求下列函数所指定阶的导数：

(1) $y=x\sin x$，求 y''；

(2) $y=(1+x^2)\arctan x$，求 y''；

(3) $y=x\ln x$，求 $y^{(4)}$；

(4) $y=e^{3x+1}$，求 $y^{(n)}$。

10. 求下列函数的微分：

(1) $y=\frac{2}{x}+\sqrt{x}$；

(2) $y=x^2\sin x$；

(3) $y=e^{ax}\cos bx$；

(4) $y=\tan^2(1+x^2)$；

(5) $y=\arcsin\sqrt{x}$；

(6) $y=\ln\frac{1+x}{1-x}$。

11. 利用函数的微分，计算下列各数的近似值：

(1) $\ln 1.002$；　(2) $\sin 30°30'$；　(3) $\arcsin 0.5001$。

12. 证明：$|\arctan a-\arctan b|\leqslant|a-b|$。

13. 证明：函数 $f(x)$ 在 $[a,b]$ 上连续，在 (a,b) 内可导，且 $f(a)<f(b)$，则在 (a,b) 内至少存在一点 ξ，使 $f'(\xi)>0$。

14. 将 $f(x)=\sqrt{x}$ 展开成 $(x-1)$ 的3阶泰勒公式。

15. 求函数 $f(x)=\frac{x}{e^x}$ 的4阶麦克劳林公式。

16. 用洛必达法则求下列极限：

(1) $\lim\limits_{x\to 0^+}\frac{\ln\sin 4x}{\ln\sin x}$；

(2) $\lim\limits_{x\to 0}\frac{e^x-e^{-x}}{\sin x}$；

(3) $\lim\limits_{x \to a} \dfrac{x^n - a^n}{x^m - a^m} (a \neq 0)$；

(4) $\lim\limits_{x \to 0} \dfrac{\ln(1+x^2)}{\sec x - \cos x}$；

(5) $\lim\limits_{x \to 0} \dfrac{e^x + \sin x - 2x - 1}{x\ln(x+1)}$；

(6) $\lim\limits_{x \to \frac{\pi}{2}} \dfrac{\tan x}{\tan 5x}$；

(7) $\lim\limits_{x \to +\infty} \dfrac{e^x - e^{-x}}{e^x + e^{-x}}$；

(8) $\lim\limits_{x \to \infty} \dfrac{e^x}{x^3}$；

(9) $\lim\limits_{x \to 0} x^2 \ln x$；

(10) $\lim\limits_{x \to 0^+} \sin x \ln x$；

(11) $\lim\limits_{x \to 0} \left(\dfrac{1}{x} - \dfrac{1}{e^x - 1} \right)$；

(12) $\lim\limits_{x \to 0} \left(\dfrac{1}{x^2} - \dfrac{1}{\sin^2 x} \right)$；

(13) $\lim\limits_{x \to 0^+} \left(\dfrac{\sin x}{x} \right)^{\frac{1}{x}}$；

(14) $\lim\limits_{x \to 0} (x + e^x)^{\frac{1}{x}}$；

(15) $\lim\limits_{x \to 0^+} x^x$；

(16) $\lim\limits_{x \to \frac{\pi}{2}} (\tan x)^{2\cos x}$。

17. 设函数 $f(x)$ 存在二阶导数，且 $f(0) = 0, f'(0) = 1, f''(0) = 2$，试求极限 $\lim\limits_{x \to 0} \dfrac{f(x) - x}{x^2}$。

18. 讨论下列函数的单调性：

(1) $y = x(x-3)^3$；

(2) $y = \dfrac{x}{\ln x}$；

(3) $y = x - e^x$；

(4) $y = x + \sqrt{1-x}$。

19. 应用函数单调性证明：当 $x>0$ 时，$x > \ln(1+x)$。

20. 求下列函数极值：

(1) $f(x) = 2 + x - \dfrac{4}{(x+2)^2}$；

(2) $f(x) = x^3 \ln x$；

(3) $f(x) = \dfrac{2x}{1+x^2}$；

(4) $f(x) = \dfrac{1}{3}x^3 - x + 1$。

21. (1) 求 $y = x - 2\sqrt{x}$ 在 $\left[\dfrac{1}{4}, 4\right]$ 上的最值；

(2) 求 $y = \sqrt{5+4x}$ 在 $[0,2]$ 上的最值。

22. 某患者入院后 t 小时的白细胞记数为（每立方米的白细胞数）$f(t) = 5t^2 - 80t + 500$，问此患者入院后几小时其白细胞记数达到最小值，最小值是多少？

23. 在某化学反应中，反应速度 $v(x)$ 与反应物的浓度 x 的关系式有

$$v(x) = kx(x_0 - x),$$

其中 x_0 是反应开始时反应物的浓度，k 是反应速率常数。问反应物的浓度 x 为何值时，反应速度 $v(x)$ 达到最大值？

24. 判断下列曲线的凹凸性以及拐点：

(1) $y = 2x^3 - 3x^2 - 36x + 25$；　(2) $y = e^{-2x} - e^{-3x}$；　(3) $y = 2x - x^2$。

25. 求下列曲线的渐近线：

(1) $y = \dfrac{x^2 + 2x - 1}{x}$；　(2) $y = xe^{\frac{1}{x^2}}$；　(3) $y = \dfrac{(x+1)^3}{(x-1)^2}$；　(4) $y = \dfrac{\ln(1+x)}{x}$。

26. 描绘函数 $y = \dfrac{x}{1-x^2}$ 的图形。

27. 描绘口服、肌注血药浓度模型

$$C(t) = \frac{A(e^{-\sigma_1 t} - e^{-\sigma_2 t})}{\sigma_2 - \sigma_1}$$

的图像，其中 A、σ_1、σ_2 为正常数，且 $\sigma_2 > \sigma_1$。

（宋运娜　滕　辉）

第3章 不定积分

案例	如果将细菌总数看作时间 t 的函数，记为 $N(t)$，已知开始时细菌数量为 N_0，且其繁殖的速率正比于当前细菌数量，比例系数为 r，那么细菌总数 $N(t)$ 与时间的关系是什么？如果进一步考虑到细菌密度对其繁殖的抑制作用，常假定其繁殖速率正比于当前细菌数量与一个与环境总容纳量（M_0）有关的数与当前细菌数量之差的乘积，即 $kN(M_0-N)$，那么细菌总数 $N(t)$ 如何确定？

一元函数的微分学讨论如何求出给定函数的导数（或微分），但是，在科学、医学和经济学的许多问题中，常需要解决相反的问题。如在物理学中，已知一质点运动规律为 $S=S(t)$，利用微分学可求得它在任何时刻的瞬时速度为 $v(t)=S'(t)$；但相反地，已知质点运动的速度为 $v=v(t)$，要求其运动规律的问题，从数学的角度来讲，就是已知一个函数的导数或微分，求原来的函数，这就是微分运算的逆问题——不定积分。

第一节　不定积分的概念和性质

一、不定积分的概念和几何意义

定义 3-1　设 $f(x)$ 是定义在区间 I 上的已知函数，若存在函数 $F(x)$，在 I 上连续，且可导，且有 $F'(x)=f(x)$ 或 $dF(x)=f(x)dx$，则称 $F(x)$ 为 $f(x)$ 在 I 上的一个**原函数**(primitive function)。

显然，一个函数的原函数不是唯一的，而是有无穷多个。例如，$(\sin x)'=\cos x$，故 $\sin x$ 是 $\cos x$ 的一个原函数，而 $\sin x+C$（C 是任意常数）是 $\cos x$ 的一簇原函数；又如 $(x^2)'=2x$，所以 x^2 是 $2x$ 的一个原函数，而 $(x^2+1)'=(x^2+c)'=2x$，所以 $2x$ 的原函数有无穷多个。

一般的，如果 $F(x)$ 是 $f(x)$ 的一个原函数，则 $F(x)+C$（其中 C 为任意常数）都是 $f(x)$ 的原函数。另一方面，由拉格朗日中值定理可以直接证明，若 $F(x)$ 和 $G(x)$ 都是 $f(x)$ 的原函数，则它们之间相差一个常数，即 $G(x)=F(x)+C$。因此 $f(x)$ 的全部原函数可以表示为

$$F(x)+C\quad (\text{其中 } C \text{ 为任意常数})。$$

定义 3-2　函数 $f(x)$ 在区间 I 上的全体原函数 $F(x)+C$ 称为 $f(x)$ 的**不定积分**(indefinite integral)，记为 $\int f(x)dx$，即

$$\int f(x)dx=F(x)+C \tag{3-1}$$

其中 $f(x)$ 称为**被积函数**(integrand)，$f(x)dx$ 称为**被积表达式**(integrand expression)，C 称为**积分常数**(integrand constant)，“$\int$”称为**积分符号**(integrand sign)。

因此，求已知函数不定积分问题，就归结为求它的一簇原函数的问题。

例 3-1　$\int e^x dx = e^x + C$；

$\int \cos x dx = \sin x + C$；

$\int \frac{1}{1+x^2} dx = \arctan x + C$。

不定积分的几何意义　$f(x)$ 的每一个原函数 $F(x)$ 所对应的曲线称为 $f(x)$ 的一条积分曲线。因为 $f(x)$ 所有的原函数间相差一个常数 C，在几何图形中就是把曲线 $y = F(x)$ 沿着 y 轴方向平移 C 个单位，就得到了 $F(x) + C$ 的一簇平行积分曲线，所以，不定积分的几何意义表示 $f(x)$ 的一簇积分曲线，而 $f(x)$ 正是积分曲线的斜率。由于积分曲线簇中的每条曲线，对应于同一个横坐标 $x = x_0$ 处，都有相同的切线斜率 $f(x_0)$，所以对应于这些点处，它们的切线相互平行，而相应的纵坐标之间也只相差常数。因此，积分曲线簇 $y = F(x) + C$ 中的每一条曲线都可由曲线 $y = F(x)$ 沿 y 轴上下平移得到，见图 3-1。

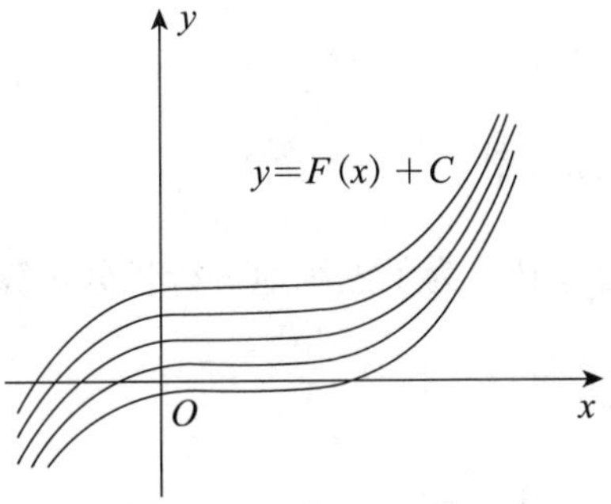

图 3-1　积分曲线族

例 3-2　设曲线通过点（2，5），且其上任一点处的切线斜率为 $y' = 3x^2$，求此曲线的方程。

解　设所求曲线方程为 $y = f(x)$，由题设曲线上任一点 (x,y) 处的切线斜率为 $\frac{dy}{dx} = 3x^2$。所以 $f(x) = \int 3x^2 dx = x^3 + C$。

又因为曲线通过点（2，5），故 $5 = 2^3 + C$ 得 $C = -3$。

于是所求曲线方程为 $y = x^3 - 3$。

例 3-3　已知示踪药物浓度 y 是时间 t 的函数，其导数与 t 的关系为 $y'(t) = 3^{-t}$，求示踪药物浓度 y 和时间 t 的函数关系。

解　设所求的示踪药物浓度 y 和时间 t 的函数关系为 $y = y(t)$，已知 $y'(t) = 3^{-t}$，因为有 $\left(-\frac{3^{-t}}{\ln 3}\right)' = 3^{-t}$，所以 $y(t) = \int 3^{-t} dt = -\frac{3^{-t}}{\ln 3} + C$。

二、不定积分基本公式

由于求不定积分是求导数或微分的逆运算，所以由基本导数公式或基本微分公式可得下列基本积分公式：

(1) $\int k dx = kx + C$　（k 为常数）。

(2) $\int x^{\mu} dx = \frac{1}{\mu+1} x^{\mu+1} + C$　（$\mu \neq -1$）。

(3) $\int \frac{1}{x} dx = \ln|x| + C$。

(4) $\int e^x dx = e^x + C$。

(5) $\int a^x dx = \frac{a^x}{\ln a} + C \quad (a > 0, a \neq 1)$。

(6) $\int \cos x dx = \sin x + C$。

(7) $\int \sin x dx = -\cos x + C$。

(8) $\int \sec^2 x dx = \int \frac{dx}{\cos^2 x} = \tan x + C$。

(9) $\int \csc^2 x dx = \int \frac{dx}{\sin^2 x} = -\cot x + C$。

(10) $\int \sec x \tan x dx = \sec x + C$。

(11) $\int \csc x \cot x dx = -\csc x + C$。

(12) $\int \frac{1}{1+x^2} dx = \arctan x + C$。

(13) $\int \frac{1}{\sqrt{1-x^2}} dx = \arcsin x + C$。

上述公式是计算不定积分的基础，为了熟练地进行积分运算，必须熟记。

三、不定积分的性质

由不定积分的定义和导数的运算法则，可直接推得不定积分的下列基本性质：

1. $\left(\int f(x)dx\right)' = f(x)$ 或 $d\int f(x)dx = f(x)dx$；

2. $\int F'(x)dx = F(x) + C$ 或 $\int dF(x) = F(x) + C$；

3. $\int kf(x)dx = k\int f(x)dx \quad (k \neq 0)$；

4. $\int [f(x) \pm g(x)]dx = \int f(x)dx \pm \int g(x)dx$。

这个公式可以推广到任意有限多个函数的不定积分情况。

例 3-4 求 $\int \left(\cos x + \frac{2}{x} - e^x + \frac{3}{1+x^2}\right)dx$。

解 $\int \left(\cos x + \frac{2}{x} - e^x + \frac{3}{1+x^2}\right)dx = \int \cos x dx + \int \frac{2}{x} dx - \int e^x dx + 3\int \frac{dx}{x^2+1}$

$$= \sin x + 2\ln|x| - e^x + 3\arctan x + C。$$

例 3-5 已知 $\int f(x)dx = e^{x^2} + C$，求 $f(x)$。

解 由假设，e^{x^2} 是 $f(x)$ 的一个原函数，所以有

$$f(x) = (e^{x^2})' = 2xe^{x^2}。$$

知识拓展

原函数的存在性与求原函数的方法　一个函数原函数的全体称之为该函数的不定积分，那么是否每一个函数都有原函数的问题，就是原函数的存在性问题。

存在性问题是数学中的基本问题，例如初等数学中方程有没有解，高等数学中关于极限的存在性，函数导数的存在性等，以及连续函数的零点的存在性等都属于此类问题。

不是每一函数都存在原函数，可以证明（见第四章）连续函数一定存在原函数。由于初等函数在其定义区间上连续，因此初等函数在定义区间上有原函数。

求原函数的方法，称之为积分法。从不定积分定义可知

(1) $\frac{d}{dx}\int f(x)dx = f(x)$　或　$d\int f(x)dx = f(x)dx$ ，

(2) $\int F'(x)dx = F(x) + C$　或　$\int dF(x) = F(x)$ 。

上式说明，求函数导数运算与积分运算是互逆，微分与积分是互逆的运算。同时上式也给出了积分法的基本思路，即通过微分的逆运算进行，如

$$\int f(x)dx = \int F'(x)dx = \int dF(x) = F(x) + C。$$

例 3-6　求 $\int \sqrt{x\sqrt{x\sqrt{x}}}dx$ 。

解　$\int \sqrt{x\sqrt{x\sqrt{x}}}dx = \int x^{\frac{7}{8}}dx = \frac{8}{15}x^{\frac{15}{8}} + C$ 。

根据积分的性质和上述基本积分公式可以求一些简单函数的不定积分。

例 3-7　求 $\int \frac{1+2x+x^2}{x(1+x^2)}dx$ 。

解　$\int \frac{1+2x+x^2}{x(1+x^2)}dx = \int \frac{2x+(1+x^2)}{x(1+x^2)}dx = 2\int \frac{1}{1+x^2}dx + \int \frac{1}{x}dx$

$= 2\arctan x + \ln|x| + C$ 。

例 3-8　求 $\int \frac{x^4}{1+x^2}dx$ 。

解　$\int \frac{x^4}{1+x^2}dx = \int \frac{x^4-1+1}{1+x^2}dx = \int \frac{x^4-1}{1+x^2}dx + \int \frac{1}{1+x^2}dx$

$= \int (x^2-1)dx + \int \frac{1}{1+x^2}dx = \frac{1}{3}x^3 - x + \arctan x + C$ 。

例 3-9　求 $\int \sin^2\frac{x}{2}dx$ 。

解　$\int \sin^2\frac{x}{2}dx = \int \frac{1-\cos x}{2}dx = \frac{1}{2}x - \frac{\sin x}{2} + C$ 。

例 3-10　求 $\int \cot^2 x dx$ 。

解　$\int \cot^2 x dx = \int (\csc^2 x - 1)dx = -\cot x - x + C$ 。

例 3-11　求 $\int \frac{1+\cos^2 x}{1+\cos 2x}dx$ 。

解　由三角函数的倍角公式 $\cos 2x = 2\cos^2 x - 1$ ，得 $1+\cos 2x = 2\cos^2 x$ ，所以

$\int \frac{1+\cos^2 x}{1+\cos 2x}dx = \int \frac{1+\cos^2 x}{2\cos^2 x}dx = \frac{1}{2}\int (\sec^2 x + 1)dx = \frac{1}{2}(\tan x + x) + C$

从这几个例子可以看出，基本积分表有时不能直接用于不定积分求解，这时需要利用一些代数恒等式或三角恒等式把它们作适当变形，就可以化成能直接套用基本积分公式的情况。

第二节　换元积分法

利用积分基本公式和不定积分基本性质直接计算不定积分，有时很困难，例如，形如

$$\int \frac{dx}{\sqrt{a^2-x^2}} , \int \cos^2 x dx , \int x e^{x^2} dx$$

等不定积分不能直接求出，需要引进更多的方法和技巧，本节和下节介绍不定积分的两种主要方法，即**换元积分法**(integration by substitution) 和**分部积分法**(integration by parts)。

一、第一换元积分法

例 3－12　求 $\int \sin^3 x dx$ 。

解　$\int \sin^3 x dx = \int \sin^2 x \sin x dx = -\int \sin^2 x d\cos x = -\int (1-\cos^2 x) d\cos x$ ，

令 $u = \cos x$ ，则

$\int \sin^3 x dx = -\int (1-\cos^2 x) d\cos x = -\int (1-u^2) du = \frac{1}{3}u^3 - u + C = \frac{1}{3}\cos^3 x - \cos x + C$ 。

本例中，计算 $\int \sin^3 x dx$ 的关键步骤是将它利用三角恒等式变成 $-\int (1-\cos^2 x) d\cos x$ ，然后再做变量替换 $u = \cos x$ ，就可将其转化成易计算的积分 $-\int (1-u^2) du$ 。

定理 3－1　设 $\varphi(x)$ 在区间 I 可微，又设 $\int f(u) du = F(u) + C$，则有

$$\int f[\varphi(x)]\varphi'(x) dx \xlongequal{\text{凑微分}} \int f[\varphi(x)] d\varphi(x) \xlongequal{\text{令 } u=\varphi(x)} \int f(u) du$$

$$= F(u) + C \xlongequal{\text{代回 } u=\varphi(x)} F(\varphi(x)) + C$$

证　因为 $\int f(u) du = F(u) + C$ ，所以 $F'(u) = f(u)$，又因为函数 $u = \varphi(x)$ 可微，由复合函数的微分法，得

$$\frac{dF[\varphi(x)]}{dx} = \frac{dF(u)}{du} \cdot \frac{du}{dx} = f(u)\varphi'(x) = f[\varphi(x)] \cdot \varphi'(x),$$

所以 $F[\varphi(x)]$ 是 $f[\varphi(x)] \cdot \varphi'(x)$ 的一个原函数，故

$$\int f[\varphi(x)]\varphi'(x) dx = \int f[\varphi(x)] d\varphi(x) = F[\varphi(x)] + C 。$$

上式说明：若被积函数可表示成两个因子的乘积，其中一个因子可用来凑成新的微分因子，另一个因子恰好就是新的微分因子的函数，这样就可以利用基本积分公式求得不定积分，我们把这种方法也称为凑微分法。

例 3－13　求 $\int \frac{1}{1+2x^2} dx$ 。

解　$\int \frac{1}{1+2x^2} dx = \frac{1}{\sqrt{2}} \int \frac{d(\sqrt{2}x)}{1+(\sqrt{2}x)^2} \xlongequal{\text{令 } u=\sqrt{2}x} \frac{1}{\sqrt{2}} \arctan u + C$

$= \frac{1}{\sqrt{2}} \arctan \sqrt{2} x + C$ 。

例 3-14　求 $\int \frac{1}{x^2+a^2}dx\ (a>0)$。

解　$$\int \frac{1}{x^2+a^2}dx = \frac{1}{a}\int \frac{d\left(\frac{x}{a}\right)}{1+\left(\frac{x}{a}\right)^2} \xlongequal{令\,u=\left(\frac{x}{a}\right)} \frac{1}{a}\int \frac{du}{1+u^2} = \frac{1}{a}\arctan u + C$$
$$= \frac{1}{a}\arctan\frac{x}{a} + C。$$

例 3-15　求 $\int x\sqrt{1+x^2}dx$。

解　令 $u=1+x^2$，则 $du=2xdx$，得
$$\int x\sqrt{1+x^2}dx = \frac{1}{2}\int (1+x^2)^{\frac{1}{2}}d(1+x^2) = \frac{1}{2}\int u^{\frac{1}{2}}du = \frac{1}{3}u^{\frac{3}{2}} + C = \frac{1}{3}(1+x^2)^{\frac{3}{2}} + C。$$

在对第一换元积分法熟练后，为了提高效率，中间变量可以省略，直接写出积分结果。

例 3-16　求 $\int \frac{1}{\sqrt{a^2-x^2}}dx\quad (a>0)$。

解　$$\int \frac{1}{\sqrt{a^2-x^2}}dx = \int \frac{d\left(\frac{x}{a}\right)^2}{\sqrt{1-\left(\frac{x}{a}\right)^2}} = \arcsin\frac{x}{a} + C。$$

例 3-17　求 $\int \tan x dx$。

解　$$\int \tan x dx = \int \frac{\sin x}{\cos x}dx = -\int \frac{1}{\cos x}d\cos x = -\ln|\cos x| + C。$$

类似可推出：$\int \cot x dx = \ln|\sin x| + C$。

例 3-18　求 $\int \frac{1}{x^2-a^2}dx$。

解　$$\int \frac{1}{x^2-a^2}dx = \int \frac{1}{(x-a)(x+a)}dx$$
$$= \frac{1}{2a}\left[\int \frac{1}{x-a}d(x-a) - \int \frac{1}{x+a}d(x+a)\right]$$
$$= \frac{1}{2a}[\ln|x-a| - \ln|x+a|] + C = \frac{1}{2a}\ln\frac{|x-a|}{|x+a|} + C。$$

例 3-19　求 $\int \frac{(x+1)dx}{x^2+2x+7}$。

解　由于
$$d(x^2+2x+7) = 2xdx + 2dx = 2(x+1)dx,$$
所以
$$\int \frac{(x+1)dx}{x^2+2x+7} = \frac{1}{2}\int \frac{d(x^2+2x+7)}{x^2+2x+7} = \frac{1}{2}\ln(x^2+2x+7) + C。$$

二、第二换元积分法

第一类积分换元法，是利用凑微分的思想，把一个较为复杂的积分化成易于利用基本积分公式的形式，即是利用等式
$$\int f[\varphi(x)]\varphi'(x)dx \xlongequal{令\,u=\varphi(x)} \int f(u)du$$
将左边的不定积分化为易于求出的右边的不定积分。但是，有时不易找出凑微分式子，却可以

设法作一个变量代换，利用公式

$$\int f(u)du \xlongequal{令 u=\varphi(x)} \int f[\varphi(x)]\varphi'(x)dx$$

来求解，这就是第二类换元法。

定理 3-2 设 $x=\varphi(t)$ 是可微函数且 $\varphi'(t)\neq 0$，若 $f(\varphi(t))\varphi'(t)$ 具有原函数 $F(t)$，则

$$\int f(x)dx \xlongequal[换元]{x=\varphi(t)} \int f[\varphi(t)]\varphi'(t)dt \xlongequal{积分} F(t)+C \xlongequal[回代]{t=\varphi^{-1}(x)} F[\varphi^{-1}(x)]+C。$$

证 由复合函数及反函数微分法，

$$\frac{dF[\varphi^{-1}(x)]}{dx} \xlongequal{\varphi^{-1}(x)=t} \frac{dF(t)}{dt}\cdot\frac{dt}{dx}=f[\varphi(t)]\varphi'(t)\cdot\frac{1}{\varphi'(t)}=f[\varphi(t)] \xlongequal{t=\varphi^{-1}(x)} f(x)。$$

所以 $F[\varphi^{-1}(x)]$ 是 $f(x)$ 的一个原函数。故

$$\int f(x)dx=F[\varphi^{-1}(x)]+C。$$

第二类换元法的基本思想是引入新的积分变量 t，将 x 表示成 t 的一个连续函数 $x=\varphi(t)$，以达到简化积分计算的目的。在实际应用中，常利用第二类换元法来消去被积表达式中的根号。

例 3-20 求 $\int\frac{1}{\sqrt{a^2-x^2}}dx\ (a>0)$。

解 令 $x=a\sin t\left(-\frac{\pi}{2}<t<\frac{\pi}{2}\right)$，则 $dx=a\cos tdt$，

$$\int\frac{1}{\sqrt{a^2-x^2}}dx=\int\frac{1}{\sqrt{a^2-a^2\sin^2 t}}a\cos tdt=\int dt=t+C。$$

再由 $x=a\sin t$ 得，$\sin t=\frac{x}{a}$，即 $t=\arcsin\frac{x}{a}$ 回代上式，得

$$\int\frac{1}{\sqrt{a^2-x^2}}dx=\arcsin\frac{x}{a}+C。$$

类似可推出 $\int\sqrt{a^2-x^2}dx=\frac{a^2}{2}\arcsin\frac{x}{a}+\frac{x}{2}\sqrt{a^2-x^2}+C$。

例 3-21 求 $\int\frac{1}{\sqrt{x^2+a^2}}dx\ (a>0)$。

解 设 $x=a\tan t\left(-\frac{\pi}{2}<t<\frac{\pi}{2}\right)$，则 $dx=a\sec^2 tdt$，于是

$$\int\frac{1}{\sqrt{x^2+a^2}}dx=\int\frac{a\sec^2 t}{\sqrt{(a\tan t)^2+a^2}}dt=\int\sec tdt=\ln|\sec t+\tan t|+C_0$$

$$=\ln(x+\sqrt{x^2+a^2})+C，（其中 C=C_0-\ln a）。$$

类似可推出 $\int\frac{1}{\sqrt{x^2-a^2}}dx=\ln(x+\sqrt{x^2-a^2})+C$

例 3-22 求 $\int\frac{1}{\sqrt{7-4x+x^2}}dx$。

解 $\int\frac{1}{\sqrt{7-4x+x^2}}dx=-\int\frac{1}{\sqrt{3+(2-x)^2}}d(2-x)$

$$=\ln(2-x+\sqrt{7-4x+x^2})+C。$$

一般地，当被积函数含有 $\sqrt{a^2-x^2}$，$\sqrt{a^2+x^2}$ 或 $\sqrt{x^2-a^2}$ 时可分别作三角代换 $x=a\sin t$，$x=a\tan t$ 或 $x=a\sec t$ 代换进行计算。

第三节 分部积分法

上节的换元积分法是一种常用的积分法，但是对形如 $\int x\cos x dx$ ，$\int e^x \sin x dx$ 等类型积分，利用换元法是无法求出积分的，因此，需要介绍另一个重要的积分方法——**分部积分法**(integration by parts)。

设函数 $u = u(x)$ ，$v = v(x)$ 具有连续导数，则由函数乘积的微分公式

$$d(uv) = udv + vdu$$

得

$$\int uv'dx = uv - \int u'vdx \text{ 或 } \int udv = uv - \int vdu ,$$

该公式称为**分部积分**（integration by parts）公式。其基本思想是把原积分看作 $\int uv'dx$ 化为求积分 $\int u'vdx$ ，若 $\int u'vdx$ 比 $\int uv'dx$ 简单，且 v 不难求出，就可以利用分部积分公式计算。

例 3 - 23 求 $\int x\ln x dx$ 。

解 设 $u = \ln x, dv = xdx$ ，则 $du = \frac{1}{x}dx, v = \frac{1}{2}x^2$ ，

于是由分部积分公式得

$$\int x\ln x dx = x^2\ln x - \frac{1}{2}\int x^2 \frac{1}{x}dx = x^2\ln x - \frac{1}{4}x^2 + C 。$$

例 3 - 24 求 $\int x\cos x dx$ 。

解 设 $u = x, dv = \cos x dx$ ，则 $du = dx, v = \sin x$ ，

$$\begin{aligned}\int x\cos x dx &= \int x d(\sin x) = x\sin x - \int \sin x dx \\ &= x\sin x + \cos x + C 。\end{aligned}$$

在计算方法熟练后，其中的替换过程可以省略。

例 3 - 25 求 $\int \arctan x dx$ 。

解
$$\begin{aligned}\int \arctan x dx &= x\arctan x - \int x d(\arctan x) \\ &= x\arctan x - \int \frac{x}{1+x^2}dx \\ &= x\arctan x - \frac{1}{2}\int \frac{1}{1+x^2}d(1+x^2) \\ &= x\arctan x - \frac{1}{2}\ln(1+x^2) + C 。\end{aligned}$$

例 3 - 26 求 $\int e^x \sin x dx$ 。

解
$$\begin{aligned}\int e^x \sin x dx &= \int e^x d(-\cos x) = -e^x\cos x + \int e^x \cos x dx \\ &= -e^x\cos x + \int e^x d(\sin x) \\ &= -e^x\cos x + e^x\sin x - \int e^x \sin x dx 。\end{aligned}$$

移项得到

$$2\int e^x \sin x dx = e^x(\sin x - \cos x) + C',$$

所以

$$\int e^x \sin x dx = \frac{1}{2}e^x(\sin x - \cos x) + C\text{。}$$

例 3-27 求 $\int \sin\sqrt{x}dx$ 。

解 设 $\sqrt{x}=t$,则 $x=t^2$,$dx=2tdt$,原积分就化为

$$\int \sin\sqrt{x}dx = 2\int \sin t\cdot tdt\text{ 。}$$

再利用分部积分公式，令 $u=t$，$dv=\sin tdt$，则 $du=dt$，$v=-\cos t$，得

$$\int \sin\sqrt{x}dx = 2\int \sin t\cdot tdt = 2t\cdot(-\cos t) + 2\int \cos tdt = 2(-t\cos t + \sin t) + C$$

$$= 2(-\sqrt{x}\cos\sqrt{x} + \sin\sqrt{x}) + C\text{ 。}$$

在以上例子中，适当选择 u 和 v ，就可以简化积分求解过程。一般地，如果被积函数是两类基本初等函数的乘积，且在多数情况下，可按反三角函数、对数函数、幂函数、指数函数、三角函数来安排函数顺序，把按上述次序先出现的函数选作 u ，后出现的函数选作 v' ，这样用分部积分公式计算积分往往会很成功。常用的类型如下：

类型Ⅰ：$\int P(x)e^{ax}dx \qquad u=P(x),dv=e^{ax}dx \qquad$ （$P(x)$ 为 x 的多项式）

$\int P(x)\sin xdx \qquad u=P(x),dv=\sin xdx$

类型Ⅱ：$\int P(x)\ln xdx \qquad u=\ln x,dv=P(x)dx$

$\int P(x)\arcsin xdx \qquad u=\arcsin x,dv=P(x)dx$

类型Ⅲ：$\int e^{ax}\sin bxdx \qquad u,dv$ 任意选取。

例 3-28 求 $I_n=\int \frac{dx}{(x^2+a^2)^n}dx$ (其中 n 是正整数)。

解

$$\begin{aligned}I_n &= \int \frac{dx}{(x^2+a^2)^n} = \frac{1}{a^2}\int \frac{x^2+a^2-x^2}{(x^2+a^2)^n}dx\\
&= \frac{1}{a^2}\int \frac{dx}{(x^2+a^2)^{n-1}} - \frac{1}{a^2}\int \frac{x^2}{(x^2+a^2)^n}dx\\
&= \frac{1}{a^2}I_{n-1} - \frac{1}{2a^2}\int \frac{xd(x^2+a^2)}{(x^2+a^2)^n}\\
&= \frac{1}{a^2}I_{n-1} + \frac{1}{2(n-1)a^2}\int xd\frac{1}{(x^2+a^2)^{n-1}}\\
&= \frac{1}{a^2}I_{n-1} + \frac{1}{2(n-1)a^2}\left[\frac{x}{(x^2+a^2)^{n-1}} - \int \frac{1}{(x^2+a^2)^{n-1}}dx\right]\\
&= \frac{1}{a^2}I_{n-1} + \frac{1}{2(n-1)a^2}\cdot\frac{x}{(x^2+a^2)^{n-1}} - \frac{1}{2(n-1)a^2}I_{n-1}\text{ 。}\end{aligned}$$

整理右端项得递推公式

$$I_n = \frac{1}{2(n-1)a^2}\left[\frac{x}{(x^2+a^2)^{n-1}} + (2n-3)I_{n-1}\right]$$

其中 $\qquad I_{n-1} = \int \frac{1}{(x^2+a^2)^{n-1}}dx$ 。

$$I_1 = \int \frac{1}{x^2+a^2}dx = \frac{1}{a}\arctan\frac{x}{a} + C\text{ 。}$$

第四节　几种典型类型函数的不定积分

一、有理函数积分

有理函数(rational function) 是指两个多项式的商：

$$\frac{P(x)}{Q(x)}=\frac{a_0x^n+a_1x^{n-1}+\cdots+a_{n-1}x+a_0}{b_0x^m+b_1x^{m-1}+\cdots+b_{m-1}x+b_0},$$

假定分子分母没有公因子，若 $n<m$，则称为真分式；若 $n\geqslant m$，则称为假分式。利用多项式相除，将假分式转化为一个多项式与一个真分式之和。

通常一个真分式的积分总可以化为以下几种类型的积分代数和：

$$\int\frac{dx}{x+a},\int\frac{dx}{(x+a)^n},\int\frac{Mx+N}{x^2+a^2}dx,\int\frac{Mx+N}{(x^2+a^2)^n}dx$$

下面举例说明有理函数不定积分的求解：

例 3-29　求 $\int\frac{x+1}{x^2-2x+5}dx$。

解　$\int\frac{x+1}{x^2-2x+5}dx=\frac{1}{2}\int\frac{2x-2+4}{x^2-2x+5}dx=\frac{1}{2}\int\frac{2x-2}{x^2-2x+5}dx+2\int\frac{dx}{x^2-2x+5}$

$$=\frac{1}{2}\int\frac{d(x^2-2x+5)}{x^2-2x+5}+2\int\frac{d(x-1)}{(x-1)^2+2^2}$$

$$=\frac{1}{2}\ln(x^2-2x+5)+\arctan\frac{x-1}{2}+C。$$

例 3-30　求 $\int\frac{x^3+x^2+2}{(x^2+2)^2}dx$。

解　设 $\frac{x^3+x^2+2}{(x^2+2)^2}=\frac{Ax+B}{x^2+2}+\frac{Cx+D}{(x^2+2)^2}$，利用待定系数法得

$$A=1，B=1，C=-2，D=0。$$

于是 $\frac{x^3+x^2+2}{(x^2+2)^2}=\frac{x+1}{x^2+2}-\frac{2x}{(x^2+2)^2}$。

所以有

$$\int\frac{x^3+x^2+2}{(x^2+2)^2}dx=\int\frac{x+1}{x^2+2}dx-\int\frac{2x}{(x^2+2)^2}dx$$

$$=\frac{1}{2}\int\frac{d(x^2+2)}{x^2+2}+\int\frac{dx}{x^2+2}-\int\frac{d(x^2+2)}{(x^2+2)^2}$$

$$=\frac{1}{2}\ln(x^2+2)+\frac{1}{\sqrt{2}}\arctan\frac{x}{\sqrt{2}}+\frac{1}{x^2+2}+C。$$

例 3-31　求 $\int\frac{x^5+x^4-8}{x^3-x}dx$。

解　由多项式除法得

$$\int\frac{x^5+x^4-8}{x^3-x}dx=\int\left(x^2+x+1+\frac{x^2+x-8}{x^3-x}\right)dx。$$

令　$\frac{x^2+x-8}{x^3-x}=\frac{x^2+x-8}{x(x-1)(x+1)}=\frac{A}{x}+\frac{B}{x-1}+\frac{C}{x+1}$，两边同乘以 x^3-x，

由待定系数法得　$A=8，B=-3，C=-4$。

所以 $\int \frac{x^5+x^4-8}{x^3-x}dx = \int\left(x^2+x+1+\frac{8}{x}-\frac{3}{x-1}-\frac{4}{x+1}\right)dx$

$$= \frac{x^3}{3}+\frac{x^2}{2}+x+8\ln|x|-3\ln|x-1|-4\ln|x+1|+C。$$

例 3-32　求 $\int \frac{x(1-x^2)}{1+x^4}dx$。

解　$\int \frac{x(1-x^2)}{1+x^4}dx = -\frac{1}{4}\int \frac{4x^3}{1+x^4}dx + \frac{1}{2}\int \frac{dx^2}{1+x^4}$

$$= -\frac{1}{4}\ln(1+x^4)+\frac{1}{2}\arctan x^2 + C。$$

例 3-33　讨论章首案例。

解　将细菌细胞总数看作时间的函数，记为 $N(t)$，根据题设有

$$\frac{dN(t)}{dt} = rN(t),$$

或者写成微分的形式

$$\frac{dN(t)}{N(t)} = rdt,$$

因此

$$\int \frac{dN(t)}{N(t)} = \ln|N(t)| = \int rdt = rt + C。$$

进一步写成为

$$N(t) = e^{rt+C} = C_0 e^{rt}$$

这就是细菌繁殖的指数律。进一步如果考虑到细菌密度对其繁殖的抑制作用，根据题设有

$$\frac{dN(t)}{dt} = kN(t)(M_0 - N(t))$$

通常将上式写成

$$\frac{dN(t)}{dt} = rN(t)\left(1-\frac{N(t)}{M}\right)$$

其中 M 为总容纳量。为求出 $N(t)$ 将上式写成微分的形式

$$\frac{dN(t)}{N(t)(1-N(t)/M)} = rdt$$

因此

$$\int \frac{dN(t)}{N(t)(1-N(t)/M)} = \int\left(\frac{1}{N(t)}+\frac{1/M}{1-N(t)/M}\right)dN(t) = \int rdt = rt + C。$$

进一步计算得到

$$\ln|N(t)| - \ln\left|1-\frac{N(t)}{M}\right| = rt + C。$$

求出 $N(t)$ 得到

$$N(t) = \frac{C_0 M}{Me^{-rt}+C_0}。$$

根据上述关系可以作出 $\frac{dN(t)}{dt} \sim N(t)$ 和 $N(t) \sim t$ 曲线，如图 3-2 和图 3-3。$\frac{dN(t)}{dt} \sim N(t)$ 是一条抛物线，它表明细菌繁殖速率 $\frac{dN(t)}{dt}$ 随着细菌数量 $N(t)$ 的增加而先增后减，在 $N = \frac{M}{2}$ 处达到最大值。$N(t) \sim t$ 是一条 S 形曲线，拐点在 $x = \frac{M}{2}$ 处，当 $t \to \infty$ 时 $x \to M$。

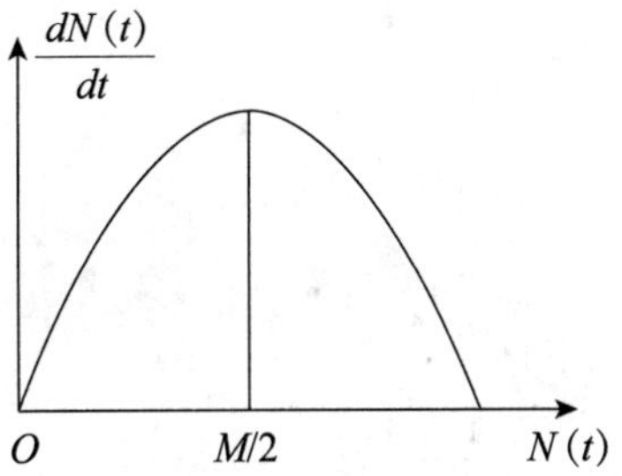

图 3-2　细菌繁殖速率与细菌数量之间的关系

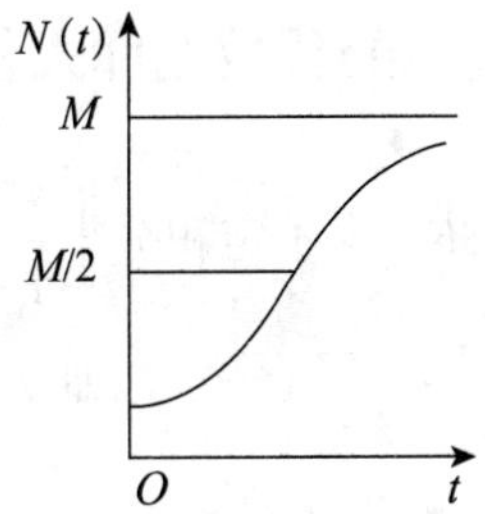

图 3-3　细菌数量的 S 形曲线

二、三角函数有理式的积分

三角函数的有理积分主要是利用三角函数的万能公式将其化为有理函数的不定积分来求。

例 3-34　求 $\int \frac{1-\cos x}{1+\cos x}dx$ 。

解法一

$$\int \frac{1-\cos x}{1+\cos x}dx = \int \frac{2\sin^2\frac{x}{2}}{2\cos^2\frac{x}{2}}dx = \int \tan^2\frac{x}{2}dx = \int \left(\sec^2\frac{x}{2}-1\right)dx = 2\tan\frac{x}{2}-x+C。$$

解法二　令 $\tan\frac{x}{2}=t, dx=\frac{2dt}{1+t^2}$ 。

$$\sin x = \frac{2\tan\frac{x}{2}}{1+\tan^2\frac{x}{2}} = \frac{2t}{1+t^2}, \cos x = \frac{1-\tan^2\frac{x}{2}}{1+\tan^2\frac{x}{2}} = \frac{1-t^2}{1+t^2}$$

则
$$\int \frac{1-\cos x}{1+\cos x}dx = \int \frac{1-\frac{1-t^2}{1+t^2}}{1+\frac{1-t^2}{1+t^2}}\frac{2dt}{1+t^2} = \int \frac{2t^2dt}{1+t^2} = 2\int\left(1-\frac{1}{1+t^2}\right)dt$$

$$= 2t-2\arctan t+C = 2\tan\frac{x}{2}-2\arctan\left(\tan\frac{x}{2}\right)+C$$

$$= 2\tan\frac{x}{2}-x+C。$$

例 3-35　求 $\int \frac{1+\sin x}{\sin x(1+\cos x)}dx$ 。

解　令 $\tan\frac{x}{2}=t, \sin x=\frac{2t}{1+t^2}, \cos x=\frac{1-t^2}{1+t^2}, dx=\frac{2dt}{1+t^2}$ 。

则有

$$\int \frac{1+\sin x}{\sin x(1+\cos x)}dx = \int \frac{\left(1+\frac{2t}{1+t^2}\right)\frac{2}{1+t^2}}{\frac{2t}{1+t^2}\left(1+\frac{1-t^2}{1+t^2}\right)}dt = \frac{1}{2}\int\left(t+\frac{1}{t}+2\right)dt$$

$$= \frac{1}{2}\left(\frac{t^2}{2}+2t+\ln|t|\right)+C$$

$$= \frac{1}{4}\left(\tan\frac{x}{2}\right)^2+2\tan\frac{x}{2}+\frac{1}{2}\ln\left|\tan\frac{x}{2}\right|\Big)+C。$$

三、简单的代数无理式积分

例 3-36 求不定积分$\int \frac{dx}{1+\sqrt{x-4}}$。

解 令 $\sqrt{x-4}=t$，即 $x=t^2+4$，$dx=2tdt$，于是

$$\begin{aligned}\int \frac{dx}{1+\sqrt{x-4}} &= \int \frac{2tdt}{1+t} = 2\int \frac{t+1-1}{1+t}dt \\ &= 2t-2\int \frac{1}{1+t}dt = 2(t-\ln|1+t|)+C \\ &= 2\sqrt{x-4}-\ln(1+\sqrt{x-4})+C。\end{aligned}$$

当被积函数含有 n 次根式 $\sqrt[n]{ax+b}$ 时，只需作变量代换 $t=\sqrt[n]{ax+b}$，就可以将根号去掉，化成易求解的不定积分类型。

例 3-37 求$\int \frac{1}{\sqrt{x}\,(1+\sqrt[4]{x})^3}dx$。

解 令 $\sqrt[4]{x}=t, x=t^4, dx=4t^3dt$，得

$$\begin{aligned}\int \frac{1}{\sqrt{x}\,(1+\sqrt[4]{x})^3}dx &= \int \frac{4t^3}{t^2\,(1+t)^3}dt = 4\int \frac{t}{(1+t)^3}dt = 4\int \frac{t+1-1}{(1+t)^3}dt \\ &= 4\left(\int \frac{1}{(1+t)^2}d(t+1)-\int \frac{1}{(1+t)^3}d(t+1)\right) \\ &= 4\left[-\frac{1}{1+t}+\frac{1}{2}\,\frac{1}{(1+t)^2}\right]+C \\ &= 4\left[-\frac{1}{1+\sqrt[4]{x}}+\frac{1}{2}\,\frac{1}{(1+\sqrt[4]{x})^2}\right]+C。\end{aligned}$$

例 3-38 求$\int \frac{1}{x}\sqrt{\frac{1+x}{x}}dx$。

解 令$\sqrt{\frac{1+x}{x}}=t$，则 $x=\frac{1}{t^2-1}$，$dx=-\frac{2t}{(t^2-1)^2}dt$。

$$\begin{aligned}\int \frac{1}{x}\sqrt{\frac{1+x}{x}}dx &= \int (t^2-1)t\,\frac{-2t}{(t^2-1)^2}dt \\ &= \int -\frac{2t^2}{t^2-1}dt = -2\int \left(1+\frac{1}{t^2-1}\right)dt \\ &= -2t-\ln\left|\frac{t-1}{t+1}\right|+C \\ &= -2\sqrt{\frac{1+x}{x}}-\ln\left|x\left(\sqrt{\frac{1+x}{x}}-1\right)^2\right|+C。\end{aligned}$$

知识链接

初等函数的不定积分 本章给出求函数不定积分的几种方法，所遇到不定积分中被积函数和不定积分基本上大都是初等函数。根据连续函数一定存在原函数的结论，初等函数在其定义区间上是连续的，因此初等函数在定义区间上有原函数。但是不一定初等函数的原函数一定是初等函数。事实上许多初等函数的原函数不是初等函数，因此对应的不定积分，如$\int e^{-x^2}dx$，$\int \frac{dx}{\ln x}$，$\int \sin x^2 dx$，$\int \frac{\sin x}{x}dx$ 和$\int \sqrt{1-k^2\sin^2 x}dx$ 一般不是初等函数，因而也就无法计算给出其解析表达式，这类不定积分有时也成为不可求积的。

事实上，这种现象在数学是常见的，例如正数的和是正数，但差不一定是正数；有理数的平方是有理数，其逆运算不一定保证结果仍是有理数，即有理数的平方根不一定是有理数。因此，类似地，初等函数的导数是初等函数，其逆运算不一定保证结果仍是初等函数，即初等函数的不定积分不一定是初等函数。进一步，减法作为加法的逆运算导致了负数的引入，开方作为乘方运算的逆运算导致了无理数的产生。因此，积分作为微分的逆运算，也将引入非初等函数，他们由积分来定义，这在下一章可以看到。

习 题 三

1. 试证三个函数 $y=2\ln x$，$y=2\ln(ax)$，$y=\ln(x^2)$ 是同一函数的原函数。

2. 设 $f(x)$ 的一个原函数为 $e^{\sin x}$，则 $f(x)=?$，$\int f(x)dx=?$。

3. 求下列不定积分。

(1) $\int(\sqrt{x}+1)(x-\sqrt{x}+1)dx$；　(2) $\int(2^x+3x^5)\,dx$；

(3) $\int\frac{(x-1)^2}{\sqrt{x}}\,dx$；　(4) $\int\frac{x^2}{1+x^2}\,dx$；

(5) $\int\frac{1+2x^2}{x^2(1+x^2)}\,dx$；　(6) $\int\left(\cos^2\frac{x}{2}-\frac{2}{x}+\frac{1}{\sin^2x}\right)dx$；

(7) $\int\frac{1}{\cos^2x\sin^2x}\,dx$；　(8) $\int\frac{\sqrt{1+x^2}}{\sqrt{1-x^4}}\,dx$；

(9) $\int\cos^2\frac{x}{2}dx$；　(10) $\int\frac{\cos2x}{\cos x+\sin x}dx$；

(11) $\int\frac{e^{2x}-1}{e^x-1}dx$；　(12) $\int\frac{\cos2x}{\sin^2x\cos^2x}dx$。

4. 用换元法求下列不定积分。

(1) $\int(3x-1)^{20}dx$；　(2) $\int xe^{2x^2}\,dx$；

(3) $\int\frac{3}{(1-2x)^2}dx$；　(4) $\int\frac{1}{1-x^2}\ln\frac{1+x}{1-x}dx$；

(5) $\int\frac{xdx}{\sqrt{4-x^2}}$；　(6) $\int\frac{(2x-3)}{x^2-3x+8}dx$；

(7) $\int\frac{1}{x^2-9}dx$；　(8) $\int\tan^3x\sec x dx$；

(9) $\int(\sin^5x+\sin x)dx$；　(10) $\int\frac{1}{\cos^2x(1+\tan x)}dx$；

(11) $\int x^2\cot2x^3dx$；　(12) $\int\sin3x\sin5x dx$；

(13) $\int\sqrt{e^x+1}dx$；　(14) $\int\sqrt{\frac{1-2x}{1+2x}}dx$；

(15) $\int\frac{\sqrt{x^2-a^2}}{x}dx$；　(16) $\int\frac{1}{\sqrt{e^x+1}}dx$；

(17) $\int x\sqrt{2-5x}dx$；　(18) $\int\frac{1}{\sqrt{x}+\sqrt[3]{x^2}}dx$；

(19) $\int \frac{\sqrt{x-4}}{x} dx$ 。

5. 利用分部积分法求下列不定积分。

(1) $\int x\ln(x^2-1)dx$ ；

(2) $\int x\arctan\sqrt{x^2-1}dx$ ；

(3) $\int xe^{-x}dx$ ；

(4) $\int \frac{1}{x}\ln(\ln x)dx$ ；

(5) $\int e^{\sqrt{x}}dx$ ；

(6) $\int \sec^3 x dx$ ；

(7) $\int (\arcsin x)^2 dx$ ；

(8) $\int \ln(x+\sqrt{1+x^2})dx$ ；

(9) $\int \frac{\ln\cos x}{\cos^2 x}dx$ 。

6. 求下列不定积分。

(1) $\int \frac{x^2}{(x^2+2x+2)^2}dx$ ；

(2) $\int \frac{1}{1+2x+x^2+2x^3}dx$

(3) $\int \frac{1}{x^3+1}dx$ ；

(4) $\int \frac{1}{2+\sin x}dx$ ；

(5) $\int \frac{1+\sin x}{\sin x(1+\cos x)}dx$ ；

(6) $\int \frac{1}{1+\sqrt{x}}dx$

(7) $\int \sqrt{\frac{x}{1-x\sqrt{x}}}dx$ ；

(8) $\int \frac{dx}{\sqrt{x}+\sqrt[3]{x}}$ ；

(9) $\int \frac{dx}{1+\sqrt[3]{x+2}}$ 。

（李冬果　王　理）

第4章 定积分

案例	在药物效力的检测过程中，口服药物经过吸收进入血液循环后在机体的各个部位发挥作用，如已知某口服药物的吸收率为时间变量 t 的函数 $f(t)=t(t-6)^2(0\leqslant t\leqslant 6)$，求该口服药物的吸收总量。 定积分是积分学中的重要概念之一。自然科学、医学等领域中的许多问题，如平面图形的面积、旋转体的体积、平面曲线的弧长、药物的吸收总量等都可以用定积分来解决。本章将介绍定积分的定义、性质、计算方法，并讨论定积分的应用。

第一节 定积分的概念和性质

一、定积分的引例

1. 曲边梯形的面积

设函数 $y=f(x)$ 在区间 $[a,b]$ 上非负、连续。由直线 $x=a$，$x=b$，$y=0$ 及曲线 $y=f(x)$ 所围成的图形（图 4-1）称为曲边梯形，其中曲线 $y=f(x)$ 称为曲边。求曲边梯形的面积。

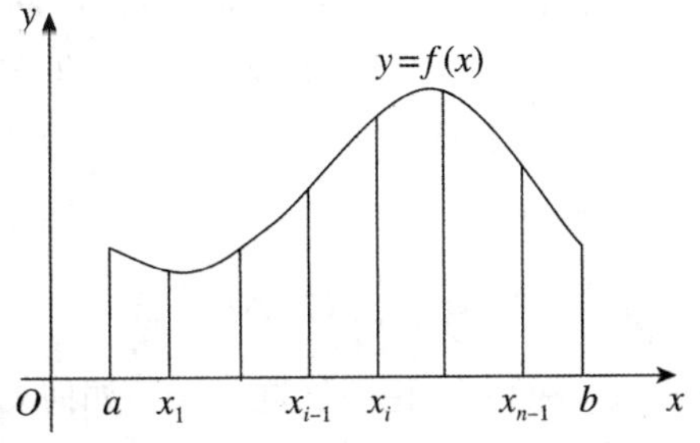

图 4-1

我们可以应用已知矩形的面积公式来近似计算曲边梯形的面积，然后通过极限来逼近面积的精确值。计算过程如下：

在区间 $[a,b]$ 中任意插入分点 $a=x_0<x_1<x_2<\cdots<x_{n-1}<x_n=b$，将 $[a,b]$ 分成 n 个区间：$[x_0,x_1],[x_1,x_2],\cdots,[x_{n-1},x_n]$，区间长度依次为 $\Delta x_i=x_i-x_{i-1}$（$i=1,2,\cdots,n$），过每一个分点作垂直于 x 轴的直线段，将曲边梯形分成 n 个小曲边梯形（图 4-1）。

在每个小区间 $[x_{i-1},x_i]$ 上任取一点 ξ_i，以 $[x_{i-1},x_i]$ 为底，$f(\xi_i)$ 为高的小矩形近似代替第 i 个小曲边梯形（$i=1,2,\cdots,n$），则所求曲边梯形面积 A 的近似值为

$$A\approx\sum_{i=1}^{n}f(\xi_i)\Delta x_i\ 。\tag{4-1}$$

取 $\lambda = \max\{\Delta x_1, \Delta x_2, \cdots, \Delta x_n\}$ ，当 $\lambda \to 0$ 时，和式（4-1）的极限值即为曲边梯形的面积 A ：

$$A = \lim_{\lambda \to 0} \sum_{i=1}^{n} f(\xi_i) \Delta x_i \text{ 。} \tag{4-2}$$

2. 变速直线运动的路程

设某物体作变速直线运动，其速度 $v = v(t)$ 是时间 t 在区间 $[T_1, T_2]$ 上的连续函数，且 $v(t) \geqslant 0$ ，求该物体在 $[T_1, T_2]$ 上所经过的路程。

与求曲边梯形面积的方法相似，我们同样可以采用近似求和的方法解决变速直线运动的路程问题。

在区间 $[T_1, T_2]$ 中任意插入分点 $T_1 = t_0 < t_1 < t_2 < \cdots < t_{n-1} < t_n = T_2$ ，将 $[T_1, T_2]$ 分成 n 个区间：$[t_0, t_1]$ ，$[t_1, t_2]$，$\cdots$ ，$[t_{n-1}, t_n]$ ，其区间长度依次为 $\Delta t_i = t_i - t_{i-1}$（ $i = 1, 2, \cdots, n$），在每个小区间内该物体经过的路程为 ΔS_i（ $i = 1, 2, \cdots, n$ ）。

在 $[t_{i-1}, t_i]$ 上任取时刻 τ_i（ $t_{i-1} \leqslant \tau_i \leqslant t_i$ ），以 τ_i 时的速度 $v(\tau_i)$ 近似代替 $[t_{i-1}, t_i]$ 上每一时刻的速度，则可得到区间 $[T_1, T_2]$ 上路程 S 的近似值

$$S \approx \sum_{i=1}^{n} v(\tau_i) \Delta t_i \text{ 。} \tag{4-3}$$

取 $\lambda = \max\{\Delta t_1, \Delta t_2, \cdots \Delta t_n\}$ ，当 $\lambda \to 0$ 时，和式（4-3）的极限值即为物体在 $[t_{i-1}, t_i]$ 上所经过的路程

$$S = \lim_{\lambda \to 0} \sum_{i=1}^{n} v(\tau_i) \Delta t_i \text{ 。} \tag{4-4}$$

二、定积分的定义

由以上两个引例的分析可以看出，在确定区间内求函数和式（式 4-1、式 4-3）的极限（式 4-2、式 4-4），便可求得所要计算的量。对此类问题进行抽象和概括，可得出定积分的定义。

定义 4-1 设函数 $y = f(x)$ 在区间 $[a, b]$ 上有界。在 $[a, b]$ 中任意插入分点

$$a = x_0 < x_1 < x_2 < \cdots < x_{n-1} < x_n = b \text{ ，}$$

将 $[a, b]$ 分成 n 个小区间 $[x_{i-1}, x_i]$（ $i = 1, 2, \cdots, n$ ），小区间的长度分别为 $\Delta x_i = x_i - x_{i-1}$（ $i = 1, 2, \cdots, n$ ）。在每个小区间 $[x_{i-1}, x_i]$ 上任取一点 ξ_i（ $x_{i-1} \leqslant \xi_i \leqslant x_i$ ），对乘积 $f(\xi_i) \Delta x_i$ 求和，得

$$S \approx \sum_{i=1}^{n} f(\xi_i) \Delta x_i \text{ 。} \tag{4-5}$$

记 $\lambda = \max\{\Delta x_1, \Delta x_2, \cdots \Delta x_n\}$ ，如果不论对区间 $[a, b]$ 如何划分，也不论对 $[x_{i-1}, x_i]$ 上的点 ξ_i 如何选取，当 $\lambda \to 0$ 时，和 S 有极限 I ，则称这个极限 I 为函数 $f(x)$ 在区间 $[a, b]$ 上的**定积分**（definite integral），简称积分，记作 $\int_a^b f(x) dx$ ，即

$$\int_a^b f(x) dx = I = \lim_{\lambda \to 0} \sum_{i=1}^{n} f(\xi_i) \Delta x_i \text{ ，} \tag{4-6}$$

其中 $f(x)$ 称为被积函数，$f(x)dx$ 称为被积表达式，x 称为积分变量，a 称为积分下限，b 称为积分上限，$[a, b]$ 称为积分区间。

如果式（4-6）中极限存在，也称函数 $f(x)$ 在区间 $[a, b]$ 上是可积分的，否则称其是不可积分的。式（4-6）也称为函数 $f(x)$ 在区间 $[a, b]$ 上的积分和。

由定积分的定义可知：

1. 引例中的面积（式 4-2）、路程（式 4-4）都可用定积分表示：

$$A=\lim_{\lambda\to 0}\sum_{i=1}^{n}f(\xi_i)\Delta x_i=\int_a^b f(x)dx\ ,$$

$$S=\lim_{\lambda\to 0}\sum_{i=1}^{n}v(\tau_i)\Delta t_i=\int_{T_1}^{T_2}v(t)dt\ 。$$

2. 若函数 $f(x)$ 在区间 $[a,b]$ 上是可积分的，则积分值仅与被积函数和积分区间有关，而与积分变量的记法无关，即

$$\int_a^b f(x)dx=\int_a^b f(t)dt=\int_a^b f(u)du\ 。$$

3. 函数可积的两个充分条件

定理4－1　设 $f(x)$ 在 $[a,b]$ 上连续，则 $f(x)$ 在 $[a,b]$ 上可积。

定理4－2　设 $f(x)$ 在 $[a,b]$ 上有界，且只有有限个间断点，则 $f(x)$ 在 $[a,b]$ 上可积。

4. 定积分的几何意义

当 $f(x)\geqslant 0$ 时，曲边梯形位于 x 轴上方，$\int_a^b f(x)dx$ 表示由直线 $x=a$，$x=b$，$y=0$ 及曲线 $y=f(x)$ 所围成的曲边梯形的面积 A。

当 $f(x)\leqslant 0$ 时，曲边梯形位于 x 轴下方，$\int_a^b f(x)dx$ 表示由直线 $x=a$，$x=b$，$y=0$ 及曲线 $y=f(x)$ 所围成的曲边梯形面积的负值 $-A$。

当 $f(x)$ 在 $[a,b]$ 上既有正值又有负值时，由直线 $x=a$，$x=b$，$y=0$ 及曲线 $y=f(x)$ 所围成的图形既有在 x 轴上方的部分，又有在 x 轴下方的部分（图4－2），此时，定积分 $\int_a^b f(x)dx$ 表示在 x 轴上方的图形面积与在 x 轴下方的图形面积的代数和。即

$$\int_a^b f(x)dx=A_1-A_2+A_3\ 。$$

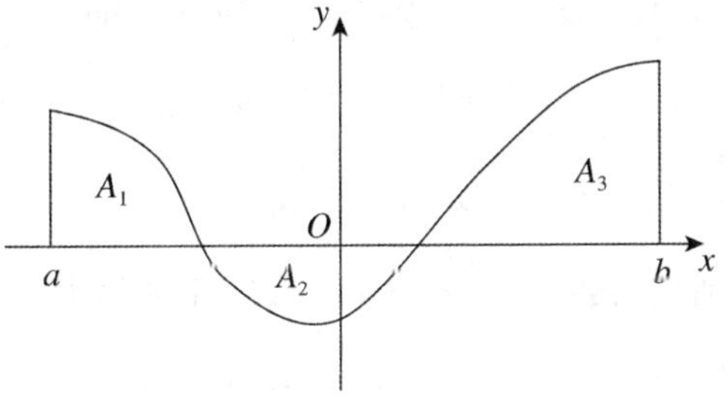

图4－2

例4－1　利用定积分的定义计算 $\int_0^1 x^2dx$。

解　因为函数 $f(x)=x^2$ 在积分区间 $[0,1]$ 上连续，所以可积分。又因为定积分的值与区间的分法和点 ξ_i 的取法无关，所以为方便计算，我们对 $[0,1]$ 进行 n 等分，分点为 $x_i=\frac{i}{n}$，$\Delta x_i=\frac{1}{n}$（$i=1,2,\cdots,n-1$）。取 $\xi_i=\frac{i}{n}$（$i=1,2,\cdots,n$），则积分和为

$$\sum_{i=1}^{n}f(\xi_i)\Delta x_i=\sum_{i=1}^{n}\xi_i^2\Delta x_i=\sum_{i=1}^{n}\left(\frac{i}{n}\right)^2\cdot\frac{1}{n}$$

$$=\frac{1}{n^3}\sum_{i=1}^{n}i^2=\frac{1}{n^3}\cdot\frac{1}{6}n(n+1)(2n+1)=\frac{1}{6}(1+\frac{1}{n})(2+\frac{1}{n})\ 。$$

当 $\lambda\to 0$（即 $n\to\infty$）时，上式两端取极限，得

$$\int_0^1 x^2dx=\lim_{n\to\infty}\frac{1}{6}(1+\frac{1}{n})(2+\frac{1}{n})=\frac{1}{3}\ 。$$

三、定积分的性质

设下列讨论的定积分存在，为方便起见，首先对定积分作以下补充规定：

(1) 当 $a=b$ 时，$\int_a^b f(x)dx=0$；

(2) 当 $a>b$ 时，$\int_a^b f(x)dx=-\int_b^a f(x)dx$ 。

在下列定积分的性质中，如无特别说明，均对积分上下限的大小不加限制，并假定性质中的定积分都是存在的。

性质1 $\int_a^b [f(x)\pm g(x)]dx=\int_a^b f(x)dx\pm\int_a^b g(x)dx$ 。

性质2 $\int_a^b kf(x)dx=k\int_a^b f(x)dx$ 。

性质3 $\int_a^b f(x)dx=\int_a^c f(x)dx+\int_c^b f(x)dx$ 。

注意：无论 a，b，c 相对位置如何，上述等式总成立。

性质4 若在区间 $[a,b]$ 上 $f(x)\equiv 1$，则 $\int_a^b f(x)dx=\int_a^b 1\cdot dx=\int_a^b dx=b-a$ 。

性质5 若在区间 $[a,b]$ 上 $f(x)\geqslant 0$，则 $\int_a^b f(x)dx\geqslant 0$（$a<b$）。

推论1 若在区间 $[a,b]$ 上 $f(x)\leqslant g(x)$，则 $\int_a^b f(x)dx\leqslant\int_a^b g(x)dx$（$a<b$）。

例4-2 根据定积分的性质，比较定积分 $\int_3^4 \ln x dx$ 与 $\int_3^4 \ln^2 x dx$ 的大小。

解 因为 $3\leqslant x\leqslant 4$，所以 $\ln x>1$，则 $\ln x<\ln^2 x$，即

$$\int_3^4 \ln x dx<\int_3^4 \ln^2 x dx \text{。}$$

推论2 $\left|\int_a^b f(x)dx\right|\leqslant\int_a^b |f(x)|dx$（$a<b$）。

性质6 设 M 与 m 分别是函数 $f(x)$ 在区间 $[a,b]$ 上的最大值与最小值，则

$$m(b-a)\leqslant\int_a^b f(x)dx\leqslant M(b-a)\ (a<b) \text{。}$$

例4-3 估计积分 $\int_0^\pi \frac{1}{3+\sin^3 x}dx$ 的值。

解 在区间 $[0,\pi]$ 上，$0\leqslant\sin^3 x\leqslant 1$，则 $\frac{1}{4}\leqslant\frac{1}{3+\sin^3 x}\leqslant\frac{1}{3}$，所以

$$\frac{\pi}{4}\leqslant\int_0^\pi \frac{1}{3+\sin^3 x}dx\leqslant\frac{\pi}{3} \text{。}$$

性质7 若函数 $f(x)$ 在闭区间 $[a,b]$ 上连续，则在积分区间 $[a,b]$ 上至少存在一点 ξ，使下式成立

$$\int_a^b f(x)dx=f(\xi)(b-a)\ (a\leqslant\xi\leqslant b) \text{。} \tag{4-7}$$

该性质也称为**定积分中值定理**（mean value theorem for integrals）。

定积分中值定理的几何解释：若函数 $f(x)$ 在闭区间 $[a,b]$ 上连续，则在区间 $[a,b]$ 上至少存在一点 ξ，使得以区间 $[a,b]$ 为底边，以曲线 $y=f(x)$ 为曲边的曲边梯形的面积等于同一底边而高为 $f(\xi)$ 的矩形的面积。如图4-3。

由式（4-7）得

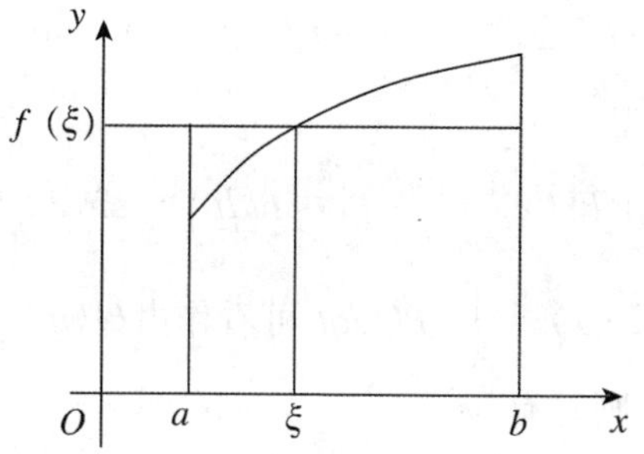

图 4-3

$$f(\xi)=\frac{1}{b-a}\int_a^b f(x)dx\ ,$$

称其为函数 $f(x)$ 在区间 $[a,b]$ 上的平均值。

第二节　微积分学基本定理

本节介绍的微积分学基本定理是以牛顿—莱布尼兹公式的形式给出的。该定理建立了一元函数微分学与一元函数积分学的关系，并为解决定积分的计算问题提供了新的方法。为此，首先讨论积分上限的函数的问题。

一、积分上限的函数及其导数

设函数 $f(x)$ 在区间 $[a,b]$ 上连续，x 为 $[a,b]$ 上任一点，则 $\Phi(x)=\int_a^x f(t)dt$ 是定义在 $[a,b]$ 上关于 x 的函数，称该函数为积分上限的函数。

定理 4-3　设 $f(x)$ 是 $[a,b]$ 上的连续函数，则积分上限的函数 $\Phi(x)=\int_a^x f(t)dt$ 在 $[a,b]$ 上可导，且其导数是

$$\Phi'(x)=\frac{d}{dx}\int_a^x f(t)dt=f(x)\ (a\leqslant x\leqslant b)。$$

证　(1) 当 $x\in(a,b)$ 时，

$$\Delta\Phi(x)=\Phi(x+\Delta x)-\Phi(x)=\int_a^{x+\Delta x}f(t)dt-\int_a^x f(t)dt$$

$$=\int_a^x f(t)dt+\int_x^{x+\Delta x}f(t)dt-\int_a^x f(t)dt=\int_x^{x+\Delta x}f(t)dt\ 。$$

应用定积分的性质 7 即定积分中值定理，有 $\Delta\Phi(x)=f(\xi)\Delta x$，$\xi$ 在 x 与 $x+\Delta x$ 之间，即

$$\frac{\Delta\Phi(x)}{\Delta x}=f(\xi)\ 。\tag{4-8}$$

当 $\Delta x\to 0$ 时，有 $\xi\to x$，所以 $\lim\limits_{\Delta x\to 0}f(\xi)=f(x)$。对式（4-8）两边取极限，有

$$\Phi'(x)=\lim_{\Delta x\to 0}\frac{\Delta\Phi(x)}{\Delta x}=f(x)\ 。$$

(2) 当 $x=a$ 或 $x=b$ 时，可由单侧导数定义得出 $\Phi'_+(a)=f(a)$，$\Phi'_-(b)=f(b)$。

由以上定理 4-3 可总结出一个重要结论：若 $f(x)$ 是 $[a,b]$ 上的连续函数，则 $\Phi(x)=\int_a^x f(t)dt$ 是 $f(x)$ 的一个原函数。

例 4-4　求下列 $F(x)$ 的导数。

(1) $F(x)=\int_a^x \sin t dt$；　　(2) $F(x)=\int_a^{x^2}f(t)dt$（$f(t)$ 连续）；

(3) $F(x)=\int_x^a f(t)dt$（$f(t)$ 连续）；　　(4) $F(x)=\int_x^{x^2}\sin t^2 dt$ 。

解　(1) 由定理 4－3，得

$$F'(x)=\frac{d}{dx}\left(\int_a^x \sin t dt\right)=\sin x 。$$

(2) 令 $u=x^2$，则函数 $F(x)=\int_a^{x^2}f(t)dt$ 可看作由 $G(u)=\int_a^u f(t)dt$ 与 $u=x^2$ 复合而成的函数。根据复合函数求导法则，有

$$F'(x)=\frac{d}{dx}\left[\int_a^{x^2}f(t)dt\right]=\frac{d}{du}\left[\int_a^u f(t)dt\right]\cdot\frac{du}{dx}$$

$$=f(u)\cdot(x^2)'=2xf(x^2) 。$$

(3) 因为 $\int_x^a f(t)dt=-\int_a^x f(t)dt$，所以

$$F'(x)=\frac{d}{dx}\left[\int_x^a f(t)dt\right]=-\frac{d}{dx}\left[\int_a^x f(t)dt\right]=-f(x) 。$$

(4) 根据定积分对积分区间的可加性，将 $F(x)$ 改写为

$$F(x)=\int_x^a \sin t^2 dt+\int_a^{x^2}\sin t^2 dt\ （a\ 为任意常数），$$

则

$$F'(x)=\frac{d}{dx}\left(\int_x^a \sin t^2 dt\right)+\frac{d}{dx}\left(\int_a^{x^2}\sin t^2 dt\right) 。$$

$$=-\sin x^2+\sin(x^2)^2\cdot(x^2)'$$

$$=2x\sin x^4-\sin x^2 。$$

例 4－5　求极限 $\lim\limits_{x\to0}\dfrac{\int_{\sin x}^0 e^{-t^2}dt}{x}$ 。

解　$\dfrac{d}{dx}\int_{\sin x}^0 e^{-t^2}dt=-e^{-\sin^2 x}\cdot(\sin x)'=-e^{-\sin^2 x}\cos x$，

$$\therefore \lim_{x\to0}\frac{\int_{\sin x}^0 e^{-t^2}dt}{x}=\lim_{x\to0}\frac{-e^{-\sin^2 x}\cos x}{1}=-1 。$$

二、牛顿-莱布尼兹公式

定理 4－4　若 $F(x)$ 是连续函数 $f(x)$ 在 $[a,b]$ 上的一个原函数，则

$$\int_a^b f(x)dx=F(b)-F(a) 。\tag{4-9}$$

证　由定理 4－3 得，$\Phi(x)=\int_a^x f(t)dt$ 是 $f(x)$ 的一个原函数，又因为 $F(x)$ 是 $f(x)$ 的原函数，则

$$F(x)-\Phi(x)=C\ （C\ 为常数）。$$

当 $x=a$ 时，$F(a)-\Phi(a)=C$，又 $\Phi(a)=\int_a^a f(t)dt=0$，所以 $F(a)=C$，即

$$F(x)-\Phi(x)=F(a) 。$$

当 $x=b$ 时，$F(b)-\Phi(b)=F(a)$，而 $\Phi(b)=\int_a^b f(t)dt=\int_a^b f(x)dx$，所以

$$\int_a^b f(x)dx=F(b)-F(a) ，$$

记 $F(b)-F(a)=F(x)\big|_a^b=[F(x)]_a^b$ 。

式（4－9）称为**牛顿-莱布尼兹公式**（Newton-Leibniz formula），简记为 N－L 公式。该结论称为**微积分基本定理**（fundamental theorem of calculus），它揭示了定积分与原函数之间的关系：一个连续函数 $f(x)$ 在区间 $[a,b]$ 上的定积分等于它的任一个原函数在 $[a,b]$ 上的增量。同时这也是定积分的计算方法。

例 4－6　计算 $\int_0^1 x^2 dx$ 。

解　应用 N－L 公式，有

$$\int_0^1 x^2 dx = \left[\frac{x^3}{3}\right]_0^1 = \frac{1}{3}(1^3 - 0^3) = \frac{1}{3}\text{。}$$

例 4－7　计算 $\int_{-1}^{\sqrt{3}} \frac{1}{1+x^2} dx$ 。

解　$\int_{-1}^{\sqrt{3}} \frac{1}{1+x^2} dx = [\arctan x]_{-1}^{\sqrt{3}} = \frac{\pi}{3} - (-\frac{\pi}{4}) = \frac{7}{12}\pi$ 。

例 4－8　计算 $\int_{-1}^{2} |x| dx$ 。

分析　在积分区间 $[-1, 2]$ 上，若 $-1 \leqslant x < 0$ ，则 $|x| = -x$ ；若 $0 \leqslant x \leqslant 2$ ，则 $|x| = x$ 。应根据定积分的性质 3，先将积分区间分为 $[-1,0]$ 和 $[0,2]$ ，去掉被积函数中的绝对值符号，再计算定积分。

解　$\int_{-1}^{2} |x| dx = \int_{-1}^{0} |x| dx + \int_{0}^{2} |x| dx = -\int_{-1}^{0} x dx + \int_{0}^{2} x dx$

$$= \left[-\frac{x^2}{2}\right]_{-1}^{0} + \left[\frac{x^2}{2}\right]_{0}^{2} = \frac{5}{2}\text{。}$$

例 4－9　见章首案例。

解　该口服药物的吸收总量

$$Q = \int_0^6 f(t) dt = \int_0^6 t(t-6)^2 dt + \int_0^6 (t^3 - 12t^2 + 36t) dt$$

$$= \left[\frac{1}{4}t^4 - 4t^3 + 18t^2\right]_0^6 = 108\text{。}$$

第三节　定积分的换元积分法与分部积分法

根据微积分基本公式，定积分的计算问题原则上已经解决。但在原函数的计算过程中，主要方法为换元积分法和分部积分法，因此在定积分的计算中，我们通常也使用这两种方法。

一、定积分的换元积分法

定理 4－5　设函数 $f(x)$ 在区间 $[a,b]$ 上连续，函数 $x = \varphi(t)$ 满足条件：

(1) $\varphi(\alpha) = a$ ，$\varphi(\beta) = b$ ；

(2) $\varphi(t)$ 在 $[\alpha,\beta]$（或 $[\beta,\alpha]$ ）上具有连续导数，且其值域 $R_\varphi = [a,b]$ ，

则有

$$\int_a^b f(x) dx = \int_\alpha^\beta f[\varphi(t)]\varphi'(t) dt\text{。} \tag{4-10}$$

证　由假设知式（4－10）两端的被积函数都是连续的，故定积分都存在，且被积函数的原函数也存在。故式（4－10）两边用 N-L 公式计算。

设 $F(x)$ 是 $f(x)$ 的一个原函数，则由 N-L 公式有：

$$\int_a^b f(x) dx = F(b) - F(a)\text{。} \tag{4-11}$$

令 $\Phi(t)=F[\varphi(t)]$，其中 $x=\varphi(t)$，则由复合函数的求导法则得

$$\Phi'(t)=\frac{dF}{dx}\frac{dx}{dt}=f(x)\varphi'(t)=f[\varphi(t)]\varphi'(t),$$

故 $\Phi(t)$ 是 $f[\varphi(t)]\varphi'(t)$ 的一个原函数。又由假设知

$$\Phi(\beta)-\Phi(\alpha)=F[\varphi(\beta)]-F[\varphi(\alpha)]=F(b)-F(a),$$

则使用 N－L 公式计算 $f[\varphi(t)]\varphi'(t)$ 在 $[\alpha,\beta]$ 上的定积分得

$$\int_\alpha^\beta f[\varphi(t)]\varphi'(t)dt=\Phi(\beta)-\Phi(\alpha)=F(b)-F(a)\text{。} \tag{4-12}$$

比较式（4－11）与式（4－12）可得

$$\int_a^b f(x)dx=\int_\alpha^\beta f[\varphi(t)]\varphi'(t)dt\text{。}$$

定理得证。

式（4－10）称为**定积分的换元公式**。应用此公式计算定积分的方法称为**定积分的换元积分法**。

注意：(1) 应用定理时要注意“换元必换限”，按照原积分上限对应于新积分上限，原积分下限对应于新积分下限的原则确定新积分的上、下限，利用式（4－10）将难求的积分 $\int_a^b f(x)dx$ 转化为易求的积分 $\int_\alpha^\beta f[\varphi(t)]\varphi'(t)dt$。

(2) 定积分的换元公式与不定积分的换元公式相似。所不同的是不定积分换元时没有上、下限的问题，因此最后需要将积分变量还原，而定积分在换元时须将上、下限做相应的改变，最后不用将变量还原。

例 4－10 计算 $\int_0^{\frac{\pi}{2}}\cos^3 x\sin x dx$。

解 $\int_0^{\frac{\pi}{2}}\cos^3 x\sin x dx=-\int_0^{\frac{\pi}{2}}\cos^3 x d(\cos x)$，

设 $t=\cos x$，则当 $x=0$ 时，$t=1$；当 $x=\frac{\pi}{2}$ 时，$t=0$，原式可写为

$$\begin{aligned}\int_0^{\frac{\pi}{2}}\cos^3 x\sin x dx&=-\int_0^{\frac{\pi}{2}}\cos^3 x d(\cos x)=-\int_1^0 t^3 dt=\int_0^1 t^3 dt\\&=\left[\frac{t^4}{4}\right]_0^1=\frac{1}{4}\text{。}\end{aligned}$$

与不定积分类似，为了提高效率，变量替换可以省略，同时可以省略上、下限的改变。

例 4－11 计算 $\int_1^e\frac{\ln x}{x}dx$。

解 $\int_1^e\frac{\ln x}{x}dx=\int_1^e\ln x d(\ln x)=\left[\frac{1}{2}\ln^2 x\right]_1^e=\frac{1}{2}$。

例 4－12 计算 $\int_0^1\sqrt{1-x^2}dx$。

解 设 $x=\sin t$，则 $dx=\cos t dt$，当 $x=0$ 时，$t=0$；当 $x=1$ 时，$t=\frac{\pi}{2}$。

$$\begin{aligned}\int_0^1\sqrt{1-x^2}dx&=\int_0^{\frac{\pi}{2}}\cos^2 t dt=\frac{1}{2}\int_0^{\frac{\pi}{2}}(1+\cos 2t)dt\\&=\frac{1}{2}\left[t+\frac{1}{2}\sin 2t\right]_0^{\frac{\pi}{2}}=\frac{\pi}{4}\text{。}\end{aligned}$$

例 4－13 证明

(1) 若 $f(x)$ 在 $[a,b]$ 上连续且为偶函数，则 $\int_{-a}^a f(x)dx=2\int_0^a f(x)dx$；

（2）若 $f(x)$ 在 $[a,b]$ 上连续且为奇函数，则 $\int_{-a}^{a} f(x)dx = 0$ 。

证　因 $\int_{-a}^{a} f(x)dx = \int_{-a}^{0} f(x)dx + \int_{0}^{a} f(x)dx$ ，令 $x = -t$ ，则

$$\int_{-a}^{0} f(x)dx = -\int_{a}^{0} f(-t)dt = \int_{0}^{a} f(-t)dt = \int_{0}^{a} f(-x)dx ,$$

故

$$\int_{-a}^{a} f(x)dx = \int_{0}^{a} [f(x) + f(-x)]dx 。 \tag{4-13}$$

（1）当 $f(x)$ 为偶函数时，$f(x) + f(-x) = 2f(x)$ ，由式（4－13）知

$$\int_{-a}^{a} f(x)dx = 2\int_{0}^{a} f(x)dx 。 \tag{4-14}$$

（2）当 $f(x)$ 为奇函数时，$f(x) + f(-x) = 0$ ，由式（4－13）知

$$\int_{-a}^{a} f(x)dx = 0 。 \tag{4-15}$$

证毕。应用此结论可以化简某些定积分的计算。

例 4－14　计算 $\int_{-2}^{2} (x^6 + 1)dx$ 。

解　因为积分区间对称，被积函数是偶函数，则由式（4－14）知

$$\int_{-2}^{2} (x^6 + 1)dx = 2\int_{0}^{2} (x^6 + 1)dx = 2\left[\frac{x^7}{7} + x\right]_0^2 = \frac{284}{7} 。$$

例 4－15　计算 $\int_{-1}^{1} \frac{\tan x}{1 + x^2 + x^4} dx$ 。

解　因为积分区间对称，被积函数是奇函数，则由式（4－15）知

$$\int_{-1}^{1} \frac{\tan x}{1 + x^2 + x^4} dx = 0 。$$

二、定积分的分部积分法

设 $u(x)$ 、$v(x)$ 在区间 $[a,b]$ 上具有连续导数，根据乘积的求导公式得

$$uv' = (uv)' - u'v ,$$

上式两端在区间 $[a,b]$ 上求定积分，得

$$\int_{a}^{b} uv'dx = \int_{a}^{b} (uv)'dx - \int_{a}^{b} u'vdx ,$$

即

$$\int_{a}^{b} udv = [uv]_a^b - \int_{a}^{b} vdu 。 \tag{4-16}$$

式（4－16）就是**定积分的分部积分公式**。

例 4－16　计算 $\int_{0}^{\frac{1}{2}} \arcsin x dx$ 。

解　$$\int_{0}^{\frac{1}{2}} \arcsin x dx = [x\arcsin x]_0^{\frac{1}{2}} - \int_{0}^{\frac{1}{2}} \frac{x}{\sqrt{1 - x^2}} dx$$

$$= \frac{1}{2}\arcsin\frac{1}{2} + [\sqrt{1 - x^2}]_0^{\frac{1}{2}} = \frac{\pi}{12} + \frac{\sqrt{3}}{2} - 1 。$$

例 4－17　计算 $\int_{0}^{1} e^{\sqrt{x}} dx$ 。

解　为了计算的方便，可以先去掉根式。令 $\sqrt{x} = t$ ，则 $x = t^2$ ，$dx = 2tdt$ 。当 $x = 0$ 时，$t = 0$ ；当 $x = 1$ 时，$t = 1$ 。于是

$$\int_0^1 e^{\sqrt{x}}dx = \int_0^1 e^t dt^2 = 2\int_0^1 te^t dt = 2\int_0^1 tde^t$$
$$= 2[te^t]_0^1 - 2\int_0^1 e^t dt = 2e - 2(e-1) = 2 \text{。}$$

第四节　广义积分

在定积分的定义中，定积分 $\int_a^b f(x)dx$ 存在须满足两个条件：一是积分区间 $[a,b]$ 是有限区间，二是被积函数 $f(x)$ 是区间 $[a,b]$ 上的有界函数。但是在许多实际问题中，积分区间不一定是有限的，被积函数也可能在区间上有无穷间断点（这时被积函数在区间 $[a,b]$ 上无界），所以需要将定积分的概念加以推广。无限区间上的积分及被积函数有无穷间断点的积分，统称为广义积分。

一、无穷区间上的广义积分

定义 4-2　设函数 $f(x)$ 在区间 $[a,+\infty)$ 上连续，取 $t>a$ 。如果极限 $\lim\limits_{t\to+\infty}\int_a^t f(x)dx$ 存在，则称此极限为函数 $f(x)$ 在无穷区间 $[a,+\infty)$ 上的**广义积分**（improper integral），也称反常积分，记作 $\int_a^{+\infty} f(x)dx$ ，即

$$\int_a^{+\infty} f(x)dx = \lim_{t\to+\infty}\int_a^t f(x)dx \text{。} \tag{4-17}$$

这时称广义积分 $\int_a^{+\infty} f(x)dx$ **收敛**（convergent）；如果上述极限不存在，则函数 $f(x)$ 在无穷区间 $[a,+\infty)$ 上的广义积分 $\int_a^{+\infty} f(x)dx$ 不存在，并称为广义积分 $\int_a^{+\infty} f(x)dx$ **发散**(divergent)。

类似地，设函数 $f(x)$ 在区间 $(-\infty,b]$ 上连续，取 $t<b$ 。如果极限 $\lim\limits_{t\to-\infty}\int_t^b f(x)dx$ 存在，则称此极限为函数 $f(x)$ 在无穷区间 $(-\infty,b]$ 上的广义积分，记作 $\int_{-\infty}^b f(x)dx$ ，即

$$\int_{-\infty}^b f(x)dx = \lim_{t\to-\infty}\int_t^b f(x)dx \text{。} \tag{4-18}$$

这时称广义积分 $\int_{-\infty}^b f(x)dx$ 收敛；反之称广义积分 $\int_{-\infty}^b f(x)dx$ 发散。

设函数 $f(x)$ 在区间 $(-\infty,+\infty)$ 连续，若广义积分 $\int_{-\infty}^0 f(x)dx$ 和 $\int_0^{+\infty} f(x)dx$ 都收敛，则称上述两广义积分之和为函数 $f(x)$ 在无穷区间 $(-\infty,+\infty)$ 的广义积分，记作 $\int_{-\infty}^{+\infty} f(x)dx$，即

$$\int_{-\infty}^{+\infty} f(x)dx = \lim_{a\to-\infty}\int_a^0 f(x)dx + \lim_{b\to+\infty}\int_0^b f(x)dx \text{。} \tag{4-19}$$

这时称广义积分 $\int_{-\infty}^{+\infty} f(x)dx$ 收敛；否则就称广义积分 $\int_{-\infty}^{+\infty} f(x)dx$ 发散。

上述广义积分式（4-17)、式（4-18)、式（4-19）也称为无穷限的广义积分。

设 $F(x)$ 是 $f(x)$ 在 $[a,+\infty)$ 上的一个原函数，记 $\lim\limits_{x\to+\infty}F(x)=F(+\infty)$ ，由定义及牛顿—莱布尼兹公式，有下面结果：

(1) $F(+\infty)$ 存在时，广义积分 $\int_a^{+\infty} f(x)dx = [F(x)]_a^{+\infty} = F(+\infty) - F(a)$；

(2) $F(+\infty)$ 不存在时，广义积分 $\int_a^{+\infty} f(x)dx$ 发散。

类似地，若 $F(x)$ 是 $f(x)$ 在 $(-\infty, b]$ 上的一个原函数，记 $\lim\limits_{x\to-\infty} F(x) = F(-\infty)$，则

(1) 当 $F(-\infty)$ 存在时，广义积分 $\int_{-\infty}^{b} f(x)dx = [F(x)]_{-\infty}^{b} = F(b) - F(-\infty)$；

(2) 当 $F(-\infty)$ 不存在时，广义积分 $\int_{-\infty}^{b} f(x)dx$ 发散。

若 $F(x)$ 是 $f(x)$ 在 $(-\infty, +\infty]$ 上的一个原函数，则

当 $F(+\infty)$ 和 $F(-\infty)$ 都存在时，广义积分 $\int_{-\infty}^{+\infty} f(x)dx = [F(x)]_{-\infty}^{+\infty} = F(+\infty) - F(-\infty)$ 收敛，否则，广义积分 $\int_{-\infty}^{+\infty} f(x)dx$ 发散。

例 4－18　计算广义积分 $\int_0^{+\infty} te^{-pt}dt$（$p$ 是常数，且 $p>0$）。

解　$$\int_0^{+\infty} te^{-pt}dt = -\frac{1}{p}\int_0^{+\infty} tde^{-pt} = -\frac{t}{p}e^{-pt}\Big|_0^{+\infty} + \frac{1}{p}\int_0^{+\infty} e^{-pt}dt$$
$$= \left[-\frac{t}{p}e^{-pt}\right]_0^{+\infty} - \frac{1}{p^2}[e^{-pt}]_0^{+\infty}$$
$$= -\frac{1}{p}\lim_{t\to+\infty} te^{-pt} - 0 - \frac{1}{p^2}(\lim_{t\to+\infty} e^{-pt} - 1) = \frac{1}{p^2}。$$

二、被积函数有无穷间断点的广义积分

若函数 $f(x)$ 在点 $x=a$ 的任一邻域内都无界，则称点 a 为 $f(x)$ 的瑕点，也称为无界的间断点。

定义 4－3　设函数 $f(x)$ 在 $[a,b]$ 上连续，而在点 a 的右邻域内无界，取 $\varepsilon>0$，若 $\lim\limits_{\varepsilon\to0^+}\int_{a+\varepsilon}^{b} f(x)dx$ 存在，则称此极限为函数 $f(x)$ 在 $[a,b]$ 上的广义积分，仍然记作 $\int_a^b f(x)dx$，即 $\int_a^b f(x)dx = \lim\limits_{\varepsilon\to0^+}\int_{a+\varepsilon}^{b} f(x)dx$。此时称广义积分 $\int_a^b f(x)dx$ 收敛，否则称广义积分 $\int_a^b f(x)dx$ 发散。

类似地，设函数 $f(x)$ 在 $[a,b]$ 上连续，在点 b 的左邻域内无界，取 $\varepsilon>0$，若 $\lim\limits_{\varepsilon\to0^+}\int_a^{b-\varepsilon} f(x)dx$ 存在，则 $\int_a^b f(x)dx = \lim\limits_{\varepsilon\to0^+}\int_a^{b-\varepsilon} f(x)dx$。此时称广义积分 $\int_a^b f(x)dx$ 收敛，否则称广义积分 $\int_a^b f(x)dx$ 发散。

设函数 $f(x)$ 在 $[a,b]$ 上除点 c（$a<c<b$）外连续，而在点 c 的邻域内无界，若两个广义积分 $\int_a^c f(x)dx$ 与 $\int_c^b f(x)dx$ 都收敛，则定义：

$$\int_a^b f(x)dx = \int_a^c f(x)dx + \int_c^b f(x)dx$$
$$= \lim_{\varepsilon\to0^+}\int_a^{c-\varepsilon} f(x)dx + \lim_{\varepsilon\to0^+}\int_{c+\varepsilon}^{b} f(x)dx。$$

这时称广义积分 $\int_a^b f(x)dx$ 收敛；否则，就称广义积分 $\int_a^b f(x)dx$ 发散。

例 4－19　计算 $\int_0^a \frac{1}{\sqrt{a^2-x^2}}dx$（$a>0$）。

解 当 $x \to a^-$ 时，$\frac{1}{\sqrt{a^2-x^2}} \to +\infty$，故点 $x=a$ 为瑕点，于是

$$\int_0^a \frac{1}{\sqrt{a^2-x^2}}dx = \left[\arcsin\frac{x}{a}\right]_0^a = \lim_{x\to a^-}\arcsin\frac{x}{a} - \arcsin 0$$
$$= \arcsin 1 - 0 = \frac{\pi}{2}$$

例 4－20 讨论广义积分 $\int_{-1}^1 \frac{1}{x^2}dx$ 的收敛性。

解 当 $x \to 0$ 时，$\frac{1}{x} \to \infty$，故点 $x=0$ 为瑕点，于是

$$\int_{-1}^1 \frac{1}{x^2}dx = \int_{-1}^0 \frac{1}{x^2}dx + \int_0^1 \frac{1}{x^2}dx ,$$

因为

$$\int_{-1}^0 \frac{1}{x^2}dx = -\frac{1}{x}\Big|_{-1}^0 = -\lim_{x\to 0^-}\frac{1}{x} - 1 = +\infty,$$

所以广义积分 $\int_{-1}^1 \frac{1}{x^2}dx$ 发散。

第五节 定积分的应用

一、微元法

本章第一节两个引例的求解过程中，其共同点是分割、近似、求和、取极限四个步骤，其中关键的是第二步，在分割出来的每个小区间 $[x_{i-1},x_i]$ 上用矩形的面积近似代替相应的小曲边梯形的面积：

$$\Delta A_i \approx f(\xi_i)\Delta x_i , x_{i-1} \leqslant \xi_i \leqslant x_i , i=1,2,\cdots,n 。$$

在实际应用中为简便起见，把此小区间记作 $[x,x+dx]$，用 ΔA 表示该小区间上窄曲边梯形的面积，取 $[x,x+dx]$ 的左端点 x 为 ξ，以点 x 处的函数值 $f(x)$ 为高，dx 为底的矩形面积 $f(x)dx$ 便为 ΔA 的近似值，即

$$\Delta A \approx f(x)dx 。$$

上式右端 $f(x)dx$ 称为 A 的面积微元，记作

$$dA = f(x)dx ,$$

则曲边梯形面积 A 即为微元在区间 $[a,b]$ 上的定积分：

$$A = \int_a^b dA = \int_a^b f(x)dx 。$$

根据上述过程，计算曲边梯形面积的问题可概括为如下三步：

第一步，确定积分变量 x 及其变化区间 $[a,b]$；

第二步，选取区间 $[a,b]$ 内的任意小区间 $[x,x+dx]$，并求得面积 A 的微分

$$dA = f(x)dx ;$$

第三步，将 dA 在 $[a,b]$ 上积分，即所求量 A 的积分表达式

$$A = \int_a^b dA = \int_a^b f(x)dx 。$$

利用上述三个步骤解决问题的方法，称为微元法。

二、平面图形的面积

设平面图形由连续曲线 $y=f(x)$, $y=g(x)$ 及 $x=a$, $x=b$ 围成，如图 4-4 所示。求该图形的面积。

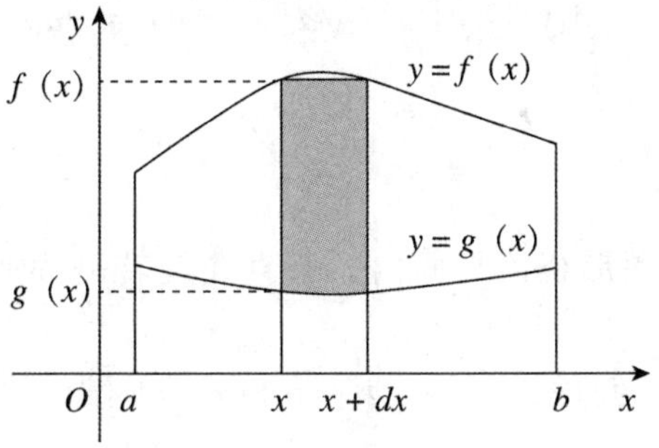

图 4-4

按照微元法，可取 x 为积分变量，其变化范围为 $[a,b]$ ，在区间 $[a,b]$ 上任取小区间 $[x, x+dx]$ ，面积微元为 $dA=|f(x)-g(x)|dx$ ，则所求面积为

$$A=\int_a^b |f(x)-g(x)|dx \text{ 。} \tag{4-20}$$

例 4-21　求由曲线 $y=x^2$ 及 $x+y=2$ 所围成图形的面积。

解　如图 4-5 所示，两曲线的交点为 $(-2,4)$, $(1,1)$ 。选 x 为积分变量，x 的取值范围为 $[-2,1]$ 。根据微元法，在区间 $[-2,1]$ 上任取小区间 $[x,x+dx]$ ，面积微元为

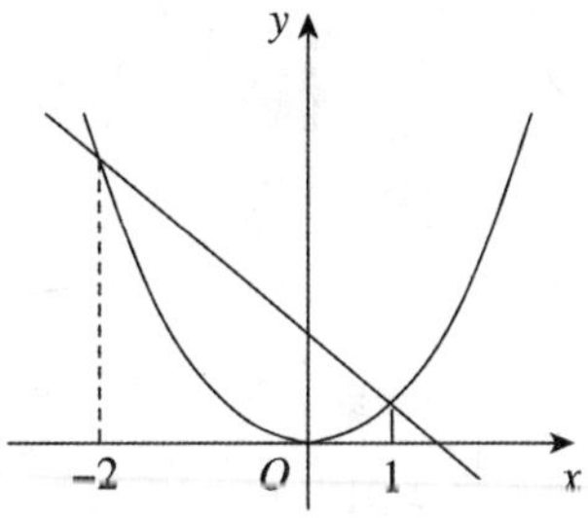

图 4-5

$$dA=[(2-x)-x^2]dx \text{ 。}$$

所求面积为

$$A=\int_{-2}^1 (2-x-x^2)dx=\frac{9}{2} \text{ 。}$$

例 4-22　求由椭圆 $\frac{x^2}{a^2}+\frac{y^2}{b^2}=1$ 所围成的图形的面积。

解　由椭圆图形的对称性，椭圆面积等于位于第一象限内面积的 4 倍（如图 4-6）。记第一象限内面积为 A_1 。

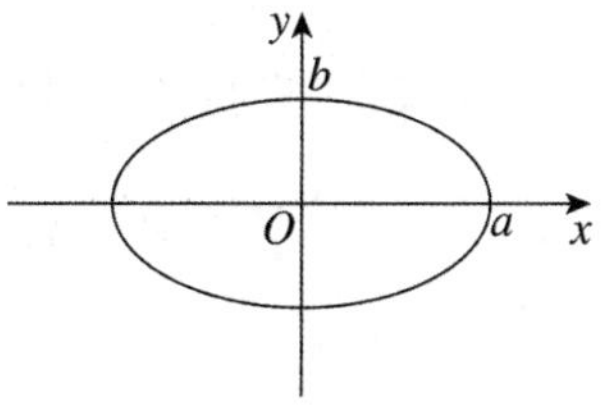

图 4-6

选 x 为积分变量，当 $0 \leqslant x \leqslant a$ 时，$y = \frac{b}{a}\sqrt{a^2 - x^2}$，面积微元为

$$dA_1 = ydx = \frac{b}{a}\sqrt{a^2 - x^2}dx,$$

故

$$A = 4A_1 = 4\int_0^a \frac{b}{a}\sqrt{a^2 - x^2}dx = \pi ab。$$

三、旋转体的体积

旋转体就是由一个平面图形绕该平面内一条直线旋转一周而成的立体，该直线叫做旋转轴。

求由连续曲线 $y = f(x)$ 与直线 $x = a$，$x = b$ 和 x 轴所围成的平面图形绕 x 轴旋转一周而成的旋转体体积（如图 4－7）。

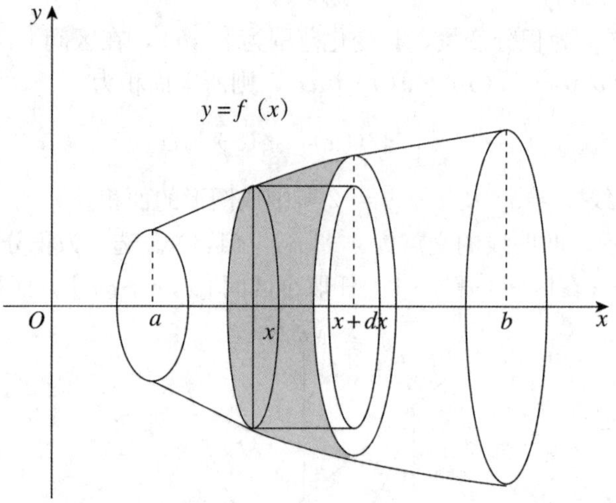

图 4－7

选 x 为积分变量，则 $x \in [a,b]$，考察由过点 x 与过点 $x + dx$ 且垂直于 x 轴的两平面所夹小薄片，由于 dx 很小，可将该薄片近似看作底面半径为 $f(x)$，高为 dx 的扁圆柱体。其体积称作体积微元

$$dV = \pi[f(x)]^2 dx,$$

所求的旋转体体积为

$$V = \int_a^b \pi[f(x)]^2 dx。 \tag{4-21}$$

同理可得，连续曲线 $x = \varphi(y)$ 与直线 $y = c$，$y = d$ 和 y 轴所围成平面图形绕 y 轴旋转一周而成的旋转体体积为

$$V = \int_c^d \pi[\varphi(y)]^2 dy。 \tag{4-22}$$

例 4－23 求由椭圆 $\frac{x^2}{a^2} + \frac{y^2}{b^2} = 1$ 所围成的图形绕 x 轴旋转一周而成的椭球体体积。

解 椭球体可看作由上半椭圆 $y = \frac{b}{a}\sqrt{a^2 - x^2}$ 及 x 轴所围图形绕 x 轴旋转一周所形成的旋转体。

选 x 为积分变量，则 $x \in [-a,a]$，体积微元为

$$dV = \pi\frac{b^2}{a^2}(a^2 - x^2)dx,$$

于是所求椭球体的体积为

$$V=\int_{-a}^{a}\pi\frac{b^2}{a^2}(a^2-x^2)dx=\frac{\pi b^2}{a^2}\int_{-a}^{a}(a^2-x^2)dx=\frac{4}{3}\pi ab^2\text{。}$$

四、平面曲线的弧长

设 $y=f(x)$ 在区间 $[a,b]$（$a<b$）上具有一阶连续导数，由函数 $y=f(x)$ 在区间 $[a,b]$ 上所确定的一段弧是光滑曲线弧，以下采用微元法求该光滑曲线弧的弧长。

选 x 为积分变量，则 $x\in[a,b]$，曲线 $y=f(x)$ 在 $[a,b]$ 上任一小区间 $[x,x+dx]$ 的一段弧 MN 的长度 Δs 可以用该曲线在点 x 处的切线上相应的一段的长度来近似代替。而这相应切线段的长度为

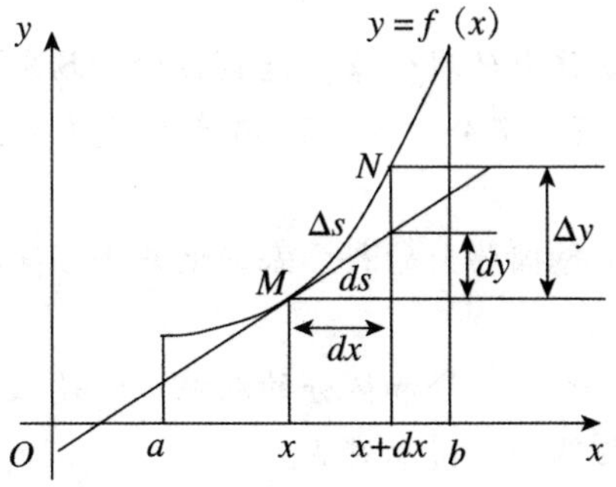

图 4－8

$$\sqrt{(dx)^2+(dy)^2}=\sqrt{1+(y')^2}dx\text{，}$$

这就是弧长元素，即

$$ds=\sqrt{1+(y')^2}dx\text{。}$$

以 $\sqrt{1+(y')^2}dx$ 为被积表达式，在区间 $[a,b]$ 上作定积分，便得所求弧长为

$$S=\int_a^b\sqrt{1+y'^2}dx=\int_a^b\sqrt{1+[f'(x)]^2}dx\text{。}\tag{4-23}$$

当光滑曲线弧的方程为参数方程时，设参数方程 $\begin{cases}x=\varphi(t)\\y=\psi(t)\end{cases}$ （$\alpha\leqslant t\leqslant\beta$），因为 $\frac{dy}{dx}=\frac{\psi'(t)}{\varphi'(t)}$，则代入式（4－23）可得

$$ds=\sqrt{1+\left(\frac{\psi'(t)}{\varphi'(t)}\right)^2}\varphi'(t)dt=\sqrt{(\varphi'(t))^2+(\psi'(t))^2}dt\text{，}$$

则弧长为

$$S=\int_{\alpha}^{\beta}\sqrt{(\varphi'(t))^2+(\psi'(t))^2}dt\text{。}\tag{4-24}$$

例 4－24　求曲线 $y=x^2-\frac{1}{8}\ln x$ 在区间 $[1,3]$ 上的一段弧长。

解　函数 $y=x^2-\frac{1}{8}\ln x$ 在区间 $[1,3]$ 上有一阶连续导数，故应用式（4－23）可得其弧长为

$$\begin{aligned}S&=\int_a^b\sqrt{1+y'^2}dx=\int_1^3\sqrt{1+\left(2x-\frac{1}{8x}\right)^2}dx\\&=\int_1^3\left(2x+\frac{1}{8x}\right)dx=8+\frac{\ln 3}{8}\text{。}\end{aligned}$$

例 4-25 计算摆线 $\begin{cases} x = a(\theta - \sin\theta) \\ y = a(1-\cos\theta) \end{cases}$ 在 $0 \leqslant \theta \leqslant 2\pi$ 内的弧长。

解 弧长元素为

$$ds = \sqrt{a^2(1-\cos\theta)^2 + a^2\sin^2\theta}d\theta$$

$$= a\sqrt{2(1-\cos\theta)}d\theta = 2a\sin\frac{\theta}{2}d\theta,$$

代入式（4-24）可求得弧长为

$$S = \int_0^{2\pi} 2a\sin\frac{\theta}{2}d\theta = 2a\left[-2\cos\frac{\theta}{2}\right]_0^{2\pi} = 8a。$$

知识链接

牛顿（1642—1727）英国伟大的科学家，他在数学、物理学等多个领域作出了杰出的贡献。他在1665年提出正流数（微分）术，1666年又提出反流数（积分）术，为微积分学的创立奠定了基础。

莱布尼兹（1646—1716）德国伟大的科学家，他与牛顿同时创建了微积分，他所创立的微积分符号沿用至今。

牛顿与莱布尼兹明确地找到了积分和微分的联系，它是微积分建立的基础。只有确立了这一基本关系，微积分学的理论才得以完善。

习 题 四

1. 由定积分的几何意义计算下列定积分。

(1) $\int_0^{2\pi} \sin x dx$　　(2) $\int_{-R}^{R} \sqrt{R^2 - x^2}dx$

(3) $\int_0^3 2x dx$　　(4) $\int_0^{\pi} \cos x dx$

2. 试比较下列各组积分值的大小，并说明理由。

(1) $\int_0^1 x dx$，$\int_0^1 x^2 dx$，$\int_0^1 x^3 dx$　　(2) $\int_3^4 \ln x dx$，$\int_3^4 \ln^2 x dx$，$\int_3^4 \frac{1}{\ln x}dx$

(3) $\int_0^1 x dx$，$\int_0^1 \ln(1+x)dx$，$\int_0^1 e^x dx$

3. 求下列极限。

(1) $\lim\limits_{x\to 0}\dfrac{\int_{\cos x}^{1} e^{-t^2}dt}{x^2}$　　(2) $\lim\limits_{x\to 0}\dfrac{\int_0^x (1-\cos^3 t)dt}{x - \sin x}$

(3) $\lim\limits_{x\to 0}\dfrac{\int_0^x t(t+\sin t)dt}{\int_x^0 t^2 dt}$　　(4) $\lim\limits_{x\to 0}\dfrac{\int_x^0 \ln(1+t)dt}{x^2}$

4. 求下列积分。

(1) $\int_1^3 (x^2 + \frac{1}{x^2})dx$　　(2) $\int_4^9 \sqrt{x}(1+\sqrt{x})dx$

(3) $\int_{-1}^{1} x|x|dx$　　(4) $\int_{-\frac{\pi}{2}}^{\frac{\pi}{2}} |\sin x| dx$

(5) $\int_{\frac{1}{\sqrt{3}}}^{\sqrt{3}} \frac{1}{1+x^2}dx$

(6) $\int_0^{\sqrt{3}a} \frac{1}{a^2+x^2}dx$

(7) $\int_0^{\frac{\pi}{2}} \cos^5 x\sin x dx$

(8) $\int_1^e \frac{2+\ln x}{x}dx$

(9) $\int_0^1 \frac{x}{1+x^4}dx$

(10) $\int_0^{\pi} \sqrt{\sin x-\sin^3 x}dx$

(11) $\int_0^{\ln 2} e^x(1+e^x)^2 dx$

(12) $\int_0^a \sqrt{a^2-x^2}dx\ (a>0)$

(13) $\int_0^1 e^{\sqrt{x}}dx$

(14) $\int_{\frac{1}{2}}^1 e^{\sqrt{2x-1}}dx$

(15) $\int_{\frac{1}{\sqrt{2}}}^1 \frac{\sqrt{1-x^2}}{x^2}dx$

(16) $\int_0^1 xe^{-x}dx$

(17) $\int_0^{\pi} x\cos x dx$

(18) $\int_1^e x\ln x dx$

(19) $\int_0^1 \arctan x dx$

(20) $\int_0^{\frac{\pi}{2}} e^{2x}\sin x dx$

5. 判断下列广义积分的收敛性，若收敛，则算出广义积分的值。

(1) $\int_1^{+\infty} \frac{1}{x^4}dx$

(2) $\int_e^{+\infty} \frac{1}{x(\ln x)^2}dx$

(3) $\int_e^{+\infty} \frac{\ln x}{\sqrt{x}}dx$

(4) $\int_0^{+\infty} \frac{1}{\sqrt{e^x}}dx$

(5) $\int_{-\infty}^{+\infty} e^x\sin x dx$

(6) $\int_{-\infty}^{+\infty} \frac{1}{x^2+2x+2}dx$

(7) $\int_0^1 \frac{x}{\sqrt{1-x^2}}dx$

(8) $\int_0^1 \ln x dx$

(9) $\int_{-1}^1 \frac{1}{x(x-2)}dx$

(10) $\int_1^e \frac{1}{x\sqrt{1-\ln^2 x}}dx$

6. 计算下列各曲线所围成图形的面积。

(1) $y=e^x$ ，$y=e^{-x}$ ，$x=1$

(2) $y=3-2x-x^2$ ，x 轴

(3) $y=x^2$ ，$y=x$ ，$y=2x$

(4) $y=\ln x$ ，$y=\ln 2$ ，$y=\ln 5$ ，$x=0$

(5) $y=\frac{1}{x}$ ，$x=1$ ，$x=2$ ，x 轴

(6) $y=x^2$ ，$x=y^2$

(7) $y^2=2x$ ，$y=x-4$

(8) $y=\sin x\ (x\in[0,\pi])$，x 轴

7. 计算下列曲线围成的图形绕指定轴旋转所产生的旋转体的体积。

(1) $y=x^2$ ，$x=y^2$ ，绕 x 轴及 y 轴

(2) $y=\frac{r}{h}x$ ，$x=h\ (r>0,\ h>0)$ 与 x 轴，绕 x 轴

(3) $y=x^2$ ，$x\in[0,2]$，绕 x 轴及 y 轴

(4) $x^2+(y-5)^2=16$ ，绕 x 轴

8. 若函数 $f(x)$ 在区间 $[0,1]$ 上连续，证明

(1) $\int_0^{\frac{\pi}{2}} f(\sin x)dx=\int_0^{\frac{\pi}{2}} f(\cos x)dx$

(2) $\int_0^{\pi} xf(\sin x)dx = \frac{\pi}{2}\int_0^{\pi} f(\sin x)dx$ ，由此计算 $\int_0^{\pi} \frac{x\sin x}{1+\cos^2 x}dx$

9. 若函数 $f(x)$ 在闭区间 $[0,1]$ 上连续，在开区间 $(0,1)$ 内 $f(x)>0$ ，并且 $xf'(x)=f(x)+\frac{3a}{2}x^2$ ，又曲线 $f(x)$ 与 $x=1$ ，$y=0$ 所围成的图形 S 的面积为 2 。求 $f(x)$ ，并确定 a 为何值时，图形 S 绕 x 轴旋转所得的体积最小。

（刘　琳）

第5章 多元函数微积分

案例	某药厂生产甲、乙两种药品，当它们的产量分别为 x 和 y 时，这两种药品的总成本是 $$f(x,y)=\frac{50}{x+2}+\frac{125}{(y+3)^2},$$ 试求每种药品的边际成本（药品的边际成本就是总成本关于该产品产量的变化率）。

前几章我们讨论的都是一个自变量的函数的微积分，也就是一元函数微积分。但是在很多实际问题中，常常会遇到包含多个变量的函数，这就提出了多元函数及多元函数微积分的问题。本章将首先讨论多元函数的微分学，之后再简单介绍一下多元函数的积分。

第一节　多元函数

一、空间直角坐标系

为了确定空间一点的位置，我们需要引进空间直角坐标系。过空间一定点 O，作 3 条两两垂直的数轴，分别称为 x 轴（横轴）、y 轴（纵轴）、z 轴（竖轴），统称为坐标轴。点 O 称为坐标原点，通常把 x 轴和 y 轴放置在水平面上，z 轴则铅直放置，它们的正向需符合右手规则，即右手握住 z 轴，当右手的四个手指从正向 x 轴以 $\frac{\pi}{2}$ 角度转向正向 y 轴时，大拇指的指向就是 z 轴的正向。这样就构成了空间直角坐标系 $O-xyz$ 。

每两条坐标轴确定一个平面，分别为 xOy 、yOz 、zOx 平面，统称为坐标面。三个坐标面把空间分成八个部分，每一部分称为**卦限**(octant)（图 5-1）。

有了空间直角坐标系，便可建立空间中的点与有序数组的一一对应关系。设 M 为空间上任意一点，过点 M 作垂直于三个坐标轴的三个平面，且各交 x 轴、y 轴、z 轴于点 P、Q、R（图 5-2），它们在 x 轴、y 轴、z 轴上的坐标分别为 x 、y 、z ，这样空间点 M 就唯一确定了一个三元有序数组 (x,y,z) ；反之，对任一有序数组 (x,y,z) ，也可以唯一确定空间的一个点 M。这样就建立了空间点与有序数组的一一对应关系，这个有序数组称为点 M 的坐标，记为 $M(x,y,z)$ ，特别的，原点 O 的坐标为 $(0,0,0)$ 。

平面上两点间的距离公式可推广到空间任意两点 $M_1(x_1,y_1,z_1)$ 和 $M_2(x_2,y_2,z_2)$ 间的距离公式：

$$|M_1M_2|=\sqrt{(x_2-x_1)^2+(y_2-y_1)^2+(z_2-z_1)^2}。$$

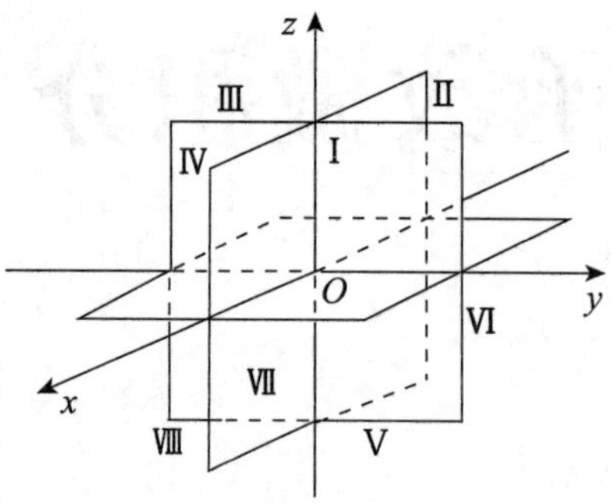

图5-1

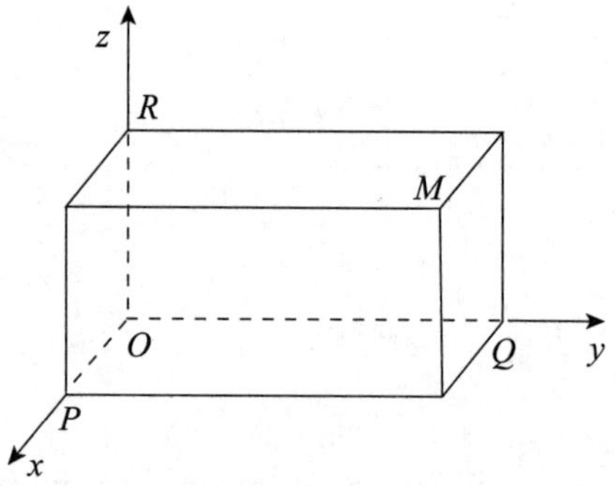

图5-2

例5-1 求空间中与点 $P(1,-1,3)$ 和 $Q(2,3,5)$ 等距的点的轨迹。

解 设所求点为 $M(x, y, z)$，则由题意有 $|PM|=|QM|$，即

$$\sqrt{(x-1)^2+(y+1)^2+(z-3)^2}=\sqrt{(x-2)^2+(y-3)^2+(z-5)^2}\ 。$$

整理得

$$2x+8y+4z-27=0\ ,$$

上式即为所求点的轨迹方程。

二、多元函数的概念

在过去的研究中，我们讨论的对象都是一元函数，即两个变量之间的关系。但是在很多实际问题当中，经常会遇到多个变量之间的相互依赖关系。比如：

例5-2 研究机体对某种药物的反应。设给予药量 x 单位，经过 t 小时后机体产生某种反应E，且有

$$E=x^2(a-x)t^2e^{-t}$$

其中 a 为常量（可允许给予的最大药量）。上述式中有三个变量，而且变量 E 随着变量 x 和 t 的变化而变化，当 x，t 在一定范围（$0\leqslant x\leqslant a, t\geqslant 0$）内任意取定一对数值时，$E$ 的对应值就随之唯一确定，我们说变量 E 是变量 x 和 t 的二元函数。

例5-3 三角形 ABC 的面积 S 与一边 a 及这条边上的高 h 的关系为

$$S=\frac{1}{2}ah\ 。$$

式中的面积 S 随 a 及 h 两个变量的变化而变化，当这两个变量在一定范围（$a>0$，$h>0$）内任取一组数时，有唯一的 S 与之对应。

由以上例题的共性，我们就可以得到二元函数的概念。

定义5-1 设有三个变量 x,y 和 z，如果对于变量 x,y 可以取得的每一对值，变量 z 按照一定的对应关系有唯一确定的值与之对应，则称变量 z 为变量 x,y 的**二元函数**（bivariate function），记作

$$z=f(x,y)$$

其中 x,y 称为**自变量**，z 称为**因变量**。

设二元函数，$P_0(x_0,y_0)$ 为其定义域 D 中任一点，将 $x=x_0, y=y_0$ 代入 $z=f(x,y)$，算出函数 z 的对应值 $f(x_0,y_0)$，即为函数 z 在点 $P_0(x_0,y_0)$ 的**函数值**，函数值的全体所构成的集合称为函数 z 的**值域**。

类似地，可以定义三元函数、四元函数等，二元及二元以上的函数统称为**多元函数**（multivariate function）。在这一章中，我们主要研究二元函数，因为三元以上的函数及其微分法与二元函数是完全类似的。

与一元函数相仿，二元函数 $z=f(x,y)$ 的自变量 x,y 的允许值范围称为函数 z 的**定义域**。

例 5-4　求函数 $z=\sqrt{1-x^2}+\sqrt{1-y^2}$ 的定义域。

解　要使函数关系式有意义，自变量 x、y 必须满足不等式

$$x^2\leqslant 1\ ,\ y^2\leqslant 1$$

即

$$-1\leqslant x\leqslant 1$$
$$-1\leqslant y\leqslant 1,$$

因此函数的定义域为 $\{(x,y)\mid -1\leqslant x\leqslant 1,-1\leqslant y\leqslant 1\}$。

例 5-5　求函数 $z=\dfrac{\arcsin(3-x^2-y^2)}{\sqrt{x-y^2}}$ 的定义域。

解　要使函数关系式有意义，自变量 x,y 必须满足不等式组

$$\begin{cases}|3-x^2-y^2|\leqslant 1\\ x-y^2>0\end{cases},$$

即

$$\begin{cases}2\leqslant x^2+y^2\leqslant 4\\ x>y^2\end{cases},$$

即定义域为圆环 $2\leqslant x^2+y^2\leqslant 4$ 以及抛物线 $x=y^2$ 右侧的公共部分（不包括抛物线）（图 5-3）。

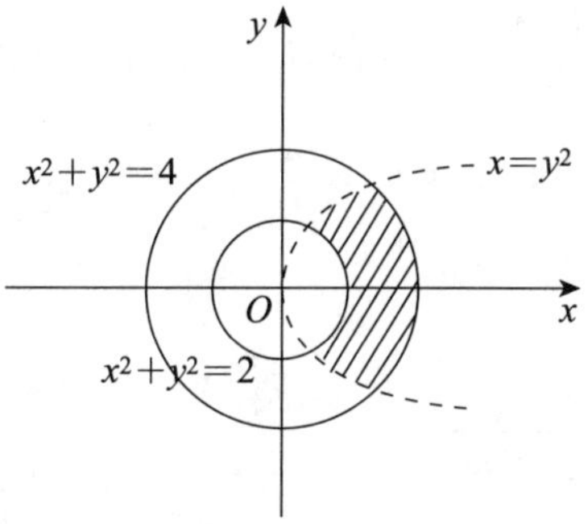

图 5-3

一般地，如果二元函数 $z=f(x,y)$ 的定义域为 D，则 D 为 xOy 平面上的一个区域，那么对于 D 内任意一点 $M(x,y)$，都可算出相应的 z 值。这样，以 x 为横坐标，y 为纵坐标，z 为竖坐标可确定空间中一点 $P(x,y,z)$。当点 $M(x,y)$ 取遍区域 D 内一切点时，点 $P(x,y,z)$ 的轨迹就形成了一个空间曲面。因此，二元函数的几何意义为空间直角坐标系中的一张曲面。

常见的曲面有：

平面 $Ax+By+Cz+D=0$（A、B、C、D 不同时为 0）。

球心为原点的球面 $x^2+y^2+z^2=R^2$（图 5-4）。

椭圆抛物面 $z=\dfrac{x^2}{a^2}+\dfrac{y^2}{b^2}\ (a>0,b>0)$（图 5-5）。

双曲抛物面（马鞍面）：$z=-\dfrac{x^2}{a^2}+\dfrac{y^2}{b^2}\ (a>0,\ b>0)$（图 5-6）。

圆柱面：$x^2+y^2=R^2$（图 5-7）。

圆锥面：$z^2=x^2+y^2$（当 $z>0$ 时，图 5-8）。

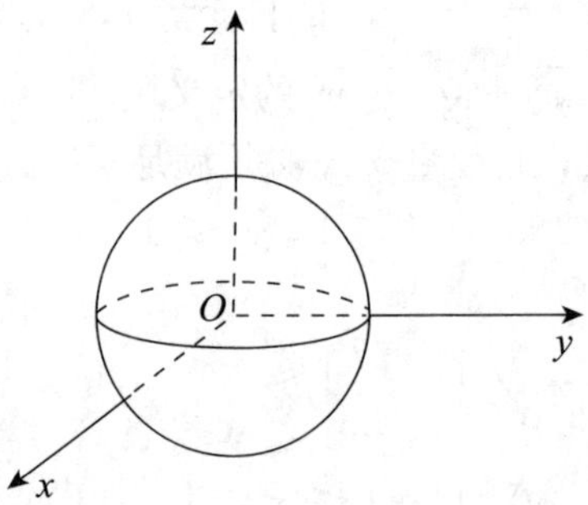

图 5-4

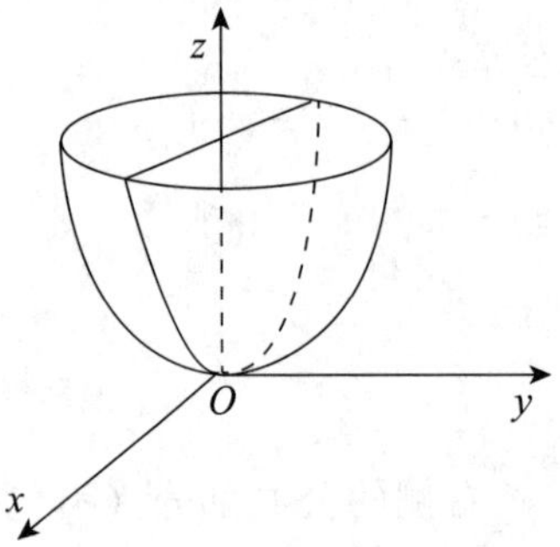

图 5-5

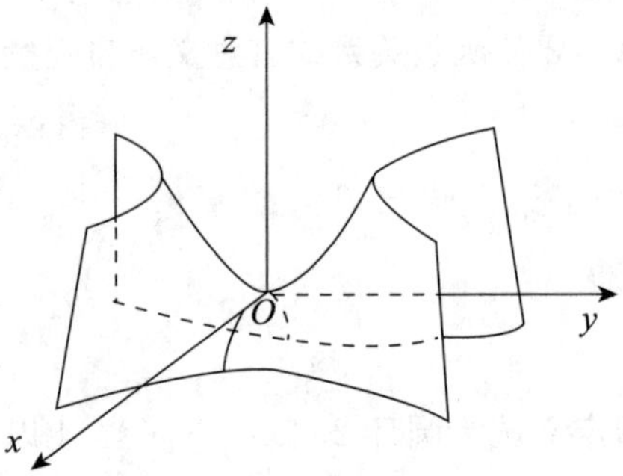

图 5-6

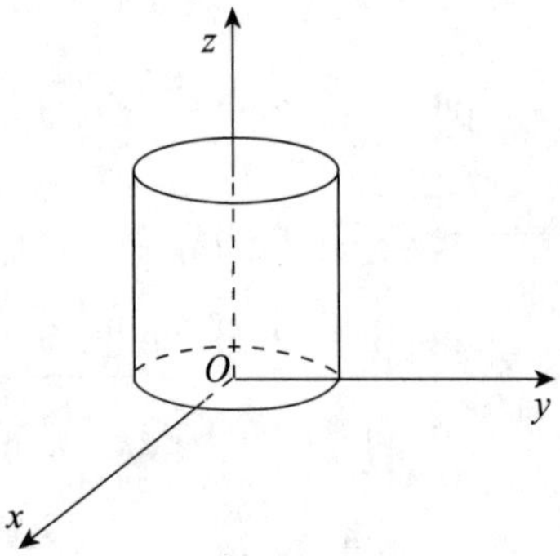

图 5-7

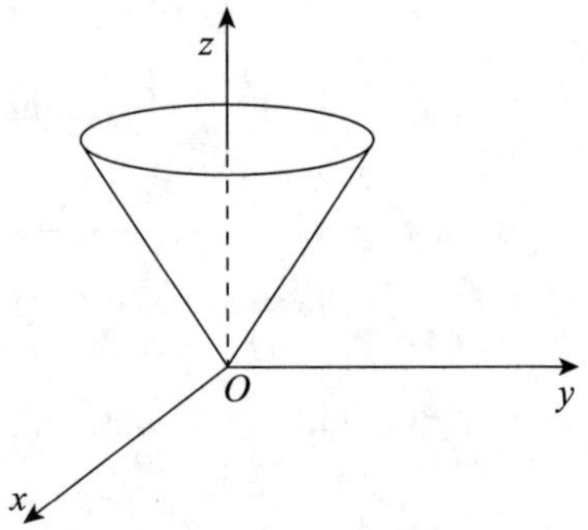

图 5-8

三、二元函数的极限与连续性

类似于一元函数的极限，我们也可以研究当两个自变量趋于固定值时二元函数的极限。

定义 5-2　设二元函数 $z=f(x,y)$ 在点 $P_0(x_0,y_0)$ 的某一邻域内有定义［在点 $P_0(x_0,y_0)$ 可以无定义］，如果当点 $P(x,y)$ 以任何方式趋近于点 $P_0(x_0,y_0)$ 时，函数 $f(x,y)$ 都无限趋近于一个常数 A，则称 A 为函数 $z=f(x,y)$ 当 $x\to x_0, y\to y_0$ 时的极限，记作

$$\lim_{\substack{x\to x_0\\ y\to y_0}} f(x,y)=A \text{ 或 } f(x,y)\to A(x\to x_0,y\to y_0)。$$

这里需要注意的是，点 $P(x,y)$ 趋近于 $P_0(x_0,y_0)$ 的方式是任意的，这比一元函数的情况要复杂得多。因此，如果仅能证明点 $P(x,y)$ 沿一条或几条路径趋近于点 $P_0(x_0,y_0)$ 时，函数值趋于一个常数 A，并不能判定函数的极限为 A。反之，如果可以证明点 $P(x,y)$ 沿一条特殊路径趋近于点 $P_0(x_0,y_0)$ 时，极限不存在，或者沿不同路径趋于点 $P_0(x_0,y_0)$ 时，极限不相同，则能判定二元函数在该点的极限不存在。

例 5－6　求极限 $\lim\limits_{\substack{x\to -1\\ y\to 2}}\dfrac{x^2y+xy^2}{(x+y)^3}$。

解　因为

$$\lim_{\substack{x\to -1\\ y\to 2}}(x^2y+xy^2)=\lim_{\substack{x\to -1\\ y\to 2}}x^2y+\lim_{\substack{x\to -1\\ y\to 2}}xy^2,$$

而

$$\lim_{\substack{x\to -1\\ y\to 2}}(x+y)^3=\left[\lim_{\substack{x\to -1\\ y\to 2}}(x+y)\right]^3=(-1+2)^3=1$$

所以

$$\lim_{\substack{x\to -1\\ y\to 2}}\frac{x^2y+xy^2}{(x+y)^3}=\frac{-2}{1}=-2$$

例 5－7　证明极限 $\lim\limits_{\substack{x\to 0\\ y\to 0}}\dfrac{xy}{x^2+y^2}$ 不存在。

证　设 $f(x,y)=\dfrac{xy}{x^2+y^2}$，当 (x,y) 沿 x 轴趋于 $(0,0)$ 时，$\lim\limits_{x\to 0}f(x,0)=0$；当 (x,y) 沿 y 趋于 $(0,0)$ 时，$\lim\limits_{y\to 0}f(0,y)=0$；但当 (x,y) 沿直线 $y=kx$ 趋于 $(0,0)$ 时，

$$\lim_{\substack{x\to 0\\ y=kx\to 0}}\frac{xy}{x^2+y^2}=\lim_{\substack{x\to 0\\ y=kx\to 0}}\frac{kx^2}{x^2+k^2x^2}=\frac{k}{1+k^2}$$

显然 $\lim\limits_{\substack{x\to 0\\ y\to 0}}\dfrac{xy}{x^2+y^2}$ 随 k 值不同而不同，所以 $f(x,y)$ 的极限不存在。

对于连续性，二元函数同样有类似于一元函数连续性的定义。

定义 5－3　设二元函数 $z=f(x,y)$ 在点 $P_0(x_0,y_0)$ 某一邻域内有定义，且

$$\lim_{\substack{x\to x_0\\ y\to y_0}}f(x,y)=f(x_0,y_0),$$

则称函数 $f(x,y)$ 在点 $P_0(x_0,y_0)$ 连续。

如果函数 $z=f(x,y)$ 在区域 D 内每一点都连续，则称函数 $f(x,y)$ 在 D 内连续。

二元函数的不连续点叫做函数的间断点。

二元函数的连续性为求二元函数的极限提供了方便，如果函数 $z=f(x,y)$ 在点 $P_0(x_0,y_0)$ 连续，则其在这一点的极限值即为该点的函数值。

例 5－8　求 $\lim\limits_{\substack{x\to 1\\ y\to 2}}(x^2+3xy-y^2+4)$。

解

$$\lim_{\substack{x\to 1\\ y\to 2}}(x^2+3xy-y^2+4)=1^2+3\times 1\times 2-2^2+4=7$$

第二节　偏导数与全微分

一、偏导数的概念及计算

一元函数的导数体现的是函数关于自变量的变化率问题，而多元函数有多个自变量，这样就需要考虑函数相对于某一个自变量的变化率，这就是偏导数。

定义 5－4　设函数 $z=f(x,y)$ 在点 (x_0,y_0) 的某个邻域内有定义，当 y 固定在 y_0 而 x 在 x_0 取得增量 $\Delta x(\Delta x\neq 0)$ 时，相应的函数有偏增量

$$\Delta_x z=f(x_0+\Delta x,y_0)-f(x_0,y_0)。$$

如果当 $\Delta x\to 0$ 时，极限

$$\lim_{\Delta x\to 0}\frac{\Delta_x z}{\Delta x}=\lim_{\Delta x\to 0}\frac{f(x_0+\Delta x,y_0)-f(x_0,y_0)}{\Delta x}$$

存在，则称此极限值为函数 $f(x,y)$ 在点 (x_0,y_0) 对 x 的**偏导数**(partial derivative)，记作

$$f_x(x_0,y_0),\left.\frac{\partial z}{\partial x}\right|_{\substack{x=x_0\\y=y_0}},\left.\frac{\partial f}{\partial x}\right|_{\substack{x=x_0\\y=y_0}}\text{或}z_x\Big|_{\substack{x=x_0\\y=y_0}}。$$

同理，当 x 固定在 x_0 而 y 在 y_0 取得增量 $\Delta y(\Delta y\neq 0)$ 时，如果极限

$$\lim_{\Delta y\to 0}\frac{\Delta_y z}{\Delta y}=\lim_{\Delta y\to 0}\frac{f(x_0,y_0+\Delta y)-f(x_0,y_0)}{\Delta y}$$

存在，则称此极限值为函数 $f(x,y)$ 在点 (x_0,y_0) 对 y 的偏导数，记作

$$f_y(x_0,y_0)\text{、}z_y\Big|_{\substack{x=x_0\\y=y_0}}\text{、}\left.\frac{\partial z}{\partial y}\right|_{\substack{x=x_0\\y=y_0}}\text{、或}\left.\frac{\partial f}{\partial y}\right|_{\substack{x=x_0\\y=y_0}}。$$

如果函数 $z=f(x,y)$ 在平面区域 D 内每一点 (x,y) 处对 x(或 y) 的偏导数都存在,则称函数 $f(x,y)$ 在 D 内有对 x(或 y) 的偏导函数,简称偏导数,记作

$$f_x(x,y)\text{、}\frac{\partial z}{\partial x}\text{、}\frac{\partial f}{\partial x}\text{、}z_x\ (\text{或}\ f_y(x,y)\text{、}\frac{\partial z}{\partial y}\text{、}\frac{\partial f}{\partial y}\text{或}\ z_y)。$$

偏导数的概念可推广到二元以上的函数，例如三元函数 $w=f(x,y,z)$，可以有三个偏导数 $\frac{\partial w}{\partial x}$，$\frac{\partial w}{\partial y}$，$\frac{\partial w}{\partial z}$。由偏导数的定义可知，多元函数对某个自变量求偏导时，只需把其余自变量看成常数，然后用一元函数的求导方法即可。因此一元函数的求导公式和求导法则对求多元函数的偏导数仍然适用。

例 5-9 求 $z=2x^2+4xy^2+3y^3$ 在点 $(2,1)$ 的偏导数。

解 把 y 看成常数，对 x 求偏导数，有

$$\frac{\partial z}{\partial x}=4x+4y^2,$$

把 x 看成常数，对 y 求偏导数，有

$$\frac{\partial z}{\partial y}=8xy+9y^2,$$

于是在点 (2，1) 的偏导数为

$$\left.\frac{\partial z}{\partial x}\right|_{\substack{x=2\\y=1}}=(4x+4y^2)\Big|_{\substack{x=2\\y=1}}=12,\quad \left.\frac{\partial z}{\partial y}\right|_{\substack{x=2\\y=1}}=(8xy+9y^2)\Big|_{\substack{x=2\\y=1}}=25。$$

例 5-10 求 $z=2x^2+5xy^3+e^{x+y}$ 的偏导数。

解 $\frac{\partial z}{\partial x}=4x+5y^3+e^{x+y}$

$\frac{\partial z}{\partial y}=15xy^2+e^{x+y}$。

例 5-11 求 $u=\sqrt{x^2+y^2+z^2}$ 的偏导数。

解 $\frac{\partial u}{\partial x}=\frac{x}{\sqrt{x^2+y^2+z^2}}=\frac{x}{u}$，$\frac{\partial u}{\partial y}=\frac{y}{\sqrt{x^2+y^2+z^2}}=\frac{y}{u}$，$\frac{\partial u}{\partial z}=\frac{z}{\sqrt{x^2+y^2+z^2}}=\frac{z}{u}$。

二、偏导数的几何意义

为了进一步理解偏导数的概念，我们来介绍一下偏导数的几何意义。

一般地，二元函数 $z=f(x,y)$ 表示空间的一个曲面。设 $M_0(x_0,y_0,f(x_0,y_0))$ 是曲面上的一个点，过点 M_0 作平面 $y=y_0$，截此曲面得一平面曲线：$z=f(x,y_0)$。则函数 $z=f(x,y)$ 在点 (x_0,y_0) 对 x 的偏导数 $f_x(x_0,y_0)$ 为 $z=f(x,y_0)$ 在 x_0 处的导数。由一元函数导数的几何意义知，$f_x(x_0,y_0)$ 即为该曲线在点 M_0 的切线 M_0T_x 对 x 轴的斜率。同理，偏导

数 $f_y(x_0,y_0)$ 的几何意义为曲面 $z=f(x,y)$ 被平面 $x=x_0$ 所截得的曲线在点 M_0 的切线 M_0T_y 对 y 轴的斜率（图 5-9）。

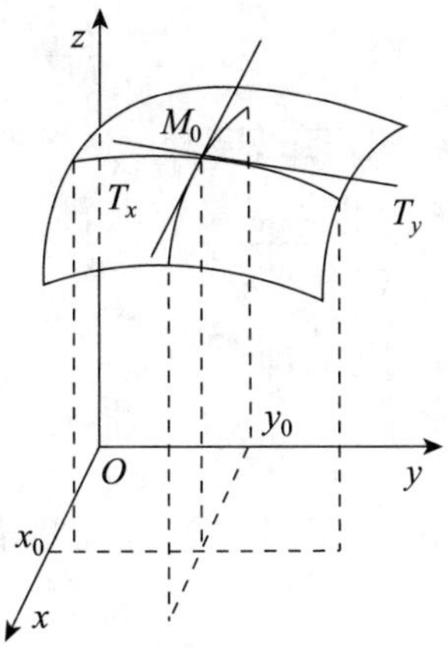

图 5-9

三、高阶偏导数

一般地，二元函数 $z=f(x,y)$ 的偏导数$\dfrac{\partial z}{\partial x}$和$\dfrac{\partial z}{\partial y}$仍然是 x，y 的二元函数，如果这两个函数的偏导数也存在，则称 $\dfrac{\partial z}{\partial x}$ 和 $\dfrac{\partial z}{\partial y}$ 的偏导数为函数 $z=f(x,y)$ 的二阶偏导数。记作

$$\frac{\partial}{\partial x}\left(\frac{\partial z}{\partial x}\right)=\frac{\partial^2 z}{\partial x^2}=f''_{xx}(x,y)=z''_{xx},$$

$$\frac{\partial}{\partial y}\left(\frac{\partial z}{\partial x}\right)=\frac{\partial^2 z}{\partial x\partial y}=f''_{xy}(x,y)=z''_{xy},$$

$$\frac{\partial}{\partial x}\left(\frac{\partial z}{\partial y}\right)=\frac{\partial^2 z}{\partial y\partial x}=f''_{yx}(x,y)=z''_{yx},$$

$$\frac{\partial}{\partial y}\left(\frac{\partial z}{\partial y}\right)=\frac{\partial^2 z}{\partial y^2}=f''_{yy}(x,y)=z''_{yy}。$$

其中 $\dfrac{\partial^2 z}{\partial x\partial y}$ 和 $\dfrac{\partial^2 z}{\partial y\partial x}$ 称为函数 $z=f(x,y)$ 的二阶混合偏导数。如果二阶偏导数也具有偏导数，则称为原来函数的三阶偏导数。一般地，$z=f(x,y)$ 的 $n-1$ 阶偏导数的偏导数称为 $z=f(x,y)$ 的 n 阶偏导数。二阶及二阶以上的偏导数统称为**高阶偏导数**(higher-order partial derivatives)。

例 5-12　求函数 $z=5x^2y^3+2x^3y-3ye^x$ 的二阶偏导数。

解　$\dfrac{\partial z}{\partial x}=10xy^3+6x^2y-3ye^x$，$\dfrac{\partial z}{\partial y}=15x^2y^2+2x^3-3e^x$，

$$\frac{\partial^2 z}{\partial x^2}=\frac{\partial}{\partial x}(10xy^3+6x^2y-3ye^x)=10y^3+12xy-3ye^x,$$

$$\frac{\partial^2 z}{\partial y^2}=\frac{\partial}{\partial y}(15x^2y^2+2x^3-3e^x)=30x^2y,$$

$$\frac{\partial^2 z}{\partial x\partial y}=\frac{\partial}{\partial y}(10xy^3+6x^2y-3ye^x)=30xy^2+6x^2-3e^x,$$

$$\frac{\partial^2 z}{\partial y\partial x}=\frac{\partial}{\partial x}(15x^2y^2+2x^3-3e^x)=30xy^2+6x^2-3e^x。$$

例 5-13　求函数 $z=y\ln(x+y)$ 的二阶偏导数。

解　$\dfrac{\partial z}{\partial x}=\dfrac{y}{x+y}$，$\dfrac{\partial z}{\partial y}=\ln(x+y)+\dfrac{y}{x+y}$，

$$\frac{\partial^2 z}{\partial x^2}=-\frac{y}{(x+y)^2},$$
$$\frac{\partial^2 z}{\partial x\partial y}=\frac{x+y-y}{(x+y)^2}=\frac{x}{(x+y)^2},$$
$$\frac{\partial^2 z}{\partial y\partial x}=\frac{1}{x+y}-\frac{y}{(x+y)^2}=\frac{x}{(x+y)^2},$$
$$\frac{\partial^2 z}{\partial y^2}=\frac{1}{x+y}+\frac{x+y-y}{(x+y)^2}=\frac{2x+y}{(x+y)^2}。$$

在上面的例题中，两个混合偏导相等，即$\frac{\partial^2 z}{\partial x\partial y}=\frac{\partial^2 z}{\partial y\partial x}$，但并非所有二元函数的混合偏导都相等。事实上，我们有如下定理。

定理 5-1 如果函数 $z=f(x,y)$ 的两个二阶混合偏导数$\frac{\partial^2 z}{\partial x\partial y}$和$\frac{\partial^2 z}{\partial y\partial x}$在区域$D$ 内连续，则在 D 内有

$$\frac{\partial^2 z}{\partial x\partial y}=\frac{\partial^2 z}{\partial y\partial x}。$$

也就是若某个函数的两个混合偏导数都连续，那么这两个混合偏导数相等，此函数的混合偏导数与求导次序无关。而二元初等函数在其定义域上是连续的，所以求二元初等函数的高阶偏导数可以选择方便的求导次序。

例 5-14 验证函数 $z=e^x\cos y$ 满足方程$\frac{\partial^2 z}{\partial x^2}+\frac{\partial^2 z}{\partial y^2}=0$。

证
$$\frac{\partial z}{\partial x}=e^x\cos y，\frac{\partial z}{\partial y}=e^x\sin y,$$
$$\frac{\partial^2 z}{\partial x^2}=e^x\cos y，\frac{\partial^2 z}{\partial y^2}=-e^x\cos y,$$

因此，

$$\frac{\partial^2 z}{\partial x^2}+\frac{\partial^2 z}{\partial y^2}=0。$$

四、全微分

对一元函数 $y=f(x)$ ，当自变量 x 有微小变化时，函数值的增量可用微分来近似表示，即 $\Delta y\approx dy$ 。类似地，我们来研究当二元函数的自变量有微小变化时，函数值的变化情况。

对二元函数 $z=f(x,y)$ ，如果在点 (x,y) 处固定 y，对 x 给以增量 Δx，或固定 x，对 y 给以增量 Δy，则由一元函数微分学中增量与微分的关系，得函数的偏增量为

$$\Delta_x z=f(x+\Delta x,y)-f(x,y)\approx\frac{\partial z}{\partial x}\Delta x，$$

$$\Delta_y z=f(x,y+\Delta y)-f(x,y)\approx\frac{\partial z}{\partial y}\Delta y，$$

如果自变量 x 和 y 分别有增量 Δx 和 Δy ，则对应的函数值的增量

$$\Delta z=f(x+\Delta x,y+\Delta y)-f(x,y)，$$

称为函数 $z=f(x,y)$ 的全增量。

一般地，二元函数的全增量 Δz 是关于 Δx 和 Δy 的比较复杂的函数，例如 $z=x^2+y^2$，不难计算，这个二元函数在点 (x,y) 对应于 Δx 和 Δy 的全增量为 $2(x\Delta x+y\Delta y)+(\Delta x)^2+(\Delta y)^2$ ，这样的结果不便于函数增量的直接计算，这就需要类似于一元函数微分的近似表示，即用 Δx 和 Δy 的线性函数来近似代替全增量 Δz，其余部分是比 $\rho=\sqrt{(\Delta x)^2+(\Delta y)^2}$ 高阶的无穷小。

定义 5-5 设函数 $z=f(x,y)$ 在点(x,y) 的某邻域内有定义，如果当自变量 x 和 y 分别

有增量 Δx 和 Δy 时，对应的函数全增量 $\Delta z=f(x+\Delta x,y+\Delta y)-f(x,y)$ 可表示为

$$\Delta z=A\Delta x+B\Delta y+o(\rho)\text{。}$$

其中 A、B 与 Δx、Δy 无关，仅与 x、y 有关，$o(\rho)$ 是当 $\rho\to 0$ 时比 ρ 高阶的无穷小（$\rho=\sqrt{(\Delta x)^2+(\Delta y)^2}$），则称函数 $z=f(x,y)$ 在点 (x,y) 处可微，这里 $A\Delta x+B\Delta y$ 称为函数 $z=f(x,y)$ 在点 (x,y) 处的**全微分**(total differential)，记作 dz，即

$$dz=A\Delta x+B\Delta y\text{。}$$

容易证明，当函数 $z=f(x,y)$ 在点 (x,y) 处可微时，该点的偏导数必存在，且有 $A=\frac{\partial z}{\partial x}$，$B=\frac{\partial z}{\partial y}$，因此 $dz=\frac{\partial z}{\partial x}\Delta x+\frac{\partial z}{\partial y}\Delta y$。与一元函数类似，把自变量的增量叫做自变量的微分，即 $\Delta x=dx$，$\Delta y=dy$，所以全微分可以写成

$$dz=\frac{\partial z}{\partial x}dx+\frac{\partial z}{\partial y}dy\text{，}$$

其中 $\frac{\partial z}{\partial x}dx$ 和 $\frac{\partial z}{\partial y}dy$ 分别称为函数 $z=f(x,y)$ 对 x 和 y 的**偏微分**(partial differential)。即全微分等于各偏微分之和。可以证明，如果二元函数的两个偏导数都在某区域内有界，则函数在该区域内连续。对于三元及三元以上的函数也有类似的定义和结论。

需要注意的是，一元函数可导是可微的充分必要条件，而对二元函数来说，条件就要严格一些了。

定理 5－2　如果函数 $z=f(x,y)$ 在点 (x,y) 处的偏导数 $\frac{\partial z}{\partial x}$ 和 $\frac{\partial z}{\partial y}$ 连续，则函数 $z=f(x,y)$ 在点 (x,y) 处可微，且 $dz=\frac{\partial z}{\partial x}dx+\frac{\partial z}{\partial y}dy$。

例 5－15　求函数 $z=xy+\frac{x}{y}$ 的全微分。

解　由于

$$\frac{\partial z}{\partial x}=y+\frac{1}{y}\text{，}\frac{\partial z}{\partial y}=x(1-\frac{1}{y^2})\text{，}$$

因此

$$dz=(y+\frac{1}{y})dx+x(1-\frac{1}{y^2})dy\text{。}$$

例 5－16　求函数 $u=e^{xy}$ 在点 $(2,1)$ 的全微分。

解　由于

$$\left.\frac{\partial u}{\partial x}\right|_{\substack{x=2\\y=1}}=\left.ye^{xy}\right|_{\substack{x=2\\y=1}}=e^2\text{，}\left.\frac{\partial u}{\partial y}\right|_{\substack{x=2\\y=1}}=\left.xe^{xy}\right|_{\substack{x=2\\y=1}}=2e^2\text{，}$$

因此，$u=e^{xy}$ 在点 $(2,1)$ 的全微分为

$$du=e^2dx+2e^2dy\text{。}$$

例 5－17　一个长方形铁片受热后，长由 2cm 增大到 2.1cm，宽由 4cm 增大到 4.2cm，求此铁片面积变化的近似值。

解　长方形的面积为 $S=xy$，可用全微分 dS 近似代替面积的改变量，即

$$\Delta S\approx dS=\frac{\partial S}{\partial x}dx+\frac{\partial S}{\partial y}dy=ydx+xdy=4\times 0.1+2\times 0.2=0.8\,(\text{cm}^2)\text{，}$$

因此铁片的面积改变量约为 0.8cm^2。

第三节 多元函数微分法

一、复合函数微分法

一元复合函数微分法主要是将复杂的函数视为基本初等函数的复合运算及四则运算的结果，利用对复合函数的求导公式进行求导。而在解决多元复合函数微分问题时，变量数目增多，函数的复合运算也变得复杂，在本节中，我们提出锁链法则来解决多元复合函数微分问题。

定理 5-3 设函数 $u=\varphi(x,y),v=\varphi(x,y)$ 在点 (x,y) 处关于 x,y 的偏导数存在，又设 $z=f(u,v)$ 在点 (u,v) 处可微，则复合函数 $z=f[u(x,y),v(x,y)]$ 在点 (x,y) 处的偏导数存在，并且

$$\frac{\partial z}{\partial x}=\frac{\partial z}{\partial u}\frac{\partial u}{\partial x}+\frac{\partial z}{\partial v}\frac{\partial v}{\partial x},$$

$$\frac{\partial z}{\partial y}=\frac{\partial z}{\partial u}\frac{\partial u}{\partial y}+\frac{\partial z}{\partial v}\frac{\partial v}{\partial y}。$$

这两个公式称为求复合函数偏导数的锁链法则或者链规则。

证 固定 y，给 x 以增量 Δx，则 u 和 v 得相应的偏增量 $\Delta_x u$ 和 $\Delta_x v$：

$$\Delta_x u=\varphi(x+\Delta x,y)-\varphi(x,y),\Delta_x v=\phi(x+\Delta x,y)-\phi(x,y),$$

从而 z 的偏增量 $\Delta_x z=f(u+\Delta_x u,v+\Delta_x v)-f(u,v)$。

因为函数 $z=f(u,v)$ 在点(u,v) 可微，因而

$$\Delta_x z=\frac{\partial z}{\partial u}\Delta_x u+\frac{\partial z}{\partial v}\Delta_x v+o(\rho_x),$$

这里 $\rho_x=\sqrt{(\Delta_x u)^2+(\Delta_x v)^2}$，上式两端同除以 Δx，再令 $\Delta x\to 0$，得

$$\frac{\partial z}{\partial x}=\lim_{\Delta x\to 0}\frac{\Delta_x z}{\Delta x}=\lim_{\Delta x\to 0}\left[\frac{\partial z}{\partial u}\frac{\Delta_x u}{\Delta x}+\frac{\partial z}{\partial v}\frac{\Delta_x v}{\Delta x}+\frac{o(\rho_x)}{\Delta x}\right]=\frac{\partial z}{\partial u}\frac{\partial u}{\partial x}+\frac{\partial z}{\partial v}\frac{\partial v}{\partial x}。$$

类似可证，$\frac{\partial z}{\partial y}=\frac{\partial z}{\partial u}\frac{\partial u}{\partial y}+\frac{\partial z}{\partial v}\frac{\partial v}{\partial y}$。

为了方便大家记忆公式，我们可以用下图来表示链规则中各个变量之间的关系（图 5-10）。

例 5-18 设函数 $z=2u^2+v^2$，而 $u=x+3y$，$v=2x-y$，求$\frac{\partial z}{\partial x}$，$\frac{\partial z}{\partial y}$。

解 由链规则得：

$$\frac{\partial z}{\partial u}=4u，\frac{\partial z}{\partial v}=2v，\frac{\partial u}{\partial x}=1，\frac{\partial u}{\partial y}=3，\frac{\partial v}{\partial x}=2，\frac{\partial v}{\partial y}=-1,$$

$$\frac{\partial z}{\partial x}=\frac{\partial z}{\partial u}\frac{\partial u}{\partial x}+\frac{\partial z}{\partial v}\frac{\partial v}{\partial x}=4u+4v=12x+8y$$

$$\frac{\partial z}{\partial y}=\frac{\partial z}{\partial u}\frac{\partial u}{\partial y}+\frac{\partial z}{\partial v}\frac{\partial v}{\partial y}=12u-2v=8x+38y。$$

链规则对于两个以上的自变量或者中间变量也有类似的公式，例如，若

$$z=f(u,v,w),u=\varphi(x,y),v=\phi(x,y),w=\delta(x,y),$$

则有

$$\frac{\partial z}{\partial x}=\frac{\partial z}{\partial u}\frac{\partial u}{\partial x}+\frac{\partial z}{\partial v}\frac{\partial v}{\partial x}+\frac{\partial z}{\partial w}\frac{\partial w}{\partial x},$$

$$\frac{\partial z}{\partial y}=\frac{\partial z}{\partial u}\frac{\partial u}{\partial y}+\frac{\partial z}{\partial v}\frac{\partial v}{\partial y}+\frac{\partial z}{\partial w}\frac{\partial w}{\partial y}。$$

这时，中间变量有三个，自变量是两个，其变量间相互依赖关系可用下图表达（图 5-11）。

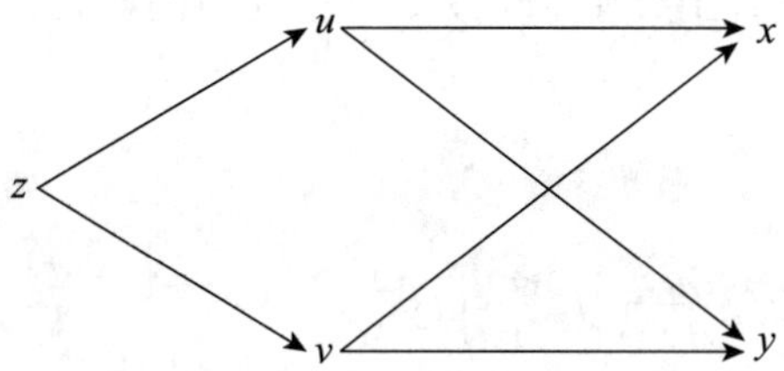

图 5 - 10

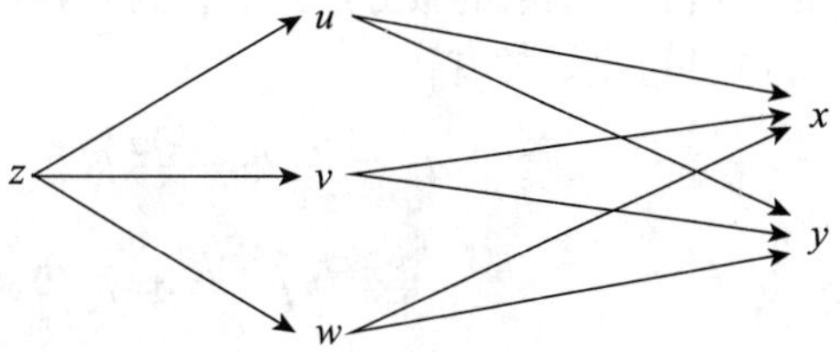

图 5 - 11

特别地，设 $z=f(u,v),u=\varphi(x),v=\psi(x)$ 。这时，$z=f(u,v)=f[\varphi(x),\psi(x)]$ 可以换为只有一个变量 x 的函数，其对 x 求导就是对一元函数求导了，称为函数 z 对 x 的**全导数**(total derivative)。其变量间相互依赖关系可用下图来表达（图 5 - 12)。

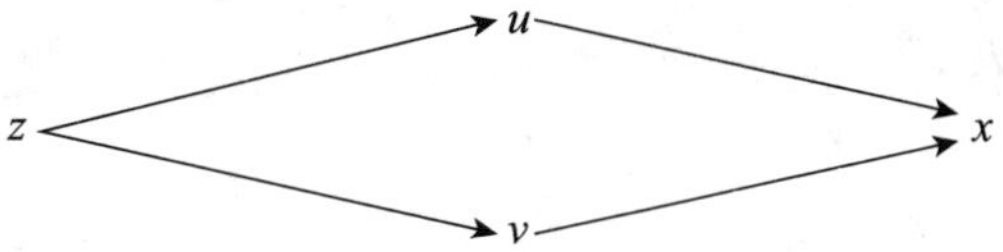

图 5 - 12

例 5 - 19　设函数 $z=f(u,v,w)$ ，其中 $u=e^x,v=2xy,w=x\sin y$ ，求 $\dfrac{\partial z}{\partial x}$ 及 $\dfrac{\partial z}{\partial y}$ 。

解　根据链规则，我们有

$$\frac{\partial z}{\partial x}=\frac{\partial z}{\partial u}\cdot e^x+\frac{\partial z}{\partial v}\cdot 2y+\frac{\partial z}{\partial w}\cdot \sin y,$$

$$\frac{\partial z}{\partial y}=\frac{\partial z}{\partial u}\cdot 0+\frac{\partial z}{\partial v}\cdot 2x+\frac{\partial z}{\partial w}\cdot x\cos y$$

$$=\frac{\partial z}{\partial v}\cdot 2x+\frac{\partial z}{\partial w}x\cos y。$$

有的书中约定用 f_1、f_2、f_3 分别表示 f 对其第一、二、三个变量的偏导数，用 f_{12} 表示先对其第一个变量求偏导数，再对第二个变量求偏导数。用链规则时应该指出一种特殊情况：比如 $z=f(x,y,\varphi)$ ，而 φ 是 x，y 的二元函数，即 $\varphi=\varphi(x,y)$ 。这里 x，y 既是自变量又是中间变量。求复合函数 $z=f[x,y,\varphi(x,y)]$ 在 x，y 处的偏导数时，有一点需要注意：

$$\frac{\partial z}{\partial x}=\frac{\partial f}{\partial x}\cdot 1+\frac{\partial f}{\partial y}\cdot 0+\frac{\partial f}{\partial \varphi}\cdot\frac{\partial \varphi}{\partial x},$$

$$\frac{\partial z}{\partial y}=\frac{\partial f}{\partial x}\cdot 0+\frac{\partial f}{\partial y}\cdot 1+\frac{\partial f}{\partial \varphi}\cdot\frac{\partial \varphi}{\partial y}。$$

此时，$\dfrac{\partial f}{\partial x}$ 与 $\dfrac{\partial z}{\partial x}$ 的意义不一样，$\dfrac{\partial z}{\partial x}$ 是把复合函数 $z=f[x, y, \varphi(x, y)]$ 中的 y 看成常量而对 x 的偏导数，$\dfrac{\partial f}{\partial x}$ 是把函数 $z=f(x, y, \varphi)$ 中的 y 及 φ 看成常量而对 x 的偏导数。$\dfrac{\partial f}{\partial y}$ 与 $\dfrac{\partial z}{\partial y}$ 也有类似的区别。

在一元函数中 $y=f(u)$ 中，无论 u 是自变量还是中间变量，总有全微分形式 $dy=f(u)du$ 保持不变，利用微分运算来计算复合函数的导数一般不容易出错。同样多元函数的一阶全微分形式也具有不变性。

定理 5 - 4　设函数 $z=f(u,v),u=u(x,y),v=v(x,y)$ 都有连续的偏导数，则复合函数

$$z=f[u(x,y),v(x,y)]$$

在点 (x,y) 处的全微分可以表示为

$$dz=f_u du+f_v dv。$$

这就是**多元函数一阶全微分形式的不变性**。

证 由一元函数的微分形式及链式规则可知，复合函数在 (x,y) 处有连续的偏导数，所以在 (x,y) 处可微，并有

$$
\begin{aligned}
dz &= \frac{\partial z}{\partial x}dx + \frac{\partial z}{\partial y}dy \\
&= \left(f_u \frac{\partial u}{\partial x} + f_v \frac{\partial v}{\partial x}\right)dx + \left(f_u \frac{\partial u}{\partial y} + f_v \frac{\partial v}{\partial y}\right)dy \\
&= f_u\left(\frac{\partial u}{\partial x}dx + \frac{\partial u}{\partial y}dy\right) + f_v\left(\frac{\partial v}{\partial x}dx + \frac{\partial v}{\partial y}dy\right) \\
&= f_u du + f_v dv。
\end{aligned}
$$

我们给出以下公式，作为一阶全微分形式不变性的应用。

(1) $d(u \pm v) = du \pm dv$ ；

(2) $d(cu) = cdu$ ；

(3) $d(uv) = vdu + udv$；

(4) $d\left(\frac{u}{v}\right) = \frac{vdu - udv}{v^2}$ ；

(5) $d[f(u)] = f'(u)du$ 。

例 5－20 已知函数 $z = u^2 + v^2$ ，而 $u = 2x + y$ ，$v = x - 2y$ ，求 $\frac{\partial z}{\partial x}$ 及 $\frac{\partial z}{\partial y}$ 。

解 根据全微分形式的不变性得知，则

$$dz = d(u^2 + v^2) = 2udu + 2vdv$$

而

$$du = d(2x + y) = 2dx + dy, dv = d(x - 2y) = dx - 2dy$$

所以

$$
\begin{aligned}
dz &= 2(2x + y)(2dx + dy) + 2(x - 2y)(dx - 2dy) \\
&= (8x + 4y + 2x - 4y)dx + (4x + 2y - 4x + 8y)dy \\
&= 10xdx + 10ydy
\end{aligned}
$$

比较上式两边 dx 、dy 的系数，就得到两个偏导数

$$\frac{\partial z}{\partial x} = 10x，\frac{\partial z}{\partial y} = 10y 。$$

例 5－21 设 $u = \frac{1}{\sqrt{x^2 + y^2 + z^2}}$，求 du。

解 令 $v = x^2 + y^2 + z^2$，$u = \frac{1}{\sqrt{v}}$，根据全微分形式的不变性得知，则

$$
\begin{aligned}
du &= u'(v)dv \\
&= -\frac{1}{2}(x^2 + y^2 + z^2)^{-\frac{3}{2}}d(x^2 + y^2 + z^2) \\
&= -\frac{1}{2}(x^2 + y^2 + z^2)^{-\frac{3}{2}}(2xdx + 2ydy + 2zdz) \\
&= \frac{-1}{(x^2 + y^2 + z^2)^{\frac{3}{2}}}(xdx + ydy + zdz)。
\end{aligned}
$$

二、隐函数微分法

在一元微分学中，我们曾引进了隐函数的概念，本节中我们利用复合函数微分法来建立用偏导数求隐函数 $F(x,y) = 0$ 的导数公式。

将隐函数 $F(x,y) = 0$ 所确定的函数 $y = f(x)$ 代入该方程，得

$$F[x,f(x)]=0,$$

求偏导得：

$$F_x+F_y\cdot\frac{dy}{dx}=0,$$

当 $F_y\neq0$ 时，有

$$\frac{dy}{dx}=-\frac{F_x}{F_y}。$$

类似的，如果是三元方程 $F(x,y,z)=0$,其中 $z=f(x,y)$，则确定了二元隐函数：

$$F[x,y,f(x,y)]=0,$$

在上式两边分别对 x，y 求偏导，即：

$$F_x+F_z\cdot\frac{\partial z}{\partial x}=0,\ F_y+F_z\cdot\frac{\partial z}{\partial y}=0。$$

当 $F_z\neq0$ 时，等式两边同时除以 F_z：

$$\frac{\partial z}{\partial x}=-\frac{F_x}{F_z},\ \frac{\partial z}{\partial y}=-\frac{F_y}{F_z}。$$

注：对 x 求偏导时，把 y 看成常量；对 y 求偏导时，把 x 看成常量。

例 5-22　求方程 $2x+y^2=0$ 所确定的函数 $y=f(x)$ 的导数。

解　令 $F(x,y)=2x+y^2$，有

$$F_x=2,F_y=2y$$

则有

$$\frac{dy}{dx}=-\frac{2}{2y}=-\frac{1}{y}。$$

例 5-23　求方程 $2y-3xe^y+x=0$ 所确定的函数 $y=f(x)$ 的导数。

解　令 $F(x,y)=2y-3xe^y+x$，有

$$F_x=-3e^y+1,\ F_y=2-3xe^y,$$

则有

$$\frac{dy}{dx}=-\frac{-3e^y+1}{2-3xe^y}。$$

例 5-24　已知 $x+2y+z-2\sqrt{xyz}=0$，求$\frac{\partial z}{\partial x}$，$\frac{\partial z}{\partial y}$。

解　令 $F(x,y)=x+2y+z-2\sqrt{xyz}$，有

$$F_x=1-\frac{yz}{\sqrt{xyz}},\ F_y=2-\frac{xz}{\sqrt{xyz}},\ F_z=1-\frac{xy}{\sqrt{xyz}}。$$

则有

$$\frac{\partial z}{\partial x}=-\frac{F_x}{F_z}=\frac{yz-\sqrt{xyz}}{\sqrt{xyz}-xy},$$

$$\frac{\partial z}{\partial y}=-\frac{F_y}{F_z}=\frac{xz-2\sqrt{xyz}}{\sqrt{xyz}-xy}。$$

第四节　二元函数的极值

一、二元函数的极值

定义 5-6　函数 $z=f(x,y)$ 在点 (x_0,y_0) 的某一邻域内有定义，如果对于该邻域内任意点

$(x,y) \neq (x_0,y_0)$，都有：

$$f(x,y) > f(x_0,y_0),$$

则称函数在点(x_0,y_0)处达到极小值，如果都有：

$$f(x,y) < f(x_0,y_0),$$

则称函数在点(x_0,y_0)处达到极大值。使函数达到极大值、极小值的点称为极值点，对应的值统称为极值。

定理 5-5（极值存在的必要条件） 设函数$f(x,y)$在点(x_0,y_0)处存在一阶偏导数，且在此点有极值，则它在点(x_0,y_0)的一阶偏导数为零，即：

$$f_x(x_0,y_0)=0, f_y(x_0,y_0)=0$$

能使一阶偏导数同时为零的点称为函数的驻点。

证 设函数$z=f(x,y)$在点$f(x_0,y_0)$处达到极小值，则对于附近任意一点(x,y)，应该有

$$f(x,y) > f(x_0,y_0),$$

特别地有

$$f(x,y_0) > f(x_0,y_0),$$

因此x_0是一元函数$f(x_0,y_0)$的极小值点。由一元函数的极值点的必要条件有

$$f'(x,y)\big|_{x=x_0}=0,$$

由偏导数定义，上式转换得到$f_x(x_0,y_0)=0$，同理可证$f_y(x_0,y_0)=0$。当函数在(x_0,y_0)达到极大值时，同理可证。证毕。

极值存在的必要条件提供了寻找极值点的途径。对于偏导数存在的函数来说，如果它有极值点的话，则极值点一定是驻点。反之，驻点不一定是极值点。例如，在(0，0)处，函数$z=y^2-x^2$的两个偏导数等于零，但该函数在点(0，0)处没有极值。

怎么判定一个驻点是不是极值点呢？下面的极值存在的充分条件回答了这个问题。

定理 5-6（极值存在的充分条件） 设函数$z=f(x,y)$在点(x_0,y_0)的某一邻域内存在一阶、二阶的连续偏导数，满足条件：

$$f_x(x_0,y_0)=0, f_y(x_0,y_0)=0,$$

令：$f_{xx}(x_0,y_0)=A, f_{xy}(x_0,y_0)=B, f_{yy}(x_0,y_0)=C$，

(1) 当$AC-B^2>0$时，函数在(x_0,y_0)点处存在极值，当$A>0$时有极小值$f(x_0,y_0)$；当$A<0$时有极大值$f(x_0,y_0)$；

(2) 当$AC-B^2=0$时，函数在(x_0,y_0)点处可能存在极值，也可能不存在极值；

(3) 当$AC-B^2<0$时，函数在(x_0,y_0)不存在极值。

综合定理5-5和定理5-6的结果，可以把求具有二阶连续偏导数的函数$z=f(x,y)$极值的步骤归纳如下：

(1) 求方程组$\begin{cases} f_x(x,y)=0 \\ f_y(x,y)=0 \end{cases}$，得到所有驻点；

(2) 求出二阶偏导数$f_{xx}(x,y), f_{xy}(x,y)$及$f_{yy}(x,y)$，并对每一个驻点，求出二阶偏导数的值A,B及C；

(3) 对每一个驻点，确定$AC-B^2$的符号，按定理5-6的结论判定驻点是否为极值点，是极大值点还是极小值点；

(4) 求极值点处的函数值，即得所求的极值。

例 5-25 求函数$f(x,y)=x^3-2y^3+6x^2+3y^2+12y$的极值。

解 令$f_x(x,y)=0, f_y(x,y)=0$即

(1) 求方程组 $\begin{cases} f_x(x,y)=3x^2+12x=0 \\ f_y(x,y)=-6y^2+6y+12=0 \end{cases}$，

得到驻点，$x_0=0$，$y_0=2$；$x_1=0$；$y_1=-1$；$x_2=-4$，$y_2=2$，$x_3=-4$，$y_3=-1$。

(2) 求出二阶偏导数：

$$f_{xx}(x,y)=6x+12, f_{xy}(x,y)=0, f_{yy}(x,y)=-12y+6\text{。}$$

(3) 对每一个驻点，确定 $AC-B^2$ 的符号，按定理 5-6 的结论判定驻点是否为极值点，是极大值点还是极小值点；

(4) 求极值点处的函数值

在点 $(0,2)$ 处，$AC-B^2=-216<0$，不存在极值；

在点 $(0,-1)$ 处，$AC-B^2=216>0$，且 $A>0$，故存在极小值为 $f(0,-1)=-7$；

在点 $(-4,2)$ 处，$AC-B^2=216>0$，且 $A<0$，故存在极大值为 $f(-4,2)=52$；

在点 $(-4,-1)$ 处，$AC-B^2=-216<0$，不存在极值。

注：我们可以利用函数的极值来求解函数的最大值、最小值问题。如果一个函数 $f(x, y)$ 在多个有界闭区域连续，则该函数在这些区间内必然存在最值。函数可能在这些区域的内部极值点取到最大值或最小值，也可能在这些区域的边界点取到最大值或最小值。若我们求出 $f(x,y)$ 内的各个驻点、不可导点及边界点的函数值，通过比较，我们可求出在这一区域内的最大值、最小值。在我们解决实际问题时，如多面体体积、表面积，确实存在最大值或者最小值，此时若我们求得的驻点唯一，则这个驻点就是最大值点或者最小值点。

例 5-26　用铝合金做一个容积为 0.008m^3 的有盖医药箱，问长、宽、高为多少时，才能使材料最省？

解　设这个医药箱的长为 a 米，宽为 b 米，则高为$\dfrac{0.008}{ab}$米，用到材料的面积为

$$S=2\left(ab+\frac{0.008}{a}+\frac{0.008}{b}\right),\ (a>0,\ b>0)$$

解方程组

$$\begin{cases} S_a=2\left(b-\dfrac{0.008}{a^2}\right)=0 \\ S_a=2\left(a-\dfrac{0.008}{b^2}\right)=0 \end{cases}$$

得到唯一的驻点 $a=0.2$，$b=0.2$。考虑问题的实际意义，最小值一定存在，则此驻点为最小值点，所以长、宽、高都为 0.2m 时，用铝合金最省。

例 5-27　已知 m 单位的某种注射剂，在注射后 t 小时的效应可按下式计算：

$y=f(m,t)=m^2(a-m)te^{-1}(m>0,t>0)$。问当 m 和 t 为何值时，y 值达到最大值。

解　对 m，t 求偏导得：

$$\begin{cases} f_m(m,t)=(2ma-3m^2)te^{-t} \\ f_t(m,t)=(1-t)e^{-t}m^2(a-m) \end{cases},$$

解得到唯一的驻点 $m=\dfrac{2}{3}a, t=1$，由题意知，y 最值一定存在，且有唯一驻点，则最大值在 $\left(\dfrac{2}{3}a,1\right)$ 点得到。

例 5-28　函数 $E(x,t)=x^2(a-x)t^2e^{-t}$（其中常数 a 为可给予的最大药量，$a>0$）表示某种药物给予药量 x（药量单位）后，经过时间 t，机体产生某种反应 E，求 E 取得最大反应（最大值）时的药量和所用时间。

解　函数 $E(x,t)$ 的定义域为 $x>0,t>0$。求函数 E 对 x 和 t 的偏导数，并令它们等于 0，即

$$\begin{cases} \dfrac{\partial E}{\partial x}=(2ax-3x^2)t^2e^{-t}=0 \\ \dfrac{\partial E}{\partial t}=x^2(a-x)(2t-t^2)e^{-t}=0 \end{cases}$$

在定义域内解得唯一驻点 $(\frac{2}{3}a,2)$。又知机体一定会产生最大反应，故函数 $E(x,t)$ 在点 $(\frac{2}{3}a,2)$ 处取得最大值。因此，当时间 $t=2$（时间单位）时，机体反应最大，因此药量为 $x=\frac{2}{3}a$（药量单位）。

二、条件极值

在前面讨论过的极值问题中，除了定义域以外，再无其他的限制条件，是无条件极值问题。而要讨论的极值问题，自变量需要受一定条件的限制。例如，在曲面 $z=2x^2+y^2$ 上求一点，使它到点 $(2,4,1)$ 点的距离最小，这个问题可化为在满足条件 $z=2x^2+y^2$ 下求函数

$$f(x,y,z)=(x-2)^2+(y-4)^2+(z-1)^2$$

的最小值。

1. 条件极值

定义 5-7 自变量必须满足一定条件时，求解函数的极值，称为条件极值。

有些条件极值可以转化为二元函数的无条件极值问题，像上述的例子中，可以把条件 $z=2x^2+y^2$ 代入到函数 $f(x,y,z)=(x-2)^2+(y-4)^2+(z-1)^2$ 中，即：

$$f(x,y,2x^2+y^2)=(x-2)^2+(y-4)^2+(2x^2+y^2-1)^2,$$

则转化为二元函数的无条件极值问题。但是，有时候给出的条件很复杂，此时，我们要介绍求解一般条件极值问题的方法——拉格朗日乘数法。

2. 拉格朗日乘数法

设函数 $z=f(x,y)$ 和 $\varphi(x,y)=0$ 在所考察的区域内存在一阶连续偏导数，求函数 $z=f(x,y)$ 在条件 $\varphi(x,y)=0$ 的极值问题可以转化为求拉格朗日函数

$$F(x,y,\lambda)=f(x,y)+\lambda\varphi(x,y)(\lambda\text{ 为某一常数})$$

的无条件极值问题。

利用拉格朗日函数求解极值步骤如下：

(1) 第一步：构造拉格朗日函数

$$F(x,y,\lambda)=f(x,y)+\lambda\varphi(x,y)$$

(2) 第二步：求关于拉格朗日函数所有的一阶偏导数，并令这些偏导数为零，得到方程组：

$$\begin{cases}F_x=f_x(x,y)+\lambda\varphi_x(x,y)=0\\F_y=f_y(x,y)+\lambda\varphi_y(x,y)=0\\F_\lambda=\varphi(x,y)=0\end{cases},$$

求出 x，y，λ，其中 (x,y) 就是函数 $z=f(x,y)$ 在条件 $\varphi(x,y)=0$ 下的极值点。

例 5-29 求函数 $z=x^2+y^2$ 在条件 $\frac{x}{a}+\frac{y}{b}=\frac{1}{2}$ 下的极值。

解 此函数的约束条件可写为

$$\frac{x}{a}+\frac{y}{b}-\frac{1}{2}=0,$$

构造拉格朗日函数

$$F(x,y,\lambda)=x^2+y^2+\lambda\left(\frac{x}{a}+\frac{y}{b}-\frac{1}{2}\right),$$

解方程组

$$\begin{cases} F_x = 2x + \dfrac{\lambda}{a} = 0 \\ F_y = 2y + \dfrac{\lambda}{b} = 0 \\ F_\lambda = \dfrac{x}{a} + \dfrac{y}{b} - \dfrac{1}{2} = 0 \end{cases},$$

解得

$$x = \frac{ab^2}{2(a^2+b^2)}, y = \frac{a^2b}{2(a^2+b^2)}, \lambda = -\frac{a^2b^2}{a^2+b^2}。$$

所以点 $\left[\dfrac{ab^2}{2(a^2+2^2)}, \dfrac{a^2b}{2(a^2+b^2)}\right]$ 是唯一的驻点，故

$$f\left[\frac{ab^2}{2(a^2+b^2)}, \frac{a^2b}{2(a^2+b^2)}\right] = \frac{a^2b^2}{a^2+b^2}$$

是函数 $z = x^2 + y^2$ 在条件 $\dfrac{x}{a} + \dfrac{y}{b} = \dfrac{1}{2}$ 的极小值。

例 5-30　某工厂计划生产两种型号的仪器，其产量分别为 x 和 y 台，所需成本为 z，且 z 与 x 和 y 的函数关系为：$z(x,y) = x^2 + 2y^2 - xy$（单位：万元）。现需要这两种仪器共 8 台，问应如何安排生产，才能使成本最小？

解　本题是求函数 $z(x,y) = x^2 + 2y^2 - xy$ 在约束条件 $x + y - 8 = 0$ 下的最小值。

(1) 构造拉格朗日函数 $F(x,y) = x^2 + 2y^2 - xy + \lambda(x + y - 8)$；

(2) 分别求 $F(x,y)$ 对 x、y 的偏导数，令其为零，并解下列方程组

$$\begin{cases} F_x = 2x - y + \lambda = 0 \\ F_y = 4y - x + \lambda = 0 \\ x + y - 8 = 0 \end{cases}$$

得 $x = 5$，$y = 3$，$\lambda = -7$；

(3) 由于实际问题的最小值存在，且 $x = 5$，$y = 3$，是 $F(x,y)$ 的唯一驻点。因此，$x = 5$，$y = 3$，是所求问题的最小值点。当两种型号的仪器各生产 5 台和 3 台时，总成本 z 最小，最小成本为

$z(5,3) = 5^2 + 2 \times 3^2 - 5 \times 3 = 28$（万元）。

例 5-31　某药厂生产两种药品 a 和 b，生产 x 件 a 药品和 y 件 b 药品总成本 $C(x,y) = 200000 + 2x^2 + xy + y^2$（元），两种药品在市场上销量很好，但限于资金只有 760000 元，若药厂想争取到最大销量，两个药品的产量应各多少？

解　该药厂的销量

$$R(x,y) = x + y \ (x > 0, y > 0),$$

约束条件为

$$200000 + 2x^2 + xy + y^2 = 760000,$$

构造拉格朗日函数

$$F(x,y,\lambda) = x + y + \lambda(560000 - 2x^2 - xy - y^2),$$

解方程组

$$\begin{cases} F_x = 1 - 4x\lambda - y\lambda = 0 \\ F_y = 1 - x\lambda - 2y\lambda = 0 \\ F_\lambda = 560000 - 2x^2 - xy - y^2 = 0 \end{cases},$$

得 $x=200$，$y=600$，$\lambda = \dfrac{1}{1400}$。根据问题的实际意义及驻点的唯一性可知，当药厂生产 200 件 a 药品和 500 件 b 药品时，市场的销量最大。

拉格朗日乘数法也可推广到 n 元函数且有 $m(m<n)$ 个约束条件的极值问题。设有 n 元函数 $f(x_1,x_2,\cdots,x_n)$ 满足约束条件

$$g_j(x_1,x_2\cdots x_3)=0 \quad (j=1,2,\cdots,m),$$

令

$$F=f+\lambda_1 g_1+\lambda_2 g_2+\cdots+\lambda_m g_m,$$

并求 $\frac{\partial F}{\partial x_i}=0(i=1,2,\cdots,n)$ 与条件 $g_j(x_1,x_2,\cdots,x_3)=0(j=1,2,\cdots,m)$ 组成的联立方程组的解（$x_1^*,x_2^*,\cdots,x_n^*$），最后根据实际问题去判断点（$x_1^*,x_2^*,\cdots,x_n^*$）是否为最大（小）值点。

第五节　二重积分

重积分的概念是从实践中抽象出来的，重积分是一元函数的定积分概念向多元函数情况的推广，有其广泛的应用价值，常用的重积分有二重积分和三重积分。本节主要介绍二重积分的概念和计算。

一、二重积分的概念

在一元函数中，定积分是通过分割、近似代替、求和、取极限四个步骤来定义的。二元函数的重积分也是通过类似的步骤定义的。

引例　求曲顶柱体的体积。

设有一立体，它的底是 xOy 面上的闭区域 D，侧面是以 D 的边界曲线为准线而母线平行于 z 轴的柱面，顶是曲面 $z=f(x,y)$，其中 $f(x,y)$ 在闭区间 D 上为非负连续函数，称这种立体为曲顶柱体。下面我们来求曲顶柱体的体积。

若函数 $f(x,y)$ 在 D 上取常数值，上述曲顶柱体为一个高为固定值的平顶柱体，该平顶柱体的体积可用公式

体积＝底面积×高

计算。一般情况下，求曲顶柱体的体积问题可以用微元分析的方法来解决。

(1) 分割：用任意一组曲线网把区域 D 划分成 n 个小区域 $\Delta\sigma_1$，$\Delta\sigma_2$，…，$\Delta\sigma_n$，以这些小区域的边界区域为准线，做母线平行于 z 轴的柱体，这些柱体把原来的柱体分为 n 个小曲顶柱体，记这些柱体的体积为 Δv_1，Δv_2，…，Δv_n。

(2) 近似代替：在每个小区域 $\Delta\sigma_i$ 上任取一点 (ξ_i,η_i)，则 Δv_i 近似等于以 $\Delta\sigma_i$ 为底面积，以 $f(\xi_i,\eta_i)$ 为高的平顶柱体的体积。

(3) 求和：对 n 个小平顶柱体的体积求和，得到所求曲顶柱体的体积 V 的近似值：

$$V=\sum_{i=1}^{n}\Delta v_i\approx\sum_{i=1}^{n}f(\xi_i,\eta_i)\Delta\sigma_i\ 。$$

(4) 取极限：将曲顶柱体分成更多的小曲顶柱体，求取上式的极限值作为曲顶柱体体积的精确值，即：

$$V=\lim_{\lambda\to 0}\sum_{i=1}^{n}f(\xi_i,\eta_i)\Delta\sigma_i\ ,$$

其中，λ 是各小区域直径的最大值（该区域任意两点间距离最大者）。

定义 5-8　设函数 $f(x,y)$ 是有界闭区域 D 上的有界函数。若将 D 任意分成 n 个小区域 $\Delta\sigma_1$，$\Delta\sigma_2$，…，$\Delta\sigma_n$，其中 $\Delta\sigma_i$ 表示第 i 个小的闭区域，也表示它的面积；在每个 $\Delta\sigma_i$ 上任意取一点 (ξ_i,η_i)，做和数 $\sum\limits_{i=1}^{n}f(\xi_i,\eta_i)\Delta\sigma_i$，如果当 $\lambda\to 0$ 时（λ 为各小区域直径的最大值），上式总

有极限，则称这个极限为 $f(x,y)$ 在 D 上的**二重积分**(double integral)，记为

$$\iint_D f(x,y)d\sigma = \lim_{\lambda\to 0}\sum_{i=1}^{n} f(\xi_i,\eta_i)\Delta\sigma_i \text{ ，}$$

这里称 D 为积分区域，而 $f(x,y)$ 称为被积函数。x，y 叫做积分变量，并称 $\sum\limits_{i=1}^{n} f(\xi_i,\eta_i)\Delta\sigma_i$ 为积分和。

例 5-32　设 D 是一个平面薄板，若在点 $(\xi,\eta)\in D$ 的面密度为 $\rho(\xi,\eta)$，那么，二重积分

$$\iint_D \rho(\xi,\eta)d\sigma$$

是薄板的质量。其实，要是对区域 D 进行一个分割：$\Delta\sigma_1$，$\Delta\sigma_2$，…，$\Delta\sigma_n$，那么 $\Delta\sigma_i$ 的质量近似于

$$\rho(\xi_i,\eta_i)\Delta\sigma_i \text{ ，}$$

其中 $(\xi_i,\eta_i)\in D_i$ ，于是整个模板的质量就近似于

$$\sum_{i=1}^{n}\rho(x_i,y_i)\Delta\sigma_i \text{ ，}$$

当无限分割 D 区域时，其极限即是薄板的质量。

二、二重积分的性质

二重积分有以下性质。

首先，我们假定以下公式涉及的函数在有界闭区域 D 上是可积的。

性质 1　常数 k 可以提到积分符号之外

$$\iint_D kf(x,y)d\sigma = k\iint_D f(x,y)d\sigma \text{ 。}$$

性质 2　若闭区域 D 被曲线分为两个没有公共内点的区域 D_1，D_2，则

$$\iint_D f(x,y)d\sigma = \iint_{D_1} f(x,y)d\sigma + \iint_{D_2} f(x,y)d\sigma \text{ 。}$$

性质 3　函数的代数和的积分等于各函数的积分的代数和，即

$$\iint_D [f(x,y)\pm g(x,y)]d\sigma = \iint_D f(x,y)d\sigma \pm \iint_D g(x,y)d\sigma \text{ 。}$$

性质 4　若函数 $f(x)$ 及 $g(x)$ 在 D 上满足不等式

$$f(x,y)\leqslant g(x,y),\quad \forall (x,y)\in D \text{ ，}$$

则

$$\iint_D f(x,y)d\sigma \leqslant \iint_D g(x,y)d\sigma \text{ 。}$$

特别的有 $\left|\iint\limits_D f(x,y)d\sigma\right| \leqslant \iint\limits_D \left|f(x,y)\right| d\sigma$ 。

以下给出 $\left|\iint\limits_D f(x,y)d\sigma\right| \leqslant \iint\limits_D \left|f(x,y)\right| d\sigma$ 的证明。

证　由于 $-\left|f(x,y)\right| \leqslant f(x,y) \leqslant \left|f(x,y)\right|$ ，则根据性质 4，则有

$$\left|\iint_D f(x,y)d\sigma\right| \leqslant \iint_D \left|f(x,y)\right| d\sigma \text{ 。}$$

性质 5　设 M，m 分别为函数 $f(x,y)$ 在闭区域 D 上的最大值和最小值，σ 为 D 的面积，则

$$m\sigma \leqslant \iint_D f(x,y)d\sigma \leqslant M\sigma \text{ 。}$$

根据连续函数的介值定理，在 D 内至少存在一点 (x_0, y_0)，使

$$f(x_0, y_0) = \frac{1}{\sigma}\iint_D f(x,y)d\sigma \text{ 。}$$

称此性质为二重积分的中值定理。其几何意义为：在区域 D 上以曲面 $f(x,y)$ 为顶的曲顶柱体的体积，等于在此闭区域内某一点 (x_0, y_0) 的函数值 $f(x_0, y_0)$ 为高的平顶柱体的体积。

例 5-33 估计二重积分 $I=\iint_D (x^2+y^2+8)d\sigma$ 的值，其中积分区域 D 为矩形闭区域 $\{(x, y) | x^2+y^2 \leqslant 4\}$ 。

解 令 $f(x,y)=x^2+y^2+8$，积分区域 D 是一个圆心为（0，0），半径为 2 的圆形，因此区域面积为 $\sigma=4\pi$，因为 $0 \leqslant x^2+y^2 \leqslant 4$，通过计算 $f(x,y)$ 在此闭区域上最大值和最小值分别为

$$M=12, m=8$$

所以 $32\pi \leqslant I \leqslant 48\pi$ 。

例 5-34 比较下列积分值的大小

$$I_1=\iint_D \ln^3(x+y)d\sigma, I_2=\iint_D (x+y)^3 d\sigma, I_3=\iint_D \sin^3(x+y)d\sigma \text{ ，}$$

其中 D 由 $x=0$，$y=0$，$x+y=\frac{1}{3}$，$x+y=1$ 围成。

解 如图 5-13 所示，在积分区域 D 内，有

$$\frac{1}{3} \leqslant x+y \leqslant 1, \text{因此} \ln(x+y)<0, \text{则} \ln^3(x+y)<0 \text{ ，}$$

且令 $z=x+y, z \in \left(\frac{1}{3}, 1\right)$ 。由于当 $z \in \left(\frac{1}{3}, 1\right)$ 时，$0<\sin z<z<1$，则有 $0<\sin^3 z<z^3<1$，即 $0<\sin^3(x+y)<(x+y)^3<1$，由上述可知：

$$\ln^3(x+y)<0<\sin^3 z<z^3<1 \text{ ，}$$

由二重积分性质 4 得知，积分 $I_1<I_3<I_2$。

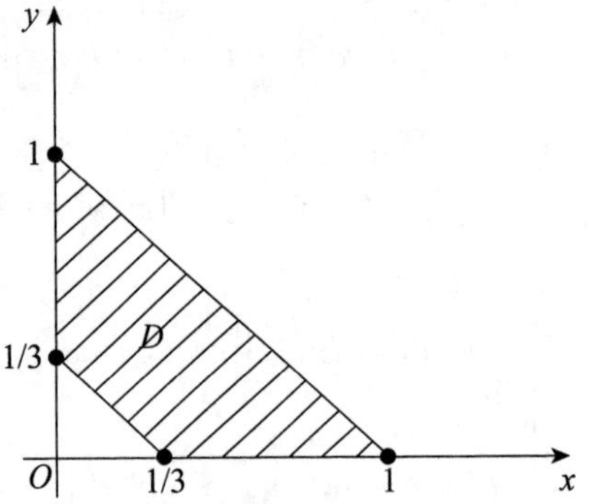

图 5-13

三、二重积分的计算

计算二重积分的基本思想是将二重积分转化为连续的两个定积分来计算。我们称这两个定积分为二次积分或者累次积分。

本节中我们介绍两种坐标下的二重积分计算公式，分别为直角坐标系下的二重积分计算和极坐标下的二重积分计算。

1. 直角坐标系下二重积分的计算公式

介绍二重积分的计算之前，我们先引进 X-型区域和 Y-型区域的概念。图 5－14 和图 5－15 分别给出了这两种区域的典型图例。

X-型区域：

$\{(x,y)\mid a\leqslant x\leqslant b,\varphi_1(x)\leqslant y\leqslant\varphi_2(x)\}$，其中，$\varphi_1(x)$、$\varphi_2(x)$ 在区间 (a,b) 上连续 。特点是：与 y 轴平行的穿过该区域的直线与区域的边界相交不多于两个点（图 5－14）。

Y-型区域：

$\{(x,y),c\leqslant y\leqslant d,\psi_1(y)\leqslant x\leqslant\psi_2(y)\}$，其中，$\psi_1(y)$ 、$\psi_2(y)$ 在区间 (c,d) 上连续。特点是：与 x 轴平行的穿过区域的直线与区域的边界相交不多于两个点（图 5－15）。

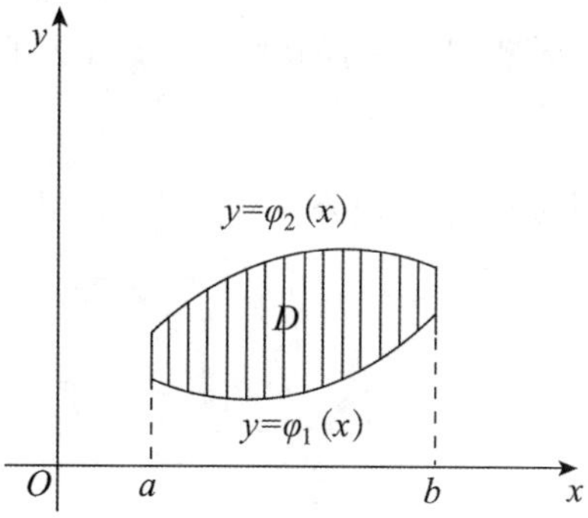

图 5－14

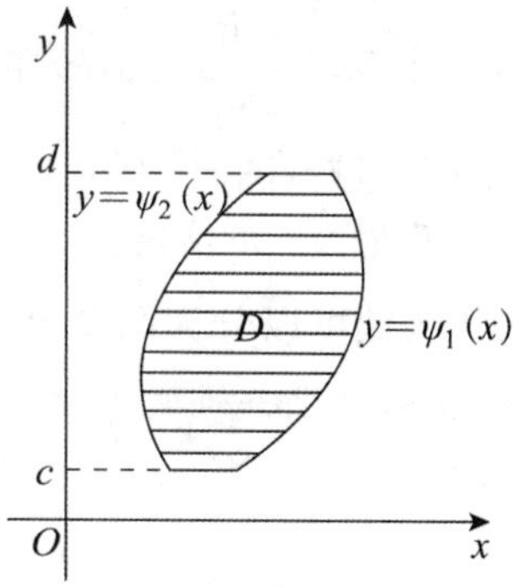

图 5－15

设函数 $z=f(x,y)$ 在闭区域 D 上连续，当区域是 X-型区域时，D 由直线 $x=a$，$x=b$ 及曲线 $y=\varphi_1(x)$，$y=\varphi_2(x)$（$\varphi_1(x)\leqslant\varphi_2(x)$）围成。这时二重积分可以表示为

$$\iint_D f(x,y)dxdy=\int_a^b\left[\int_{\varphi_1(x)}^{\varphi_2(x)}f(x,y)dy\right]dx \qquad (5-1)$$

上式中右端的内层积分是关于 y 的积分，可以将 x 视为常量，上限和下限是关于 x 的函数。外层积分相当于整个内层积分的定积分。当区域是 Y-型区域时，D 由直线 $y=c$，$y=d$ 及曲线 $x=\psi_1(y)$，$x=\psi_2(y)(\psi_1(y)\leqslant\psi_2(y))$ 围成。这时二重积分可以表示为

$$\iint_D f(x,y)dxdy=\int_c^d\left[\int_{\psi_1(y)}^{\psi_2(y)}f(x,y)dx\right]dy \qquad (5-2)$$

如果积分区域既不是 X-型区域又不是 Y-型区域，我们可以将它分成若干个 X-型或者 Y-型区域，根据区域类型不同，应用式（5－1）和式（5－2）两个公式计算二重积分，根据二重积分的积分区域可加性，可计算出二重积分。

如果积分区域既是 X-型区域又是 Y-型区域，则既可以用式（5－1）又可以用式（5－2）。

例 5－35　计算 $\iint\limits_D 4xyd\sigma$，其中 D 是由直线 $y=2$，$x=3$，$y=x$ 所围成的闭区域。

解法一　画出积分区域 D 的图形，可见区域 D 既是 X 型的又是 Y 型的。若我们按 X 型（图 5－16）计算其二重积分，则积分区域 D 的范围为 $D=\{(x,y)\mid 2\leqslant x\leqslant 3,2\leqslant y\leqslant x\}$，所以

$$\iint_D 4xyd\sigma=\int_2^3\left[\int_2^x 4xydy\right]dx=2\int_2^3[xy^2]_2^x dx=2\int_2^3(x^3-4x)dx=\left[\frac{x^4}{2}-4x^2\right]_2^3=12\frac{1}{2}。$$

解法二　若将积分区域视为 Y 型的（图 5－17），则积分区域 D 的范围为 $D=\{(x,y)\mid 2\leqslant y\leqslant 3,y\leqslant x\leqslant 3\}$，所以

$$\iint_D 4xyd\sigma=4\int_2^3\left[\int_y^2 xydx\right]dy=2\int_2^3[x^2y]_y^3dy=2\int_2^3(9y-y^3)dy=\left[9y^2-\frac{1}{2}y^4\right]_2^3=12\frac{1}{2}。$$

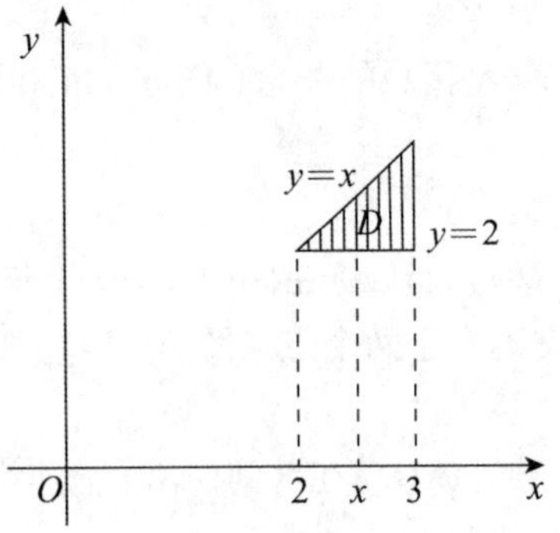

图 5-16

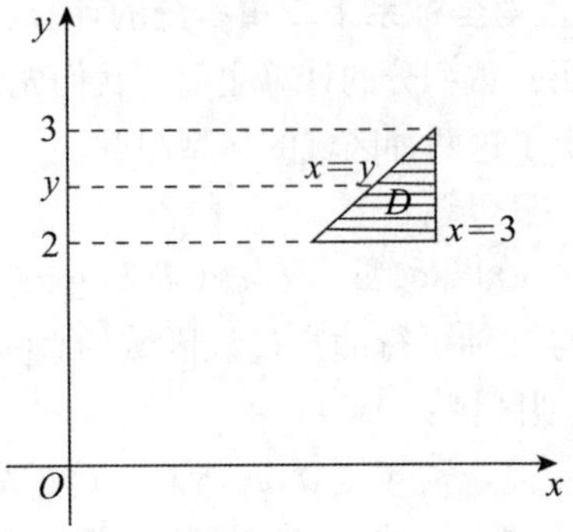

图 5-17

例 5-36 计算 $I=\iint\limits_{D} xydxdy$ 的二重积分，积分区域 D 是由抛物线 $y^2=4x$ 及直线 $y=2x-4$ 所围成的闭区域（图 5-19）。

解法一 采取 X—型区域的方法求 I 值，即先对 y 后对 x 积分，从图 5-18 中我们可以看到，这个积分区域可以分为两个部分，D_1：$\{(x,y)\mid 0\leqslant x\leqslant 1,-2\sqrt{x}\leqslant y\leqslant 2\sqrt{x}\}$ 和 D_2：$\{(x,y)\mid 1\leqslant x\leqslant 4,2x-4\leqslant y\leqslant 2\sqrt{x}\}$，则有

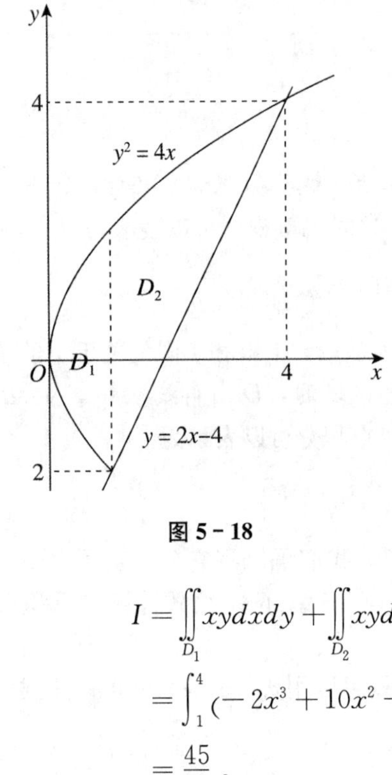

图 5-18

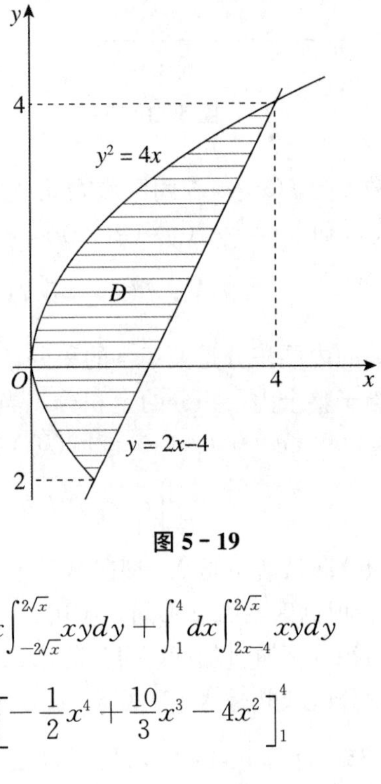

图 5-19

$$I=\iint\limits_{D_1} xydxdy+\iint\limits_{D_2} xydxdy=\int_0^1 dx\int_{-2\sqrt{x}}^{2\sqrt{x}} xydy+\int_1^4 dx\int_{2x-4}^{2\sqrt{x}} xydy$$

$$=\int_1^4(-2x^3+10x^2-8x)dx=\left[-\frac{1}{2}x^4+\frac{10}{3}x^3-4x^2\right]_1^4$$

$$=\frac{45}{2}。$$

解法二 采取 Y-型区域的方法求 I 值，即先对 x 后对 y 积分，从图 5-19 中我们可以看到，其积分区域为 $D=\left\{(x,y)\mid -2\leqslant y\leqslant 4,\frac{y^2}{4}\leqslant x\leqslant\frac{y+4}{2}\right\}$，则有

$$I=\int_{-2}^4 dy\int_{\frac{y^2}{4}}^{\frac{y+4}{2}} xydx=\int_{-2}^4\left[\frac{x^2y}{2}\right]_{\frac{y^2}{4}}^{\frac{y+4}{2}} dy=\frac{45}{2}。$$

举了以上的例子之后，我们知道：当计算二重积分时，如果给出的积分形式不方便或者无法求积分，可以换一种积分次序，可能轻而易举的就求出二重积分了。

例 5-37 计算 $\iint\limits_{D} e^{y^2}dxdy$，其中 D 是由 $y=2x$，$y=2$，$x=0$ 围成的区域。

解　画出积分区域 D 的图形（图 5－20）。如果将 D 区域视为 X－型区域，则积分区域为 $D=\{(x,y)\mid 0\leqslant x\leqslant 1,2x\leqslant y\leqslant 2\}$，从而

$$\iint_D e^{y^2}dxdy=\int_0^1 dx\int_{2x}^2 e^{y^2}dy\ ,$$

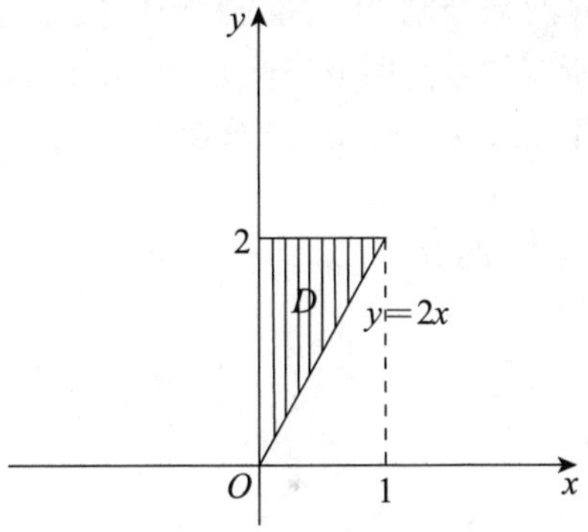

图 5－20

由于定积分 $\int_{2x}^2 e^{y^2}dy$ 其原函数无法用初等函数表示，所以我们选择另一种积分次序，将 D 视为 Y－型区域，则积分区域为 $\left\{(x,y)\mid 0\leqslant y\leqslant 2,0\leqslant x\leqslant \frac{y}{2}\right\}$，从而

$$\begin{aligned}\iint_D e^{y^2}dxdy&=\int_0^2 dy\int_0^{\frac{y}{2}}e^{y^2}dx=\int_0^2 xe^{y^2}\Big|_0^{\frac{y}{2}}dy\\&=\frac{1}{2}\int_0^2 ye^{y^2}dy=\frac{1}{4}\int_0^2 e^{y^2}dy^2\\&=\frac{1}{4}e^{y^2}\Big|_0^2=\frac{e^4}{4}-\frac{1}{4}\text{。}\end{aligned}$$

知识拓展

利用奇偶性简化二重积分的计算　利用被积函数的奇偶性，往往会大大地简化二重积分的计算。对二重积分我们既要考虑到被积函数的奇偶性，又要考虑到积分区域 D 的对称性。我们总结如下：

(1) 若积分区域 D 关于 x 轴对称，则

当 $f(x,-y)=-f(x,y)$ 时，有 $\iint_D f(x,y)dxdy=0$。

当 $f(x,-y)=f(x,y)$ 时，有 $\iint_D f(x,y)dxdy=2\iint_{D_1}f(x,y)dxdy$，其中 $D_1=\{(x,y)\mid(x,y)\in D,y\geqslant 0\}$。

(2) 当积分区域 D 关于 y 轴对称时，则

当 $f(-x,y)=-f(x,y)$ 时，有 $\iint_D f(x,y)dxdy=0$。

当 $f(-x,y)=f(x,y)$ 时，有 $\iint_D f(x,y)dxdy=2\iint_{D_2}f(x,y)dxdy$，其中 $D_2=\{(x,y)\mid(x,y)\in D,x\geqslant 0\}$。

2. 极坐标下二重积分的计算

对于某些区域和被积函数而言，使用极坐标系可能会使二重积分计算过程简化。假设 D 为一有界闭区域，$z = f(x,y)$ 是 D 上的连续函数，我们可以导出极坐标系下计算二重积分的公式。

我们使用极坐标的坐标曲线网来分割 D。曲线网由以极点为中心的一系列圆周及极点发出的射线族组成。假定当 D 中的所有的点都用极坐标 (r,θ) 表示，半径 r 的最小值为 A，最大值为 B；极角 θ 的最小值为 α，最大值为 β。积分区域 D 落在扇形区域 $\{(r,\theta)\mid A\leqslant r\leqslant B,\alpha\leqslant\theta\leqslant\beta\}$，对积分区域用曲线网分割

$$r_1(\theta) = r_0 < r_1 \cdots < r_m = r_2(\theta);\ \alpha < \theta_0 < \theta_1 < \cdots < \theta_n < \beta\text{(图 5-21)}。$$

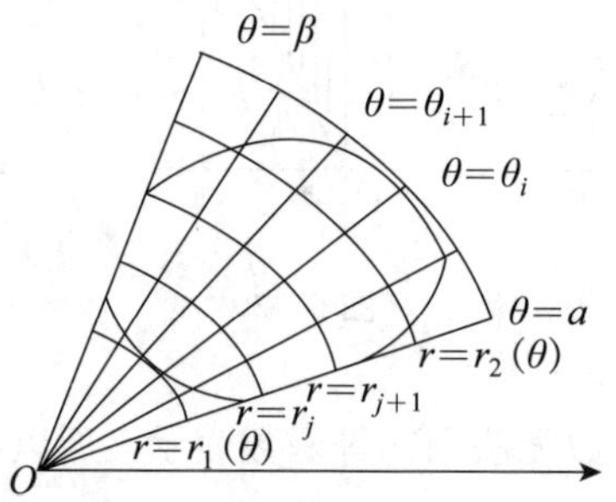

图 5-21

曲线 $r = r_j,(j = 0,1,\cdots,m)$ 及曲线 $\theta = \theta_i,(i = 0,1,\cdots,n)$ 将区域分割成若干个小的扇形区域，记为

$$D_{ij} = \{(r,\theta)\mid r_j \leqslant r < r_{j+1},\theta_i \leqslant \theta < \theta_{i+1}\}。$$

令 k 是所有 D_{ij} 中最大的直径，那么我们根据二重积分定义，可列出

$$\iint_D f(x,y)d\sigma = \lim_{k\to 0}\sum_{i,j} f(e_{ij})\Delta\sigma_{ij},$$

$\Delta\sigma_{ij}$ 表示 D_{ij} 的面积，e_{ij} 表示分割的小区域中任意一点。根据被积函数的可积性，e_{ij} 的选取不影响上述极限。令：$e_{ij} = (r_j\cos\theta_i, r_j\sin\theta_i)$，则二重积分可写成：

$$\iint_D f(x,y)d\sigma = \lim_{k\to 0}\sum_{i,j} f(r_j\cos\theta_i, r_j\sin\theta_i)\Delta\sigma_{ij}。$$

我们来计算一下 $\Delta\sigma_{ij}$，设 $\Delta\theta_i=\theta_{i+1}-\theta_i$，$\Delta r_j=r_{j+1}-r_j$。那么

$$\Delta\sigma_{ij} = \frac{1}{2}\Delta\theta_i(r_{j+1}^2 - r_j^2) = \frac{1}{2}\Delta\theta_i(2r_j + \Delta r_j)\Delta r_j$$

$$= r_j\Delta r_j\Delta\theta_i + \frac{1}{2}(\Delta r_j)^2\Delta\theta_i,$$

当 $k\to 0$ 时，$\frac{1}{2}(\Delta r_j)^2\Delta\theta_i$ 是比 $\Delta r_j\Delta\theta_i$ 高阶的无穷小量，上式可以用 $r_j\Delta r_j\Delta\theta_i$ 来近似表示，则二重积分可以表示为：

$$\iint_D f(x,y)d\sigma = \lim_{k\to 0}\sum_{i,j} f(r_j\cos\theta_i, r_j\sin\theta_i)r_j\Delta r_j\Delta\theta_i$$

$$= \iint_{D} f(r\cos\theta, r\sin\theta)rdrd\theta。$$

其中，$D' = \{(r,\theta)\mid(r\cos\theta,r\sin\theta)\in D\}$。我们还可以进一步将上式转换成

$$\iint_D f(x,y) = \int_\alpha^\beta d\theta\int_{r_1(\theta)}^{r_2(\theta)} f(r\cos\theta,r\sin\theta)rdr。$$

例 5-38 写出积分 $\iint_D f(x,y)dxdy$ 的极坐标二次积分形式，其中 $D=\{(x,y)\mid 1-x$

$\leqslant y \leqslant \sqrt{1-x^2}$，$0 \leqslant x \leqslant 1\}$（如图 5－22）。

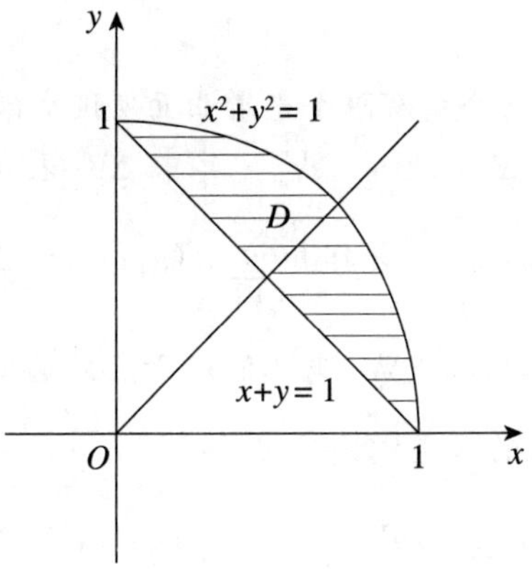

图 5－22

解 在极坐标系下$\{(x,y) \mid x=r\cos\theta, y=r\sin\theta\}$，所以圆的方程为 $r=1$，直线方程为 $r=\dfrac{1}{\sin\theta+\cos\theta}$，

$$\iint_D f(x,y)dxdy = \iint_D f(r\sin\theta + r\cos\theta) r dr d\theta$$
$$= \int_0^{\frac{\pi}{2}} d\theta \int_{\frac{1}{\sin\theta+\cos\theta}}^1 f(r\cos\theta + r\sin\theta) r dr$$

例 5－39 利用极坐标求下列的二重积分 $\int_0^1 dx \int_0^{\sqrt{1-x^2}} (x^2+y^2) dy$。

解 作出积分区域 D 的图形（如图 5－23），其极坐标下的定积分区域为 $0 \leqslant r \leqslant 1$，$0 \leqslant \theta \leqslant \dfrac{\pi}{2}$，所以其二重积分为

$$\int_0^1 dx \int_0^{\sqrt{1-x^2}} (x^2+y^2) dy = \int_0^{\frac{\pi}{2}} d\theta \int_0^1 r^2 \cdot r dr = \int_0^{\frac{\pi}{2}} \left(\frac{1}{4}r^4\right)\Big|_0^1 d\theta = \frac{\pi}{8}。$$

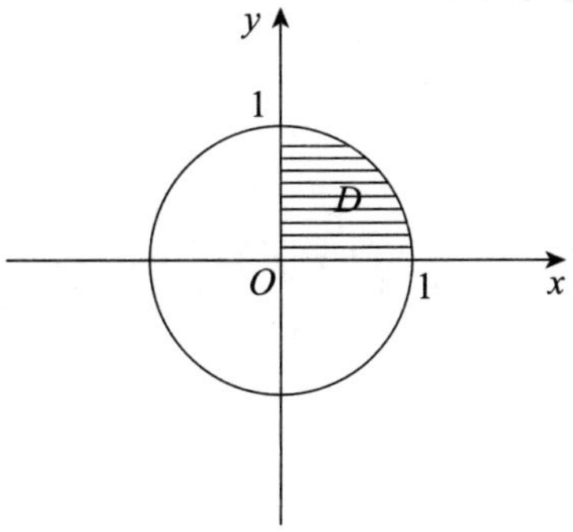

图 5－23

例 5－40 求 $\iint_D e^{-x^2-y^2} d\sigma$，其中 D 为圆 $x^2+y^2 \leqslant \frac{1}{4}a^2$ 在第一象限的部分。

解 积分区域 $D=\{(x,y) \mid x^2+y^2 \leqslant \frac{1}{4}a^2, x \geqslant 0, y \geqslant 0\}$，极坐标下，$D$ 的边界曲线方程为 $r=\frac{1}{2}a(0 \leqslant \theta \leqslant \frac{\pi}{2})$，于是二重积分可以转化为

$$\iint_D e^{-x^2-y^2} d\sigma = \int_0^{\frac{\pi}{2}} d\theta \int_0^{\frac{a}{2}} e^{-r^2} r dr = \frac{\pi}{2} \cdot \left(-\frac{1}{2}e^{-r^2}\right)\Big|_0^{\frac{a}{2}} = \frac{\pi}{4}\left(1-e^{-\frac{a^2}{4}}\right)。$$

知识拓展

三重积分的定义

设三元函数 $f(x,y,z)$ 在一个由有限个光滑曲面所围成的区域 Ω 上有定义。把 Ω 任意分割成为 n 个小区域：ΔV_1，ΔV_2，…，ΔV_n，其中 ΔV_i 表示第 i 个小区域的体积。在每个 ΔV_i 中，任意取一点 (x_i,y_i,z_i)，并作和 $\sum_{i=1}^{n} f(x_i,y_i,z_i)\Delta V_i$。当所有小区域的最大直径 λ 趋于零时，和式 $\sum_{i=1}^{n} f(x_i,y_i,z_i)\Delta V_i$ 若不依赖于点的选取，且极限存在，则称这个极限值为函数 $f(x,y,z)$ 在 Ω 上的三重积分，记作

$$\iiint_{\Omega} f(x,y,z)dV = \lim_{\lambda\to 0}\sum_{i=1}^{n} f(x_i,y_i,z_i)\Delta V_i$$

其中 Ω 称作积分区域，$f(x,y,z)$ 为被积函数，dV 为体积元素。

三重积分的计算

与二重积分类似，三重积分也可以转化成三次积分。首先，我们可以把 Ω 的边界曲面在 xOy 平面上投影为平面的区域 D，则可以把其表示为 $a\leqslant x\leqslant b$，$y_1(x)\leqslant y\leqslant y_2(x)$，$\Omega$ 的边界曲面可以分为上下两个部分，其范围为 $z_1(x,y)\leqslant z\leqslant z_2(x,y)$。因此，三重积分的计算公式如下：

$$\iiint_{\Omega} f(x,y,z)dxdydz = \iint_{D}\left[\int_{z_1(x,y)}^{z_2(x,y)} f(x,y,z)dz\right]dxdy$$

或

$$\iiint_{\Omega} f(x,y,z)dxdydz = \int_a^b\left\{\int_{y_1(x)}^{y_2(x)}\left[\int_{z_1(x,y)}^{z_2(x,y)} f(x,y,z)dz\right]dy\right\}dx$$

习 题 五

1. 求下列函数的定义域：

(1) $z=\sqrt{xy}$；

(2) $u=\sqrt{R^2-x^2-y^2-z^2}+\dfrac{1}{\sqrt{R^2+x^2+y^2-r^2}}(0<r<R)$；

(3) $z=\ln(y^2-4x+8)$；

(4) $z=\dfrac{1}{\sqrt{x+y}}+\dfrac{1}{\sqrt{x-y}}$。

2. 求下列函数的极限：

(1) $\lim\limits_{\substack{x\to 0\\ y\to 0}}\dfrac{\sin(xy)}{xy}$；　　(2) $\lim\limits_{\substack{x\to 2\\ y\to 2}}\dfrac{x^2-y^2}{x-y}$。

3. 求下列函数的间断点：

(1) $z=\dfrac{1}{\sqrt{x^2+y^2}}$；　　(2) $z=\dfrac{1}{x-y}$。

4. 求下列函数的偏导数：

(1) $z=\ln\sin(x-2y)$；　　(2) $z=\sin(xy)+\cos^2(xy)$；

(3) $z=\dfrac{2x+y^3}{xy}$；　　(4) $z=x^{\sin y}$；

(5) $z = \dfrac{xy}{x-y}$;　　(6) $z = e^{xy}$;

(7) $z = \arctan \dfrac{y}{x}$;　　(8) $z = x^2 + y^2$ 。

5. 求下列函数的二阶偏导数：

(1) $z = \dfrac{1}{2}\ln(x^2 + y^2)$;　　(2) $z = \arctan \dfrac{x}{y}$ 。

6. 求下列函数的全微分：

(1) $z = x^2 + 3xy - 2y^2$;　　(2) $z = x^2\ln(xy)$;

(3) $z = e^{x-2y}$;　　(4) $z = \left(\dfrac{x}{y}\right)^2$ 。

7. 设 $z = uv + \sin x$ ，而 $u = e^x$ ，$v = \cos x$ ，求 $\dfrac{\partial z}{\partial x}$ 。

8. 设 $z = e^u \sin v$ ，而 $u = xy$ ，$v = x + y$ ，求 $\dfrac{\partial z}{\partial x}$ 和 $\dfrac{\partial z}{\partial y}$ 。

9. 设 $z = \arctan x^2 y$,而 $y = 1 - x^2$,求$\dfrac{dz}{dx}$ 。

10. 求由方程 $3x^2y + e^{xz} - 4y^2z = 0$ 所确定的隐函数 $z = f(x,y)$ 的偏导数。

11. 求由方程 $z^3 - 3xyz = 9$ 所确定的隐函数 $z = f(x,y)$ 的偏导数。

12. 求由方程 $e^z = x^2yz$ 所确定的隐函数 $z = f(x,y)$ 的偏导数。

13. 求函数 $z = x^3 - 4x^2 + 2xy - y^2$ 的极值。

14. 求函数 $z = 2(x-y) - x^2 - y^2$ 的极值。

15. 计算二重积分 $\iint\limits_D (x+4y)dxdy$ ，其中 D 是由直线 $y=x$，$y=4x$，$x=1$ 所围成的平面闭区域。

16. 计算二重积分 $\iint\limits_D (x^2+y)dxdy$ ，其中 D 是由抛物线 $y=x^2$ 和 $x=y^2$ 所围成的平面闭区域。

17. 计算二重积分 $\iint\limits_D e^{x^2+y^2}dxdy$,其中 D 是圆形闭区域 $x^2+y^2 \leqslant 1$ 。

18. 计算二重积分 $\iint\limits_D \dfrac{\sin(\pi\sqrt{x^2+y^2})}{\sqrt{x^2+y^2}}dxdy$ ，其中

$$D = \{(x,y) \mid 1 \leqslant x^2+y^2 \leqslant 4, x \geqslant 0, y \geqslant 0\} 。$$

（姜　伟　张云鹏　王世缘）

第6章 常微分方程基础

案例	
案例	假设在"理想环境"系统中进行细菌繁殖，所谓"理想环境"满足三个条件：①除系统本身的繁殖外，没有向系统内的迁入和迁出；②系统本身的繁殖不受空间、营养等因素的影响；③系统不受温度、湿度等环境因素的影响。显然，细菌数是随时间的增加而增多的，假设细菌繁殖速率与当时的细菌数成正比，并假设 $t=0$ 时，系统中细菌的数目为 y_0，求细菌随时间变化的规律。 设 y 是在时间 t 时刻的细菌数，显然 y 是 t 的函数。细菌的变化率是细菌数 y 的一阶导数$\frac{dy}{dt}$，这个变化率与 t 时刻的细菌数成正比。我们建立如下等式： $$\frac{dy}{dt}=ky,$$ 其中 $k>0$ 为常数。问题中 $y=y(t)$ 是一个未知函数，从上式中求出此未知函数就是微分方程要解决的问题。

微分方程是从生产实践与科学技术中产生的，也是解决现代科学技术问题强有力的工具。它在医学、生物学、工程力学、流体力学、经济学等领域有广泛的应用。

函数是客观事物的内部关系在数量方面的反映，利用函数关系可以对客观事物的规律进行研究。但是在大量的实际问题中，特别是在医药学的研究过程中，往往不能直接找出所需要的函数关系，而依据问题所提供的信息，有时可以列出含有要找的函数及其导数的关系式。这样的关系式就是微分方程。微分方程建立后对它进行研究，找出未知函数来，这就是解微分方程。本章主要介绍微分方程的基本概念、几种常见的解法及其在医药学中的应用。

第一节　微分方程的基本概念

一、引例

例 6-1　细菌增长模型，见章前案例。

解　设 t（自变量）时刻细菌数量为 y（因变量），则细菌数的增长率为$\frac{dy}{dt}$，在理想状态下有

$$\frac{dy}{dt}=ky, \tag{6-1}$$

其中 k 为比例常数。

例 6-2　自由落体运动：一个质量为 m 的质点在重力作用下从高处自由下落，试求其运

动方程。

解　设在时刻 t 质点的下落的距离为 $s(t)$，由牛顿第二定律得质点满足的方程为

$$m\frac{d^2s}{dt^2}=mg \text{ 即 } \frac{d^2s}{dt^2}=g\text{ 。}\tag{6-2}$$

因 $s(t)$ 还满足下列条件：

$$s\mid_{t=0}=0,\ v\mid_{t=0}=0,$$

通过对方程（6－2）两端积分容易得出

$$v=\frac{ds}{dt}=gt+C_1\text{ 。}\tag{6-3}$$

再对上面方程两端积分，得

$$s=\frac{1}{2}gt^2+C_1t+C_2\text{ ，}\tag{6-4}$$

其中 C_1，C_2 是两个独立的任意常数。

把条件 $s\mid_{t=0}=0, v\mid_{t=0}=0$ 分别代入式（6－3），式（6－4）得 $C_1=0$，$C_2=0$。

因此所求的运动方程为

$$s=\frac{1}{2}gt^2\text{ 。}\tag{6-5}$$

上述实例讨论的实际上是已知未知函数的导数（或微分）所满足的方程，求未知函数的问题，这就是微分方程问题。

二、微分方程的基本概念

含有自变量、未知函数及未知函数的各阶导数（或微分）的方程称为**微分方程**(differential equation)。当未知函数为一元函数时，称为**常微分方程**(ordinary differential equation)；当未知函数为多元函数时，方程中出现偏微分，故称为**偏微分方程**(partial differential equation)。例如

$$\frac{\partial u}{\partial x}=a^2\frac{\partial^2 u}{\partial x^2}\text{ ，}$$

本章仅讨论常微分方程，并简称为微分方程。

微分方程中出现的未知函数的最高阶导数的阶数，称为微分方程的**阶**(order)。例如方程（6－1）及 $yy'+\sin x=1$ 都是一阶微分方程；方程（6－2）及 $y''+e^xy'=x\cos 2x$ 是二阶微分方程；$y'''+2(y')^4=2x^4$ 是三阶微分方程。

如果把某个函数代入微分方程能使该方程成为恒等式，则称这个函数为微分方程的**解**(solution)。求微分方程的解的过程，称为解微分方程。如果微分方程的解中包含任意常数，且独立的任意常数的个数与方程的阶数相同，则称它为微分方程的**通解**（general solution)。例如（6－4）式所表示的函数是方程（6－2）的解，而且是通解。在通解中说任意常数是独立的，其含义是指它们不能合并而使得任意常数的个数减少。例如：函数 $y=C_1e^x+C_2e^x$ 形式上有两个任意常数 C_1,C_2 ，但这两个常数并不是独立的，事实上它可以写成 $y=(C_1+C_2)e^x=Ce^x$（其中 $C=C_1+C_2$ ），因此本质上它只含有一个任意常数。

微分方程的通解反映了一类实际问题中变量的相互联系，为了完全确定地反映某一具体事物的规律性，须根据问题的实际情况，附加一定的条件来确定通解中的各个任意常数，这种确定特解的条件叫做初始条件。例如，例 6－2 中的 $s\mid_{t=0}=0$ ，$v\mid_{t=0}=0$ 就是初始条件。

根据初始条件，给通解中各个任意常数以特定的值所得到的解，称为微分方程的**特解**(particular solution)。例如（6－5）式所表示的函数是方程（6－2）的特解。

例 6－3　验证函数 $y=C_1e^x+C_2e^{-2x}$ 是方程 $y''+y'-2y=0$ 的通解，并求方程满足初始条件 $y\mid_{x=0}=3$，$y'\mid_{x=0}=0$ 的特解，其中 C_1,C_2 为任意常数。

解

$$y' = C_1e^x - 2C_2e^{-2x}$$
$$y'' = C_1e^x + 4C_2e^{-2x}$$

将 y, y', y'' 代入方程左端，得

$$C_1e^x + 4C_2e^{-2x} + C_1e^x - 2C_2e^{-2x} - 2C_1e^x - 2C_2e^{-2x} = 0\ ,$$

所以函数 $y = C_1e^x + C_2e^{-2x}$ 是方程 $y'' + y' - 2y = 0$ 的解，又因为这个解中含有两个独立的任意常数，与方程的阶数相等，所以它是方程的通解。

由初始条件 $y|_{x=0} = 3$， $y'|_{x=0} = 0$ ，得

$$\begin{cases} C_1 + C_2 = 3 \\ C_1 - 2C_2 = 0 \end{cases}$$

所以

$$C_1 = 2\ C_2 = 1\ 。$$

于是方程满足初始条件的特解为

$$y = 2e^x + e^{-2x}\ 。$$

第二节　可分离变量的微分方程

一、可分离变量的微分方程

在一阶微分方程中，有一类形如

$$\frac{dy}{dx} = f(x) \cdot g(y) \tag{6-6}$$

的微分方程，称为可分离变量的微分方程。这类方程的特点是：可以通过四则运算化为左端只含 y 的函数乘 dy ，右端只含 x 的函数乘 dx 的变量分离形式。求解可分离变量的微分方程的方法称为分离变量法。其步骤如下：

（1）分离变量

$$\frac{dy}{g(y)} = f(x)dx \quad (g(y) \neq 0)$$

（2）两端积分

$$\int \frac{dy}{g(y)} = \int f(x)dx$$

（3）求出积分，即得通解

$$G(y) = F(x) + C$$

其中 $G(y)$ 、$F(x)$ 分别为 $\dfrac{1}{g(y)}$ 、$f(x)$ 的一个原函数，C 是任意常数。

例 6－4　求微分方程 $y' = y^2\cos x$ 的通解。

解　我们考虑将方程写成

$$\frac{dy}{dx} = y^2\cos x$$

上式两端同乘以 dx ，并同除以 $y^2 (y \neq 0)$ ，把变量 x 和 y “分离”，得

$$\frac{1}{y^2}dy = \cos x dx$$

对上式两端积分，得

$$-\frac{1}{y} = \sin x + C \quad （C 是任意常数）$$

例 6－5　求微分方程 $\cos x\sin y dx-\sin x\cos y dy=0$ 满足初始条件$y|_{x=\frac{\pi}{6}}=\frac{\pi}{2}$的特解。

解　分离变量

$$\frac{\cos y}{\sin y}dy=\frac{\cos x}{\sin x}dx\quad(\sin x\sin y\neq 0)$$

两端积分

$$\ln\sin y=\ln\sin x+\ln C$$

从而所求方程的通解为

$$\sin y=C\sin x$$

由初始条件 $y\Big|_{x=\frac{\pi}{6}}=\frac{\pi}{2}$，得 $C=2$，故所求方程的特解为

$$\sin y=2\sin x。$$

例 6－6　细菌增长模型，见章前案例。

解　设 t（自变量）时刻细菌数量为 y（因变量），则细菌人口的增长率为 $\frac{dy}{dt}$，在理想状态下有

$$\frac{dy}{dt}=ky$$

其中 k 为比例常数。

当 $y\neq 0$ 时，将原方程分离变量，化为

$$\frac{dy}{y}=kdt$$

两边积分，得

$$\ln|y|=kt+C_1$$

$$|y|=e^{C_1}e^{kt}$$

$$y=\pm e^{C_1}e^{kt}=Ce^{kt}\qquad(\text{记}\pm e^{C_1}\text{为}\ C)$$

容易证明 $y=0$ 也是方程的解，于是微分方程 $\frac{dy}{dt}=kt$ 的通解为

$$y=Ce^{kt}，$$

当 $t=0$ 时，$y=y_0$。于是

$$y_0=Ce^{k\times 0}$$

$$C=y_0$$

方程的特解

$$y=y_0e^{kt}$$

二、齐次微分方程

有的微分方程不是可分离变量的，但通过适当的变量代换后，得到关于新变量的可分离变量方程，然后用求可分离变量微分方程的方法求解这些方程。

例 6－7　求微分方程 $x\frac{dy}{dx}-y=x\tan\frac{y}{x}$的通解。

解　这不是可分离变量的微分方程，等式两边同时除以 x，得

$$\frac{dy}{dx}=\frac{y}{x}+\tan\frac{y}{x}，$$

令 $u=\frac{y}{x}$，则 $y=ux$，$\frac{dy}{dx}=u+x\frac{du}{dx}$，原方程化为

$$u+x\frac{du}{dx}=u+\tan u,$$

成为可分离变量的微分方程。

$$\cot u du=\frac{dx}{x}$$

$$\ln\sin u=\ln x+\ln C$$

$$\sin u=Cx。$$

原微分方程的通解为 $\sin\frac{y}{x}=Cx$。

如果一阶微分方程 $F(x,y,y')=0$ 可化为"$\frac{dy}{dx}=g\left(\frac{y}{x}\right)$"形式的方程，则称此微分方程为**齐次方程**(homogeneous equation)。通过变换 $u=\frac{y}{x}$，总能将齐次方程化成可分离变量的微分方程。求解齐次微分方程的步骤如下：

(1) 在齐次方程 $\frac{dy}{dx}=g\left(\frac{y}{x}\right)$ 中，令 $u=\frac{y}{x}$，则 $y=ux$， $\frac{dy}{dx}=u+x\frac{du}{dx}$；

(2) 代入方程 $\frac{dy}{dx}=g\left(\frac{y}{x}\right)$ 中，得 $u+x\frac{du}{dx}=g(u)$，化为可分离变量的微分方程；

(3) 分离变量 $\frac{du}{g(u)-u}=\frac{dx}{x}$；

(4) 两边积分 $\int\frac{du}{g(u)-u}=\int\frac{dx}{x}$；

(5) 求出积分后再代回原变量，便得到齐次方程的通解。

例 6-8 求微分方程 $y^2+x^2\frac{dy}{dx}=xy\frac{dy}{dx}$ 的通解。

解 原方程可化为 $\frac{dy}{dx}=\frac{y^2}{xy-x^2}=\frac{\left(\frac{y}{x}\right)^2}{\frac{y}{x}-1}$，即为齐次微分方程。

令 $\frac{y}{x}=u$，则 $y=ux$，$\frac{dy}{dx}=u+x\frac{du}{dx}$，代入上式得

$$u+x\frac{du}{dx}=\frac{u^2}{u-1},$$

分离变量

$$\left(1-\frac{1}{u}\right)du=\frac{dx}{x},$$

两端积分

$$u-\ln u=\ln x+C$$

$$u-\ln ux=C。$$

将 u 换成 $\frac{y}{x}$，原方程的通解为

$$\frac{y}{x}-\ln y=C。$$

第三节 一阶线性微分方程

一、一阶线性微分方程

方程

$$\frac{dy}{dx}+P(x)y=Q(x) \tag{6-7}$$

称为**一阶线性微分方程**(first - order linear differential equation)，其中 $P(x)$ 与 $Q(x)$ 为已知的连续函数。式中的 $Q(x)$ 称为非齐次项。

当 $Q(x)=0$ 时，称为一阶齐次线性微分方程

$$\frac{dy}{dx}+P(x)y=0\ 。\tag{6-8}$$

当 $Q(x)\neq 0$ 时，称方程（6 - 7）为一阶线性非齐次微分方程。

将微分方程（6 - 8）分离变量，得

$$\frac{dy}{y}=-P(x)dx\ 。$$

两边积分后，得到微分方程（6 - 8）的通解：

$$\ln y=-\int P(x)dx+\ln C\ 。$$

$$y=Ce^{-\int P(x)dx}\ 。$$

下面研究如何应用齐次微分方程（6 - 8）的通解，求非齐次微分方程（6 - 7）的通解。将微分方程（6 - 7）写成

$$\frac{dy}{y}=\left[\frac{Q(x)}{y}-P(x)\right]dx\ ,$$

两边积分

$$\ln y=\int\frac{Q(x)}{y}dx-\int P(x)\ dx\ ,$$

$$y=e^{\int\frac{Q(x)}{y}dx}\cdot e^{-\int P(x)dx}\ 。$$

函数式中，$e^{\int\frac{Q(x)}{y}dx}$ 虽然无法求得，但由于 y 是 x 的函数，从而 $\frac{Q(x)}{y}$ 是 x 的函数，所以 $e^{\int\frac{Q(x)}{y}dx}$ 仍是 x 的函数，记为 $C(x)$，则

$$y=C(x)e^{-\int P(x)dx}\tag{6-9}$$

为微分方程（6 - 7）的解。将其与（6 - 8）的通解比较，非齐次微分方程（6 - 7）的通解相当于是将齐次微分方程（6 - 8）的通解中的任意常数 C，换成函数 $C(x)$。只要求出这个未知函数 $C(x)$，就得到微分方程（6 - 7）的解。将任意常数 C 换成待定函数 $C(x)$，求解微分方程的方法，称为常数变易法。

下面确定待定函数 $C(x)$，对式（6 - 9）求导，得

$$y'=C'(x)e^{-\int P(x)dx}-P(x)C(x)e^{-\int P(x)dx}\tag{6-10}$$

将式（6 - 9）、式（6 - 10）代入微分方程（6 - 7），得

$$C'(x)e^{-\int P(x)dx}=Q(x),$$

$$C'(x)=Q(x)\cdot e^{\int P(x)dx},$$

两边积分

$$C(x)=\int Q(x)\cdot e^{\int P(x)dx}\ dx+C\ 。$$

代入式（6 - 9），得到非齐次微分方程（6 - 7）的通解公式：

$$y=e^{-\int P(x)dx}\left[\int Q(x)\cdot e^{\int P(x)dx}\ dx+C\right]\tag{6-11}$$

式中，令 $C=0$，得 $y=e^{-\int P(x)dx}\int Q(x)\cdot e^{\int P(x)dx}\ dx$，为非齐次微分方程（6 - 7）的特解；而 $y=Ce^{-\int P(x)dx}$ 为齐次微分方程（6 - 8）的通解。因此，一阶非齐次线性微分方程的通解为两

项组成，一项是对应的齐次微分方程的通解，另一项是这个非齐次微分方程的一个特解。

在求解方程时，可以将式（6－11）直接作为通解公式使用，也可用常数变易法求解。用常数变易法求解一阶线性非齐次方程通解的步骤为：

（1）求出非齐次方程所对应的齐次方程的通解；

（2）将齐次方程的通解中的任意常数 C 换为函数 $C(x)$，设出非齐次方程的解的形式；

（3）将所设的解代入非齐次方程，解出待定函数 $C(x)$，并写出非齐次方程的通解。

例 6－9 求微分方程 $x\dfrac{dy}{dx}-y=x^3$ 的通解。

解 方程可化为一阶线性微分方程

$$\frac{dy}{dx}-\frac{y}{x}=x^2$$

将与它相对应的齐次方程

$$\frac{dy}{dx}-\frac{y}{x}=0$$

分离变量得

$$\frac{dy}{y}=\frac{dx}{x}$$

积分后得齐次方程的通解：

$$\ln y=\ln x+\ln C$$
$$y=Cx$$

应用常数变易法，方程的解为

$$y=C(x)x$$
$$y'=C'(x)x+C(x)$$

代入原方程，得

$$x[C'(x)x+C(x)]-C(x)x=x^3$$
$$C'(x)=x$$
$$C(x)=\frac{x^2}{2}+C$$

于是原微分方程的通解为

$$y=\frac{x^3}{2}+Cx$$

下面应用公式（6－11）求解例 6－9。

方程中，$P(x)=-\dfrac{1}{x}$，$Q(x)=x^2$；通解公式

$$y=e^{-\int P(x)dx}\left[\int Q(x)\cdot e^{\int P(x)dx}\,dx+C\right]$$
$$=e^{-\int(-\frac{1}{x})dx}\int x^2e^{\int(-\frac{1}{x})dx}dx$$

计算得通解

$$y=e^{\ln x}\left(\frac{x^2}{2}+C\right)=\frac{x^3}{2}+Cx\text{ 。}$$

注意：式（6－11）作为一阶线性非齐次微分方程通解公式用时，应将方程化为式（6－7）的形式。

例 6－10 求方程 $(y^2+4x)y'-2y=0$ 的通解。

解 方程可化为 $\dfrac{dy}{dx}=\dfrac{2y}{4x+y^2}$，观察这个方程可知它不是因变量 y 的线性微分方程，但

因为自变量和因变量是可以相互转换的，所以我们可以把 x 看作因变量，y 看作自变量，则原方程就是关于 x 及 $\frac{dx}{dy}$ 的一阶线性非齐次微分方程

$$\frac{dx}{dy}-\frac{2}{y}x=\frac{y}{2}\text{。}\tag{6-12}$$

方程中，$P(y)=-\frac{2}{y}$，$Q(y)=\frac{y}{2}$；

所以方程的通解为 $x=e^{-\int P(y)dy}\left[\int Q(y)\cdot e^{\int P(y)dy}\,dy+C\right]$

$$=e^{-\int(-\frac{2}{y})dy}\left[\int\frac{y}{2}\cdot e^{\int(-\frac{2}{y})dy}\,dy+C\right]$$

$$=\left(\frac{1}{2}\ln y+C\right)y^2$$

二、伯努利（Bernoulli）方程

一般形如

$$\frac{dy}{dx}+P(x)y=Q(x)y^n(n\neq 0,1)\tag{6-13}$$

的微分方程，称为伯努利方程。

此方程不是一阶线性微分方程，但可通过变量代换将其化为一阶线性微分方程。

将式（6-13）两边同时除以 y^n 得

$$y^{-n}\frac{dy}{dx}+P(x)y^{1-n}=Q(x)\text{，}$$

设 $u=y^{1-n}$，则 $\frac{du}{dx}=(1-n)y^{-n}\frac{dy}{dx}$，上式化为

$$\frac{1}{1-n}\frac{du}{dx}+P(x)u=Q(x)\text{，}$$

这是关于 u 的一阶线性微分方程；求得通解后，将 u 仍换成 y^{1-n}，便得到原微分方程的通解。

例 6-11　求微分方程 $y'+y=y^2e^{-x}$ 的通解。

解　两边同时除以 y^2

$$y^{-2}\frac{dy}{dx}+y^{-1}=e^{-x}$$

令 $u=y^{-1}$，由于 $\frac{d}{dx}(y^{-1})=-y^{-2}\frac{dy}{dx}$，则原方程化为 u 的一阶线性微分方程

$$u'-u=-e^{-x}$$

应用公式（6-11）求方程的通解，$P(x)=-1$，$Q(x)=-e^{-x}$，

$$u=e^{-\int(-1)dx}\left[\int(-e^{-x})\cdot e^{\int(-1)dx}\,dx+C\right]=\frac{1}{2}e^{-x}+Ce^{x},$$

将 u 仍换成 y^{-1}，得原微分方程的通解

$$\left(\frac{1}{2}e^{-x}+Ce^{x}\right)y=1\text{。}$$

第四节　可降阶的微分方程

二阶和二阶以上的微分方程称为高阶微分方程。其中某些特殊类型的高阶微分方程，可以

用适当的变换，转化成一阶的微分方程求解。

一、$y^{(n)}=f(x)$ 型的微分方程

微分方程

$$y^{(n)}=f(x) \tag{6-14}$$

的右端仅含有自变量，只要把 $y^{(n-1)}$ 作为新的未知函数，那么式（6-14）就是新未知函数的一阶微分方程。两边积分，就得到一个 $n-1$ 阶微分方程

$$y^{(n-1)}=\int f(x)dx+C_1,$$

再两边积分

$$y^{(n-2)}=\int dx\int f(x)dx+C_1x+C_2$$

以此类推，n 次积分后，便得到方程（6-14）的含有 n 个任意常数的通解。

例 6-12 求微分方程 $y'''=2e^{2x}+\sin x$ 的通解。

解 对所给方程接连积分三次得

$$y''=\int(2e^{2x}+\sin x)\,dx=e^{2x}-\cos x+C_1,$$

$$y'=\int(e^{2x}-\cos x+C_1)\,dx=\frac{1}{2}e^{2x}-\sin x+C_1x+C_2,$$

$$y=\int(\frac{1}{2}e^{2x}-\sin x+C_1x+C_2)\,dx=\frac{1}{4}e^{2x}+\cos x+\frac{C_1}{2}x^2+C_2x+C_3,$$

因为 $\frac{C_1}{2}$ 仍是任意常数，所以可以把方程的通解改写成

$$y=\frac{1}{4}e^{2x}+\cos x+C_1x^2+C_2x+C_3\text{。}$$

二、$y''=f(x,y')$ 型的微分方程

$y''=f(x,y')$ 这类微分方程的右端不显含未知函数 y。设 $y'=p(x)$，则 $y''=p'(x)$，代入原方程后，得到函数 $p(x)$ 的一阶微分方程

$$p'(x)=f(x,p),$$

解这个微分方程，得到函数 $p(x)$。也就是函数 y 的一阶微分方程

$$\frac{dy}{dx}=p=p(x,C_1),$$

于是，原方程的通解为

$$y=\int p(x,C_1)dx+C_2\text{。}$$

例 6-13 求微分方程 $xy''+2y'=x^2$ 满足初始条件：$y|_{x=2}=-1$，$y'|_{x=2}=2$ 的特解。

解 设 $y'=p(x)$，则 $y''=p'(x)$，代入原方程后，得一阶微分方程

$$xp'+2p=x^2$$

$$p'+\frac{2p}{x}=x$$

这是一阶线性微分方程，应用公式解得

$$p=\frac{C_1}{x^2}+\frac{x^2}{4},$$

以 $x=2$，$p=y'=2$ 代入，得 $C_1=4$。从而有

$$y' = p = \frac{4}{x^2} + \frac{x^2}{4},$$

该方程的通解为

$$y = -\frac{4}{x} + \frac{x^3}{12} + C_2。$$

以 $x=2$，$y=-1$ 代入，得 $C_2=\frac{1}{3}$。于是微分方程的特解为

$$y = -\frac{4}{x} + \frac{x^3}{12} + \frac{1}{3}。$$

三、$y'' = f(y, y')$ 型的微分方程

$y'' = f(y, y')$ 这类微分方程的右端不显含自变量 x。将 $y' = p(x)$ 代入原方程后，得到的微分方程中含两个未知函数，无法求解。如果将 $p(x)$ 看成以 y 为中间变量的复合函数，则 $y' = p[y(x)]$，两边对 x 求导

$$y'' = \frac{dp}{dx} = \frac{dp}{dy} \cdot \frac{dy}{dx} = p\frac{dp}{dy}。$$

代入原方程后，得到一阶微分方程

$$p\frac{dp}{dy} = f(y, p),$$

这是关于 y 和 p 的一阶微分方程，解这个微分方程，得 p 关于 y 的函数

$$\frac{dy}{dx} = p = p(y, C_1)。$$

分离变量后积分，得到原微分方程的通解

$$\int \frac{dy}{p(y, C_1)} = x + C_2。$$

例 6-14　求方程 $2yy'' - (y')^2 = 1$ 的通解。

解　方程属于 $y'' = f(y, y')$ 型。令 $y' = p(y)$，则 $y'' = p\frac{dp}{dy}$ 代入原方程

$$2yp\frac{dp}{dy} - p^2 = 1$$

$$\frac{2pdp}{1+p^2} = \frac{dy}{y}$$

$$\ln(1+p^2) = \ln y + \ln C_1$$

$$y' = p = \pm\sqrt{C_1 y - 1}$$

$$\pm\frac{dy}{\sqrt{C_1 y - 1}} = dx$$

$$\pm\frac{2}{C_1}\sqrt{C_1 y - 1} = x + C_2$$

原方程的通解为

$$y = \frac{1}{C_1}\left[\frac{C_1^2}{4}(x + C_2)^2 + 1\right]。$$

第五节 二阶常系数齐次线性微分方程

一、二阶线性微分方程解的结构

微分方程

$$y''+p(x)y'+q(x)y=f(x) \tag{6-15}$$

称为**二阶线性微分方程**(second - order linear differential equation)。

若非齐次项 $f(x)\equiv 0$，则称微分方程

$$y''+p(x)y'+q(x)y=0 \tag{6-16}$$

为齐次的，否则称为非齐次的。

定理 6-1 若 $y_1(x), y_2(x)$ 都是二阶齐次线性微分方程（6-16）的解，则 $y(x)=C_1y_1(x)+C_2y_2(x)$ 也是微分方程（6-16）的解，其中，C_1 和 C_2 为任意常数。

证 由于 $y_1(x)$，$y_2(x)$ 都是微分方程（6-16）的解，所以

$$y''_1+p(x)y'_1+q(x)y_1=0,$$
$$y''_2+p(x)y'_2+q(x)y_2=0,$$

以 $y=C_1y_1(x)+C_2y_2(x)$ 及它的一阶和二阶导数

$$y'=C_1y'_1(x)+C_2y'_2(x) \text{ 和 } y''=C_1y''_1(x)+C_2y''_2(x)$$

代入微分方程（6-16）的左端，得

$$(C_1y''_1+C_2y''_2)+p(x)(C_1y'_1+C_2y'_2)+q(x)(C_1y_1+C_2y_2)$$
$$=C_1[y''_1+p(x)y'_1+q(x)y_1]+C_2[y''_2+p(x)y'_2+q(x)y_2]=0$$

根据定理 6-1，将微分方程（6-16）的两个解 y_1, y_2 叠加起来，得到的函数 $y=C_1y_1+C_2y_2$ 也是微分方程（6-16）的解。虽然在 y 中含有两个任意常数，然而它不一定是微分方程的通解。当 $\frac{y_1}{y_2}=k$(k 为常数) 时，

$$y=C_1y_1+C_2y_2=C_1ky_2+C_2y_2=(C_1k+C_2)y_2=Cy_2,$$

实际上只含有一个任意常数，因此，不是微分方程的通解。只有当 $\frac{y_1}{y_2}\neq k$ 时，C_1，C_2 才是两个相互独立的任意常数，$y=C_1y_1+C_2y_2$ 才是微分方程（6-16）的通解。

一般地，已知 $y_1(x)$ 与 $y_2(x)$ 是定义在区间 I 上的两个函数。若对任一 $x\in I$，$y_1(x)$ 与 $y_2(x)$ 之比为常数，就称 $y_1(x)$ 与 $y_2(x)$ 线性相关；若 $y_1(x)$ 与 $y_2(x)$ 之比不为常数，则称它们线性无关。例如，函数 $y_1=e^x$ 和 $y_2=e^{x+1}$ 在整个数轴上是线性相关的；$y_1=e^x$ 和 $y_2=x^2$ 在任何区间上都是线性无关的。于是给出下面的定理。

定理 6-2 若 $y_1(x)$，$y_2(x)$ 是二阶齐次线性微分方程（6-16）的两个线性无关的解，则 $y(x)=C_1y_1(x)+C_2y_2(x)$ 是微分方程（6-16）的通解，其中，C_1 和 C_2 为任意常数。

定理 6-3 若 $y^*(x)$ 是非齐次线性微分方程（6-15）的一个特解，$Y(x)$ 是与它对应的齐次线性微分方程（6-16）的通解，则 $y(x)=Y(x)+y^*(x)$ 是二阶非齐次线性微分方程（6-15）的通解。

证 因为 y^* 为方程（6-15）的解，Y 为方程（6-16）的解，所以有

$$(y^*)''+p(x)(y^*)'+q(x)y^*=f(x),$$
$$Y''+p(x)Y'+q(x)Y=0 \text{。}$$

将 $y=Y+y^*$ 代入方程（6-14）的左端，得

$$(Y+y^*)''+p(x)(Y+y^*)'+q(x)(Y+y^*)$$

$$= (Y'' + p(x)Y' + q(x)Y) + [(y^*)'' + p(x)(y^*)' + q(x)y^*]$$
$$= 0 + f(x) = f(x),$$

因此 $y = Y + y^*$ 是方程（6－14）的解。又因为其含有两个独立的任意常数，故 $y = Y + y^*$ 是方程（6－15）的通解。

定理 6－4 若 $y_1(x)$ 是非齐次线性微分方程

$$y'' + p(x)y' + q(x)y = f_1(x)$$

的解，$y_2(x)$ 是非齐次线性微分方程

$$y'' + p(x)y' + q(x)y = f_2(x)$$

的解，则 $y(x) = y_1(x) + y_2(x)$ 是非齐次线性微分方程

$$y'' + p(x)y' + q(x)y = f_1(x) + f_2(x)$$

的解。

定理 6－4 说明，当非齐次线性微分方程的非齐次项由几个函数相加组成时，可分成几个较简单的方程分别求解，然后将它们叠加组成原方程的解。此定理请读者自行证明。

二阶以上的线性微分方程的解有与上述类似的性质。

二、二阶常系数齐次线性微分方程

二阶常系数齐次线性微分方程(second－order linear differential equation with constant coefficients）的一般形式为

$$y'' + py' + qy = 0 \tag{6-17}$$

其中，p、q 为常数。

根据定理 6－2，如果能求出微分方程（6－17）的两个线性无关的特解，则它们的线性组合就是方程的通解。

要寻求齐次方程（6－17）的特解，首先观察方程的特点，方程左端是 y''，py' 和 qy 三项之和，而右端为零。当 y，y'，y''都是某一函数的倍数时，则有可能合并为 0。也就是说，适合于方程（6－17）的函数必须与其一阶导数、二阶导数只差一个常数因子，根据求导经验，我们自然会想到指数函数 $y=e^{rx}$（其中 r 为常数）。

设 $y=e^{rx}$是微分方程（6－17）的解，则将 $y=e^{rx}$，$y'=re^{rx}$ 和 $y''=r^2e^{rx}$ 代入微分方程（6－17）后，得

$$e^{rx}(r^2 + pr + q) = 0,$$

由于 $e^{rx}\neq 0$，必有

$$r^2+pr+q=0\,。\tag{6-18}$$

通常称代数方程（6－18）为微分方程（6－17）的**特征方程**(characteristic equation)，将特征方程（6－18）的根称为**特征根**(characteristic root)。它的两个根为

$$r_{1,2}=\frac{-p\pm\sqrt{p^2-4q}}{2}\,。$$

下面根据判别式 p^2-4q 的不同情况，讨论微分方程（6－17）通解的一般形式。

（1）当 $p^2-4q>0$ 时，特征方程有两个不相等的实根 $r_1\neq r_2$。此时$\frac{e^{r_1x}}{e^{r_2x}}=e^{(r_1-r_2)x}\neq$常数，微分方程（6－17）有两个线性无关的特解：$y_1=e^{r_1x}$和 $y_2=e^{r_2x}$。于是微分方程（6－17）的通解为

$$y=C_1e^{r_1x}+C_2e^{r_2x}\,。$$

（2）当 $p^2-4q=0$ 时，特征方程有两个相等的实根 $r_1=r_2=-\frac{p}{2}=r$。由特征方程只能得

到微分方程（6-17）的一个特解：$y_1=e^{rx}=e^{-\frac{p}{2}x}$。设 $y_2=u(x)e^{rx}$ 为微分方程（6-17）的另一个特解，则当 $u(x)$ 不恒等于常数时，y_1 与 y_2 线性无关。为了确定 $u(x)$，求 y_2 的一阶导数、二阶导数

$$y'_2=[u'(x)+ru(x)]e^{rx},$$
$$y''_2=[u''(x)+2ru'(x)+r^2u(x)]e^{rx}。$$

代入微分方程（6-17），整理后得

$$[u''(x)+(2r+p)u'(x)+(r^2+pr+q)u(x)]e^{rx}=0,$$
$$u''(x)+(2r+p)u'(x)+(r^2+pr+q)u(x)=0。$$

因为 r 是特征方程的根，且等于 $-\frac{p}{2}$，所以

$$u''(x)=0,$$

两次积分后，

$$u(x)=Ax+B \qquad (A、B\text{ 为任意常数})$$

$u(x)$ 不能为常数，不妨取 $A=1$，$B=0$，则 $y_2=xe^{rx}$ 是微分方程（6-16）的特解。于是微分方程（6-16）的通解为

$$y=(C_1+C_2x)e^{rx}。$$

（3）当 $p^2-4q<0$ 时，特征方程有一对共轭复根

$$r_{1,2}=\frac{-p\pm i\sqrt{4q-p^2}}{2}=\alpha\pm i\beta$$

由于 $\frac{e^{r_1x}}{e^{r_2x}}=e^{[(\alpha+i\beta)-(\alpha-i\beta)]x}=e^{2i\beta x}\neq$常数，所以微分方程（6-17）有两个线性无关的特解：$y_1=e^{(\alpha+i\beta)x}$ 和 $y_2=e^{(\alpha-i\beta)x}$。然而，这两个解为复数形式。为了便于应用，可以根据欧拉公式

$$e^{i\theta}=\cos\theta+i\sin\theta,$$

将 y_1、y_2 化为

$$y_1=e^{(\alpha+i\beta)x}=e^{\alpha x}(\cos\beta x+i\sin\beta x),$$
$$y_2=e^{(\alpha-i\beta)x}=e^{\alpha x}(\cos\beta x-i\sin\beta x)。$$

由 y_1 和 y_2 组合得到的函数

$$\bar{y}_1=\frac{y_1+y_2}{2}=e^{\alpha x}\cos\beta x,$$

$$\bar{y}_2=\frac{y_1-y_2}{2i}=e^{\alpha x}\sin\beta x,$$

也是微分方程（6-17）的解，且 $\frac{\bar{y}_1}{\bar{y}_2}=\cot\beta x$，不是常数。于是，微分方程（6-16）的通解为

$$y=e^{\alpha x}(C_1\cos\beta x+C_2\sin\beta x)。$$

综合上述讨论，对于二阶常系数齐次线性微分方程，只要求出它的特征根，就能得到它的通解，不必进行积分。为了便于应用，将讨论结果列表总结如下：

表 6-1

特征方程的判别式	特征方程 $r^2+pr+q=0$ 的根	微分方程 $y''+py'+qy=0$ 的通解
$p^2-4q>0$	不等实根 $r_1\neq r_2$	$y=C_1e^{r_1x}+C_2e^{r_2x}$
$p^2-4q=0$	相等的实根 $r_1=r_2=-\frac{p}{2}$	$y=(C_1+C_2x)e^{rx}$
$p^2-4q<0$	共轭复根 $r_{1,2}=\alpha\pm i\beta$	$y=e^{\alpha x}(C_1\cos\beta x+C_2\sin\beta x)$

例 6-15 求微分方程 $y''-2y'-3y=0$ 满足初始条件 $y|_{x=0}=1$，$y'|_{x=0}=3$ 的特解。

解　与微分方程对应的特征方程为

$$r^2-2r-3=0,$$

解得两个不等实根：$r_1=-1$，$r_2=3$。所以，微分方程的通解为

$$y=C_1e^{-x}+C_2e^{3x}。$$

将初始条件代入 y 和它的导数 $y'=-C_1e^{-x}+3C_2e^{3x}$，得方程组

$$\begin{cases} C_1+C_2=1 \\ -C_1+3C_2=3 \end{cases},$$

解得：$C_1=0$，$C_2=1$。于是所求特解为

$$y=e^{3x}。$$

例 6-16　求微分方程 $4y''-4y'+y=0$ 的通解。

解　与微分方程对应的特征方程为

$$4r^2-4r+1=0$$

解得特征根 $r_1=r_2=\dfrac{1}{2}$。于是微分方程的通解为

$$y=(C_1+C_2x)e^{\frac{x}{2}}$$

例 6-17　求微分方程 $y''+2y'+5y=0$ 的通解。

解　与微分方程对应的特征方程为

$$r^2+2r+5=0$$

解得共轭复根：$r_{1,2}=-1\pm 2i$。于是微分方程的通解为

$$y=e^{-x}(C_1\cos 2x+C_2\sin 2x)$$

三、二阶常系数线性非齐次微分方程

二阶常系数非齐次线性微分方程(second order constant coefficient non-homogeneous linear differential equation）的一般形式为

$$y''+py'+qy=f(x), \tag{6-19}$$

其中，p、q 为常数，$f(x)$ 为不恒为零的函数，由定理 6-3 可知，二阶常系数线性非齐次方程（6-19）的通解等于它所对应的齐次方程的通解与它自己的一个特解之和。由于二阶常系数线性齐次方程通解的求法已经得到解决，所以这里只需讨论二阶常系数线性非齐次方程（6-19）的特解的求法。

显然，方程（6-19）的特解与方程中 $f(x)$ 的函数类型有关，这里仅就 $f(x)$ 为多项式 $P_m(x)$、三角函数 $\sin\beta x$，$\cos\beta x$、指数函数 e^{rx} 及其乘积等几种常见形式进行讨论。

1. $f(x)=P_m(x)e^{\lambda x}$ 型（其中 λ 为常数，$P_m(x)$ 为 m 次多项式）

由于 $f(x)$ 是多项式与指数函数的乘积，而这种乘积的导数仍是同一类型的函数，因此，根据方程的特点，我们推测方程（6-19）有形如 $y^*=Q(x)e^{\lambda x}$ 的解，其中 $Q(x)$ 是待定多项式。为了推测多项式 $Q(x)$ 的最高次数，我们将函数 $y^*=Q(x)e^{\lambda x}$ 求导

$$(y^*)'=[Q'(x)+\lambda Q(x)]e^{\lambda x},$$

$$(y^*)''=[Q''(x)+2\lambda Q'(x)+\lambda^2Q(x)]e^{\lambda x},$$

代入方程（6-19），并约去 $e^{\lambda x}\neq 0$，合并同类项得

$$Q''(x)+(2\lambda+p)Q'(x)+(\lambda^2+p\lambda+q)Q(x)=P_m(x)。 \tag{6-20}$$

(1) 若 λ 不是特征方程（6-18）的根，即 $\lambda^2+p\lambda+q\neq 0$，欲使式（6-20）两端恒等，$Q(x)$ 也只能是 m 次多项式，即 $Q(x)=Q_m(x)$，于是方程（6-19）的特解可设为

$$y^*=Q_m(x)e^{\lambda x}。$$

(2) 若 λ 是特征方程(6-18)的单根，即 $\lambda^2+p\lambda+q=0$，且 $2\lambda+p\neq 0$，此时（6-20）

式变为

$$Q''(x)+(2\lambda+p)Q'(x)=P_m(x)\text{。}$$

由此可见 $Q'(x)$ 应为 m 次多项式，故设 $Q(x)=xQ_m(x)$，于是方程（6－19）的特解可设为

$$y^*=xQ_m(x)e^{\lambda x}\text{。}$$

（3）若 λ 是特征方程的重根，即 $\lambda^2+p\lambda+q=0$，且 $2\lambda+p=0$，此时式（6－20）变为 $Q''(x)=P_m(x)$，由此可见 $Q''(x)$ 应为 m 次多项式，故设 $Q(x)=x^2Q_m(x)$，于是方程（6－19）的特解可设为

$$y^*=x^2Q_m(x)e^{\lambda x}\text{。}$$

综上所述，二阶常系数线性非齐次微分方程 $y''+py'+q=P_m(x)e^{\lambda x}$ 的特解可设为

$$y^*=x^kQ_m(x)e^{\lambda x},k=\begin{cases}0, & \lambda\text{ 不是特征根}\\1, & \lambda\text{ 是特征单根}\\2, & \lambda\text{ 是特征重根}\end{cases},$$

其中 $Q_m(x)$ 是与 $P_m(x)$ 同次的待定多项式。将 y^* 代入（6－19）式确定多项式 $Q_m(x)$ 的各项系数，这种方法称为待定系数法。

例 6－18　求方程 $y''-3y'+2y=3xe^{-x}$ 的一个特解。

解　对应齐次方程的特征方程为 $r^2-3r+2=0$，其特征根为 $r_1=1$，$r_2=2$。微分方程的右端 $f(x)=3xe^{-x}$，由于 $\lambda=-1$ 不是特征根，且 $P_m(x)=3x$ 为一次多项式，所以设原方程的特解为 $y^*=(Ax+B)e^{-x}$，则

$$(y^*)'=(A-B-Ax)e^{-x},$$

$$(y^*)''=(B-2A+Ax)e^{-x},$$

将 $y^*,(y^*)',(y^*)''$ 代入原方程，化简得

$$6Ax+(6B-5A)=3x,$$

$$\begin{cases}6A=3\\6B-5A=0\end{cases}\text{，解得 }A=\frac{1}{2},B=\frac{5}{12},$$

故所求方程特解为

$$y^*=\left(\frac{1}{2}x+\frac{5}{12}\right)e^{-x}=\frac{1}{12}(6x+5)e^{-x}\text{。}$$

例 6－19　求方程 $y''+y'=2x^2-3$ 的通解。

解　特征方程为 $r^2+r=0$，特征根为 $r_1=0$，$r_2=-1$，所以对应齐次方程的通解为

$$Y=C_1+C_2e^{-x}\text{。}$$

$f(x)=2x^2-3$，由于 $\lambda=0$ 是特征方程的单根，故设原方程的特解为

$$y^*=x(Ax^2+Bx+C)=Ax^3+Bx^2+Cx$$

$$(y^*)'=3Ax^2+2Bx+C$$

$$(y^*)''=6Ax+2B,$$

将 $y^*,(y^*)',(y^*)''$ 代入原方程，合并同类项，得

$$3Ax^2+(6A+2B)x+(2B+C)=2x^2-3\text{。}$$

$$\begin{cases}3A=2\\6A+2B=0\\2B+C=-3\end{cases}\text{，解得 }A=\frac{2}{3}\text{，}B=-2\text{，}C=1\text{，}$$

原方程一个特解为

$$y^*=\frac{2}{3}x^3-2x^2+x$$

因此所求通解为

$$y = C_1 + C_2 e^{-x} + \frac{2}{3}x^3 - 2x^2 + x \text{。}$$

2. $f(x) = e^{\alpha x}[P_m(x)\cos\beta x + P_n(x)\sin\beta x]$ 型[其中 $P_m(x)$ 为 m 次多项式,$P_n(x)$ 为 n 次多项式，α，β 均为常数]

类似于前面的讨论，二阶常系数线性非齐次微分方程

$$y'' + py' + qy = e^{\alpha x}[P_m(x)\cos\beta x + P_n(x)\sin\beta x]$$

的特解的形式可设为

$$y^* = x^k e^{\alpha x}[Q_l(x)\cos\beta x + R_l(x)\sin\beta x],$$

其中 $Q_l(x)$，$R_l(x)$ 为 l 次待定多项式，$l = \max(m,n)$，上式中的 k 确定如下：

$$k=\begin{cases}0, & \alpha\pm i\beta \text{ 不是特征方程的根}\\ 1, & \alpha\pm i\beta \text{ 是特征方程的根}\end{cases}$$

$Q_l(x)$，$R_l(x)$ 仍用待定系数法求出 。

例 6 - 20　求方程 $y''-2y'+5y=\cos 2x$ 的通解。

解　特征方程为 $r^2-2r+5=0$，特征根为 $r_{1,2}=1\pm 2i$，对应齐次方程的通解为

$$Y = e^x(C_1\cos 2x + C_2\sin 2x) \text{。}$$

$f(x) = \cos 2x$，$\alpha \pm i\beta = 0 \pm 2i$ 不是特征根，所以设方程的特解为

$$y^* = A\cos 2x + B\sin 2x,$$

$$(y^*)' = -2A\sin 2x + 2B\cos 2x,$$

$$(y^*)'' = -4A\cos 2x - 4B\sin 2x$$

代入方程并整理得

$$(A-4B)\cos 2x + (4A+B)\sin 2x = \cos 2x,$$

比较系数得

$$\begin{cases}A - 4B = 1\\ 4A + B = 0\end{cases},$$

$$A = \frac{1}{17}, B = -\frac{4}{17},$$

所以方程的一个特解为

$$y^* = \frac{1}{17}\cos 2x - \frac{4}{17}\sin 2x = \frac{1}{17}(\cos 2x - 4\sin 2x) \text{。}$$

原方程的通解为

$$y = e^x(C_1\cos 2x + C_2\sin 2x) + \frac{1}{17}(\cos 2x - 4\sin 2x) \text{。}$$

例 6 - 21　求方程 $y'' - 2y' + 5y = e^x\sin 2x$ 的通解 。

解　特征方程为 $r^2-2r+5=0$，特征根为 $r_{1,2}=1\pm 2i$，对应齐次方程的通解为

$$Y = e^x(C_1\cos 2x + C_2\sin 2x) \text{。}$$

$f(x) = e^x\sin 2x$,$\alpha \pm i\beta = 1 \pm 2i$ 是特征根，所以设方程的特解为

$$y^* = xe^x(A\cos 2x + B\sin 2x)$$

$$(y^*)' = e^x[(A + Ax + 2Bx)\cos 2x + (B + Bx - 2Ax)\sin 2x]$$

$$(y^*)'' = e^x[(2A + 4B + 4Bx - 3Ax)\cos 2x + (2B - 4A - 4Ax - 3Bx)\sin 2x]$$

代入方程整理得

$$4B\cos 2x - 4A\sin 2x = \sin 2x \text{。}$$

$$\begin{cases}4B=0\\ -4A=1\end{cases},$$

$$A=-\frac{1}{4},\ B=0。$$

所以方程的一个特解为

$$y_2^* =-\frac{1}{4}xe^x\cos2x 。$$

方程的通解为

$$y=e^x(C_1\cos2x+C_2\sin2x)-\frac{1}{4}xe^x\cos2x 。$$

综上所述，求二阶常系数线性非齐次微分方程 $y''+py'+qy=f(x)$ 通解的步骤如下：

(1) 求出对应齐次方程 $y''+py'+qy=0$ 通解 Y。

(2) 求非齐次方程 $y''+py'+qy=f(x)$ 的一个特解 y^*。根据 $f(x)$ 与特征根的不同情况，假设方程的特解 y^* 的形式，并用待定系数法求出特解 y^*。

(3) 写出非齐次方程 $y''+py'+qy=f(x)$ 的通解 $y=Y+y^*$。

第六节 微分方程在医学上的应用

一、微分方程组

在解决实际问题时，我们常会遇到几个微分方程联立在一起共同确定多个有同一自变量的函数的情况，这些联立在一起的微分方程称为微分方程组。下面我们简单介绍用消元法求解微分方程组。

例 6-22 求微分方程组 $\begin{cases}\dfrac{dx}{dt}=3x-2y\\ \dfrac{dy}{dt}=2x-y\end{cases}$ 满足初始条件 $\begin{cases}x|_{t=0}=1\\ y|_{t=0}=0\end{cases}$ 的特解。

解 由第一个方程可得

$$y=\frac{3}{2}x-\frac{1}{2}\frac{dx}{dt},$$

两边对 t 求导

$$\frac{dy}{dt}=\frac{3}{2}\frac{dx}{dt}-\frac{1}{2}\frac{d^2x}{dt^2},$$

将它们代入第二个方程整理得

$$\frac{d^2x}{dt^2}-2\frac{dx}{dt}+x=0。$$

$$x=(C_1+C_2t)e^t 。$$

两端对 t 求导

$$\frac{dx}{dt}=C_2e^t+(C_1+C_2t)e^t=(C_1+C_2+C_2t)e^t 。$$

$$y=\frac{3}{2}(C_1+C_2t)e^t-\frac{1}{2}(C_1+C_2+C_2t)e^t=(C_1-\frac{1}{2}C_2+C_2t)e^t$$

故所求微分方程组的通解为

$$\begin{cases}x=(C_1+C_2t)e^t\\ y=(C_1-\frac{1}{2}C_2+C_2t)e^t\end{cases}。$$

将初始条件 $\begin{cases} x|_{t=0}=1 \\ y|_{t=0}=0 \end{cases}$ 代入微分方程组的通解后，求得 $\begin{cases} C_1=1 \\ C_2=2 \end{cases}$，

所以微分方程组的特解为

$$\begin{cases} x=(1+2t)e^t \\ y=2te^t \end{cases}$$。

二、流行病传播模型

这里只列举最简单的一类流行病模型——无移除的流行病数学模型。这类模型假定：

(1) 感染通过一个团体内成员之间的接触而传播，感染者不因死亡、痊愈或隔离而被移除；

(2) 团体是封闭的，总人数为 N，不妨假定开始只有一个感染者；

(3) 团体中各成员之间接触机会均等，因此易感染者转化为感染者的变化率与当时的易感染人数和感染人数的乘积成正比。

设时刻 t 的易感染人数为 S、感染人数为 I，根据以上假定即可建立以下微分方程：

$$\begin{cases} \dfrac{dI}{dt}=\beta SI \\ \dfrac{dS}{dt}=-\beta SI \\ S+I=N \end{cases}$$

初始条件 $I|_{t=0}=1$，β 为感染率（常数）。

将 $I=N-S$ 代入第一个方程得

$$\frac{dI}{dt}=\beta I(N-I)$$

分离变量后两边积分

$$\int\frac{dI}{I(N-I)}=\int\beta dt$$

$$\frac{1}{N}\ln\frac{I}{N-I}=\beta t+C$$

因为 $I|_{t=0}=1$，代入上式得

$$C=-\frac{\ln(N-1)}{N}$$

从而得

$$\frac{1}{N}\ln\frac{I}{N-I}=\beta t-\frac{\ln(N-1)}{N}$$

即得感染人群的模型为

$$I=\frac{N}{1+(N-1)e^{-N\beta t}}$$

此模型为 Logistic 模型。

另一方面，为了得到易感染人群转化为感染人群的变化情况模型，解方程

$$\frac{dS}{dt}=-\beta S(N-S),$$

分离变量后两边积分

$$\int\frac{dS}{S(N-S)}=-\int\beta dt,$$

得

$$\frac{1}{N}\ln\frac{S}{N-S}=-\beta t+C。$$

因为 $S|_{t=0}=(N-I)|_{t=0}=N-1$，代入上式得

$$C=\frac{\ln(N-1)}{N},$$

从而得

$$\frac{1}{N}\ln\frac{S}{N-S}=-\beta t+\frac{\ln(N-1)}{N},$$

$$S=\frac{N(N-1)}{(N-1)+e^{\beta Nt}}。$$

这个结果描述了易感染人数随时间变化的动态关系。实践中常常对流行曲线更感兴趣，该曲线给出了新病例发生（即易感染人数减少）的速率：

$$-\frac{dS}{dt}=\frac{\beta(N-1)N^2e^{\beta Nt}}{[(N-1)+e^{\beta Nt}]^2}。$$

三、人口增长阻滞模型

人口的增长率受出生率和死亡率的控制，而出生率和死亡率又受自然环境、物质资源、卫生条件、社会制度等很多因素的影响，是一个很复杂的问题。我们用微分方程研究人口的自然增长规律。

设 t 时刻人群的个体数为 y，显然 y 是时间 t 的函数。用 n、m 分别表示该人群的出生率和死亡率，则人口总的增长率为

$$\frac{dy}{dt}=(n-m)y。$$

显然，如果出生率大于死亡率，则人口总数将不断增加，反之，人口总数将逐渐减少。最简单的数学模型为：假设 n、m 为常数，且 $n-m=a$，$a>0$，则上式为

$$\frac{dy}{dt}=ay,$$

解此方程，得

$$y=Ce^{at}。$$

这是一个指数增长方程式，随着时间的增加，人口总数将无限制地增加，这显然是不符合人口增加的实际情况的。为了获得较为符合实际的人口增长模型，我们假定出生率和死亡率都是人口总数的函数，且是线性函数。这就是说，当人口总数增加时，出生率将随着人口总数的增加而减少，而死亡率却随着人口总数的增加而增加，即

$$n=a-by,\ m=p+qy,$$

式中 a，b，p，q 均为正的常数，则

$$n-m=(a-by)-(p+qy)=(a-p)-(b+q)y,$$

$$=(b+q)\left(\frac{a-p}{b+q}-y\right)=\lambda(B-y)。$$

式中 $\lambda=b+q$，$B=\dfrac{a-p}{b+q}$，则得到

$$\frac{dy}{dt}=\lambda y(B-y)。$$

上式即为著名的阻滞方程。现在我们来解上面的微分方程。先分离变量得

$$\frac{dy}{y(B-y)}=\lambda dt,$$

利用有理函数积分的方法有

$$\frac{1}{B}\int\left(\frac{1}{y}+\frac{1}{B-y}\right)dy=\int\lambda dt\ ,$$

$$\ln y-\ln(B-y)=B\lambda t+C\ ,$$

$$\ln\frac{y}{B-y}=B\lambda t+C\ ,$$

$$\frac{y}{B-y}=e^{B\lambda t+C}=\frac{1}{k}e^{B\lambda t},\left(令\frac{1}{k}=e^{C}\right)。$$

所以，微分方程的通解为

$$y=\frac{\frac{1}{k}Be^{B\lambda t}}{1+\frac{1}{k}e^{B\lambda t}}=\frac{B}{1+ke^{-B\lambda t}}\ 。$$

此模型反映了人群增长开始时是缓慢的，接着加速，最后又变慢。

四、药物动力学室模型

在药物动力学中，常用简化的室模型来研究药物在体内的吸收、分布、代谢和排泄的时间过程。如果将整个机体设想成若干个房室，认为药物在体内的吸收、分布、代谢和排泄的时间过程在房室之间进行，并假设药物在房室中的分布是均匀的，这样的药代动力学模型叫室模型。室模型中最简单的是一室模型，它是把机体设想为一个同质单元来处理的。

1. 快速静脉推注

一次快速静脉推注给药后，药物立即分布到血液、其他体液及组织中，并达到动态平衡，在这种情况下，称药物的体内分布符合一室模型。当药物进入机体后，其在体内某一部位的药物减少（转运至其他部位或原型代谢）速率$\frac{dC}{dt}$与该部位药物浓度 C 的关系可用微分方程表示为

$$\frac{dC}{dt}=-kC^{N},(N\geqslant 0)$$

这时称药物在体内的变化符合 N 级速率过程，其中 k 为比例常数，负号表示体内药物不断减少。

用某药进行静脉推注，其血药浓度下降是一级速率过程，第一次注射后，经一小时浓度降至初始浓度的$\frac{\sqrt{2}}{2}$，问要使血药浓度不低于初始浓度的一半，需经过多长时间进行第二次注射？

设 t 时刻血药浓度为 $C=C(t)$ ，设 $C|_{t=0}=C_0$ ，则由题意知，

$$\frac{dC}{dt}=-kC(k\ 为一级速率常数)\ ,$$

$$C=C_0e^{-kt}\ 。$$

将 $C|_{t=1}=\frac{\sqrt{2}}{2}C_0$ 代入 得　$k=\ln\sqrt{2}$ ，

$$C=C_0e^{-(\ln\sqrt{2})t}=C_0(e^{\ln\frac{1}{2}})^{\frac{t}{2}}=C_0\left(\frac{1}{2}\right)^{\frac{t}{2}}\ 。$$

当 $C=\frac{C_0}{2}$ 时，$t=2$。即经过 2 小时要进行第二次注射。

2. 静脉滴注

假设某药物以恒定的速率 k_0 进行静脉滴注，按一级速率过程（速率常数为 $k>0$）消除，我们研究药量在血液中的含量的变化规律。

设在时刻 t 的药量为 $x=x(t)$，则在体内药量变化的速度应该是输入速度与消除药量的速度之差，得方程如下

$$\frac{dx}{dt}=k_0-kx\ 。$$

若初值条件为 $x|_{t=0}=0$，由一阶线性方程的解法，易得其解为

$$x=\frac{k_0}{k}(1-e^{-kt})\ 。$$

假定该药物的表观分布容积（室的理论容积）是 V，则血药浓度为

$$C(t)=\frac{x}{V}=\frac{k_0}{Vk}(1-e^{-kt})\ ,$$

$$C_\infty=\lim_{t\to\infty}C(t)=\frac{k_0}{Vk}\ 。$$

当滴注时间 $t\to+\infty$时，血药浓度将达到一个恒定水平，称其为稳态血药浓度。

知识链接

常微分方程的由来与发展 常微分方程是由人类生产实践的需要而产生的。其雏形的出现甚至比微积分的发明还早。纳皮尔发明对数、伽利略研究自由落体运动、笛卡儿在光学问题中由切线性质定出镜面的形状等，实际上都需要建立和求解微分方程。牛顿和莱布尼茨在建立微分方程与积分运算时，就指出了它们的互逆性，实际上是解决了最简单的微分方程 $y=f'(x)$ 的求解问题。此外，牛顿、莱布尼茨也都用无穷级数和待定系数法解出了某些初等微分方程。

常微分方程发展过程中所经历的四个重要时期。

1. 常微分方程的经典阶段——以通解为主要研究内容；
2. 常微分方程的适定性理论阶段——以定解问题的适定性理论为研究内容；
3. 常微分方程的解析理论阶段——以解析理论为研究内容；
4. 常微分方程的定性理论阶段——以定性与稳定性理论为研究内容。

微分方程是一门十分有用又十分有魅力的学科，自 1693 年微分方程概念的提出到动力系统的长足发展，常微分方程经历漫长而又迅速的发展，极大丰富了数学家园的内容。随着社会技术的发展和需求，微分方程会有更大的发展，如偏微分方程的迅速发展。可以预测：随着依赖数学为基础的其他学科的发展，微分方程还会继续扩展。

习 题 六

一、选择题

1. 下列所给方程中，不是微分方程的是

A. $xy'=2y$　　B. $x^2+y^2=C^2$

C. $y''+y=0$　　D. $(7x-6y)dx+(x+y)dy=0$

2. 微分方程 $5y^4y'+xy''-2y'''=0$ 的阶数是

A. 1　　B. 2　　C. 3　　D. 4

3. 下列所给的函数，是微分方程 $y''+y=0$ 的通解的是

A. $y=C_1\cos x$　　B. $y=C_2\sin x$

C. $y=\cos x+C\sin x$　　D. $y=C_1\cos x+C_2\sin x$

4. 下列所给方程中，是一阶线性微分方程的是

A. $\frac{dy}{dx}+\frac{y}{x}=3(\ln x)y^2$　　B. $\frac{dy}{dx}-\frac{2y}{x+1}=(x+1)^{\frac{5}{2}}$

C. $\frac{dy}{dx}=(x+y)^2$　　D. $(x-y)dx+(x+y)dy=0$

5. 方程 $y'''=\sin x$ 的通解是

A. $y=\cos x+\frac{1}{2}C_1x^2+C_2x+C_3$　　B. $y=\cos x+C_1$

C. $y=\sin x+\frac{1}{2}C_1x^2+C_2x+C_3$　　D. $y=2\sin 2x$

6. y_1, y_2 是 $y''+py'+qy=0$ 的两个解，则其通解是

A. $y=C_1y_1+y_2$　　B. $y=C_1y_1+C_2y_2$

C. $y=C_1y_1+C_2y_2$，其中 y_1 与 y_2 线性相关　　D. $y=C_1y_1+C_2y_2$，其中 y_1 与 y_2 线性无关

7. 下列函数中，不是微分方程 $y''+y=0$ 的解的是

A. $y=\sin x$　　B. $y=\cos x$

C. $y=e^x$　　D. $y=\sin x+\cos x$

8. 下列微分方程中，通解是 $y=C_1e^{-x}+C_2e^{3x}$ 的方程是

A. $y''-2y'-3y=0$　　B. $y''-2y'+5y=0$

C. $y''+y'-2y=0$　　D. $y''-2y'+y=0$

9. 微分方程 $y''+y'=x^2$ 的一个特解应具有形式

A. Ax^2　　B. Ax^2+Bx

C. Ax^2+Bx+C　　D. $x\ (Ax^2+Bx+C)$

10. 微分方程 $y''+2y'-3y=e^x\sin x$ 的一个特解应具有形式

A. $e^x\ (A\cos x+B\sin x)$　　B. $Ae^x\sin x$

C. $xe^x\ (A\sin x+B\cos x)$　　D. $Axe^x\sin x$

二、填空题

1. 函数 $y=5x^2$ 是否是微分方程 $xy'=2y$ 的解？________。

2. 微分方程$\frac{dx}{y}+\frac{dy}{x}=0$，$y|_{x=3}=4$ 的解是________。

3. 微分方程$\frac{dy}{dx}+y=e^{-x}$的通解为________。

4. 微分方程 $y''=x+\sin x$ 的通解为________。

5. 微分方程 $y''=y'+x$ 的通解为________。

6. 微分方程 $y''+y'-2y=0$ 的通解为________。

7. 微分方程 $y''-4y'+4y=0$ 的通解为________。

8. 微分方程 $y''+4y=0$ 的通解为________。

9. 微分方程 $y''-5y'+6y=xe^{3x}$的一个特解形式为________。

10. 微分方程 $y''-y=\sin x$ 的一个特解形式为________。

三、计算题

1. 求下列微分方程的通解或特解：

(1) $\sec^2 x\tan y dx+\sec^2 y\tan x dy=0$；

(2) $y'-xy'=\frac{1}{2}(y^2+y')$；

(3) $\frac{dy}{dx}=10^{x+y}$；

(4) $(y^2+1)\frac{dy}{dx}+x^3=0$；

(5) $y'=e^{2x-y}$，$y|_{x=0}=0$；

(6) $y'\sin x=y\ln y$，$y|_{x=\frac{\pi}{2}}=e$；

(7) $y'+y\cos x=e^{-\sin x}$；

(8) $x\frac{dy}{dx}=y\ln\frac{y}{x}$；

(9) $y'=\frac{x}{y}+\frac{y}{x}$，$y|_{x=1}=2$；

(10) $xy'+y=x^2+3x+2$；

(11) $y'+y\tan x=\sin 2x$；

(12) $\frac{dy}{dx}+3y=8$，$y|_{x=0}=2$；

(13) $\frac{dy}{dx}+\frac{y}{x}=\frac{\sin x}{x}$，$y|_{x=\pi}=1$；

(14) $(y+x\ln y)\frac{dy}{dx}=y\ln y$；

(15) $\frac{dy}{dx}-3xy=xy^2$；

(16) $\frac{dy}{dx}-y=xy^5$。

2. 求下列二阶微分方程的通解或特解：

(1) $y'''=xe^x$；

(2) $y''=y'+x$；

(3) $y''=2yy'$；

(4) $y''=\frac{1}{2}(y')^2$；

(5) $y''+x(y')^2=0$。

3. 求下列二阶常系数线性微分方程的通解或特解：

(1) $y''-y'-2y=0$；

(2) $4\frac{d^2x}{dt^2}-20\frac{dx}{dt}+25x=0$；

(3) $y''-4y'+3y=0$，$y'|_{x=0}=10$，$y|_{x=0}=6$；

(4) $y''+25y=0$，$y'|_{x=0}=5$，$y|_{x=0}=2$；

(5) $2y''+y'-y=2e^x$；

(6) $y''+2y'+3y=3\cos 2x$。

4. 已知 ^{32}P 的瞬时放射速率与它当时所具有的质量成正比，且原有质量为 m_0，半衰期（质量衰减一半所需时间）为 14.3 天，试求 ^{32}P 的放射规律（即剩余量与时间的关系）。

5. 在口服药片的疗效研究中，需要了解药片的溶解浓度，已知它是时间 t 的函数，记为 x，经测定，微溶药片（如阿司匹林）在时刻 t 的溶解速度与药片的表面积 A 和浓度差（x_s-x）的乘积成正比（x_s 是药溶液的饱和浓度；当把药片嵌在管内，使它仅有一面与溶液接触时，A 便是常数），求药片的溶解浓度。

6. 设有一质量为 m 的质点作直线运动，从速度等于零的时刻起，有一个与运动方向一致、大小与时间成正比（比例系数为 k_1）的力作用于它，此外质点还受一个与速度成正比（比例系数为 k_2）的阻力作用，求该质点运动速度与时间的函数关系。

7. 一质点的加速度为 $a=2v-5s$，以初速度 $v|_{t=0}=12\text{m/s}$ 由原点出发，求该质点的运动方程。

（彭继世）

第7章 线性代数基础

案例

亲体基因遗传方式通常是在常染色体遗传中，后代是从每个亲体的基因对中各继承一个基因，形成自己的基因对，基因对也称基因型。如果所考虑的遗传特征是由两个基因 A 和 a 控制的，那么就有三种基因对，记为 AA、Aa 和 aa。现有一农场的植物园中，某种植物的基因型为 AA、Aa 或 aa，农场计划采用 AA 型植物与每种基因型植物相结合的方案培育植物后代，下面给出双亲体基因型的所有可能的结合，使其后代形成每种基因的概率，如表 7-1 所示。经过若干年后三种基因型分布如何？

表 7-1　后代基因型概率

后代基因型	双亲基因型		
	AA-AA	AA-Aa	AA-aa
AA	1	1/2	0
Aa	0	1/2	1
aa	0	0	0

亲体基因遗传方式决定了后代基因型的分布状况，在本章的第四节中将讨论植物园的这种植物几年后的三种基因型的分布情形，并分析若干年后三种基因型分布是怎样的，通过分析会发现若干年后该植物的基因型只剩下 AA 型而其他两种不再存在。

线性代数（linear algebra）是代数学的一个分支，主要处理数学对象之间线性关系，即一次形式的关系问题，在科学研究和工程技术的实践中具有重要的应用价值。本章主要介绍线性代数的基本知识，第一节介绍行列式的定义及计算行列式的方法；第二节介绍矩阵定义及矩阵相关特性；第三节介绍利用矩阵求解线性方程组的计算方法；最后一节介绍生物医学相关的实例分析。

第一节　行 列 式

在矩阵理论及线性方程组求解中都需要用到行列式，行列式是解决线性问题的一个重要工具。本节先介绍二、三阶行列式，再引入高阶行列式，介绍如何计算行列式、用行列式求解线性方程组的 Cramer（G. Cramer，1704－1752）法则。

一、二阶及三阶行列式

设二元线性方程组为

$$\begin{cases} a_{11}x_1 + a_{12}x_2 = b_1, \\ a_{21}x_1 + a_{22}x_2 = b_2。 \end{cases} \tag{7-1}$$

利用消元法，可得

$$\begin{cases} (a_{11}a_{22} - a_{12}a_{21})x_1 = a_{22}b_1 - a_{12}b_2, \\ (a_{11}a_{22} - a_{12}a_{21})x_2 = a_{11}b_2 - a_{21}b_1。 \end{cases}$$

当 $a_{11}a_{22} - a_{12}a_{21} \neq 0$ 时方程组（7-1）有唯一解

$$\begin{cases} x_1 = \dfrac{b_1a_{22} - a_{12}b_2}{a_{11}a_{22} - a_{12}a_{21}}, \\ x_2 = \dfrac{a_{11}b_2 - b_1a_{21}}{a_{11}a_{22} - a_{12}a_{21}}。 \end{cases}$$

为了便于记忆该求解公式，我们引入**二阶行列式**（determinant of second order）。

定义 7-1　记号 $\begin{vmatrix} a_{11} & a_{12} \\ a_{21} & a_{22} \end{vmatrix}$ 称为二阶行列式，它表示代数式 $a_{11}a_{22} - a_{12}a_{21}$，即

$$\begin{vmatrix} a_{11} & a_{12} \\ a_{21} & a_{22} \end{vmatrix} = a_{11}a_{22} - a_{12}a_{21} \tag{7-2}$$

其中 a_{ij} 称为**行列式的元素**（elements of a determinant），下标（subscript）i 称为行标，表示该元素位于行列式中第 i 行，下标 j 称为列标，表示该元素位于行列式中第 j 列。式（7-2）也称为二阶行列式的对角线法则（diagonal rule）。

对于方程组（7-1），称二阶行列式 $D = \begin{vmatrix} a_{11} & a_{12} \\ a_{21} & a_{22} \end{vmatrix}$ 为其**系数行列式**。把系数行列式的第一列和第二列分别换成方程组右端的常数列所得到的行列式记为

$$D_1 = \begin{vmatrix} b_1 & a_{12} \\ b_2 & a_{22} \end{vmatrix}, D_2 = \begin{vmatrix} a_{11} & b_1 \\ a_{21} & b_2 \end{vmatrix}。$$

计算可得，当 $D \neq 0$ 时，方程组（7-1）有唯一解

$$x_1 = \frac{D_1}{D}, x_2 = \frac{D_2}{D}。 \tag{7-3}$$

类似地，对三元线性方程组，

$$\begin{cases} a_{11}x_1 + a_{12}x_2 + a_{13}x_3 = b_1, \\ a_{21}x_1 + a_{22}x_2 + a_{23}x_3 = b_2, \\ a_{31}x_1 + a_{32}x_2 + a_{33}x_3 = b_3。 \end{cases} \tag{7-4}$$

也可以定义相应的三阶行列式来简化表示它的解。

定义 7-2　记号 $\begin{vmatrix} a_{11} & a_{12} & a_{13} \\ a_{21} & a_{22} & a_{23} \\ a_{31} & a_{32} & a_{33} \end{vmatrix}$ 称为三阶行列式（determinant of third order），它由如下式子所定义

$$D = \begin{vmatrix} a_{11} & a_{12} & a_{13} \\ a_{21} & a_{22} & a_{23} \\ a_{31} & a_{32} & a_{33} \end{vmatrix} = a_{11}\begin{vmatrix} a_{22} & a_{23} \\ a_{32} & a_{33} \end{vmatrix} - a_{12}\begin{vmatrix} a_{21} & a_{23} \\ a_{31} & a_{33} \end{vmatrix} + a_{13}\begin{vmatrix} a_{21} & a_{22} \\ a_{31} & a_{32} \end{vmatrix} \tag{7-5}$$

由式（7-5）计算得出三阶行列式的更一般形式为

$$D=\begin{vmatrix} a_{11} & a_{12} & a_{13} \\ a_{21} & a_{22} & a_{23} \\ a_{31} & a_{32} & a_{33} \end{vmatrix}$$

$$=a_{11}a_{22}a_{33}+a_{12}a_{23}a_{31}+a_{13}a_{21}a_{32}-a_{11}a_{23}a_{32}-a_{12}a_{21}a_{33}-a_{13}a_{22}a_{31}, \quad (7-6)$$

其中的六项是按图 7-1 所示的方法（称为三阶行列式的对角线法则）得到，其中每一条实线上的三个元素的乘积带正号，对应式（7-6）中的三项正项，每一条虚线上的三个元素的乘积带负号，对应式（7-6）中的三项负项，所得六项的代数和就是三阶行列式的展开式。同样可定义其他 3 个三阶行列式 D_j $(j=1, 2, 3)$，其中 D_j 是 D 的第 j 列元素 a_{1j}, a_{2j}, a_{3j} 被方程组的常数项 b_1, b_2, b_3 分别取代而得的行列式。当方程组的系数行列式 $D\neq 0$ 时，用消元法解得 $x_1=\frac{D_1}{D}, x_2=\frac{D_2}{D}, x_3=\frac{D_3}{D}$。

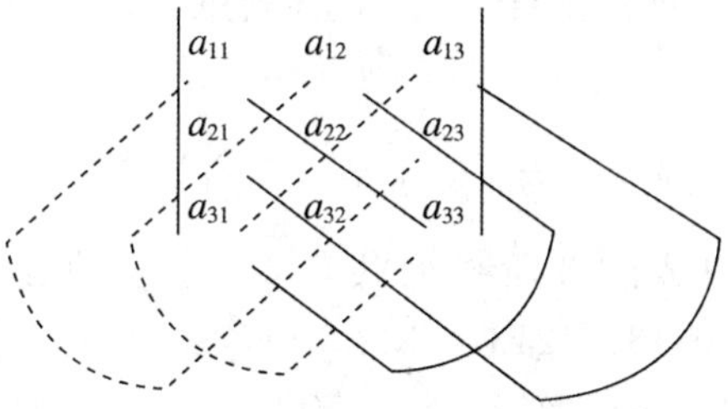

图 7-1　三阶行列式的对角线法则图示

例 7-1　求解线性方程组

$$\begin{cases} x_1-2x_2+x_3=-2, \\ 2x_1+x_2-3x_3=1, \\ -x_1+x_2-x_3=0。 \end{cases}$$

解　由于方程组的系数行列式

$$D=\begin{vmatrix} 1 & -2 & 1 \\ 2 & 1 & -3 \\ -1 & 1 & -1 \end{vmatrix}=1\times 1\times(-1)+(-2)\times(-3)\times(-1)+1\times 2\times 1 -1\times 1\times(-1)-(-2)\times 2\times(-1)-1\times(-3)\times 1$$

$$=-5\neq 0。$$

所以方程组有唯一解，又由于

$$D_1=\begin{vmatrix} -2 & -2 & 1 \\ 1 & 1 & -3 \\ 0 & 1 & -1 \end{vmatrix}=-5,$$

$$D_2=\begin{vmatrix} 1 & -2 & 1 \\ 2 & 1 & -3 \\ -1 & 0 & -1 \end{vmatrix}=-10,$$

$$D_3=\begin{vmatrix} 1 & -2 & -2 \\ 2 & 1 & 1 \\ -1 & 1 & 0 \end{vmatrix}=-5。$$

所以方程组的解为

$$x_1=\frac{D_1}{D}=1; \qquad x_2=\frac{D_2}{D}=2; \qquad x_3=\frac{D_3}{D}=1。$$

二、n 阶行列式

n 阶行列式可以由不同的方法给出定义，下面我们用 n 阶排列和逆序数的方法定义 n 阶行列式。

1. n 阶排列和逆序数

定义 7-3 由自然数 1，2，…，n 组成的一个有序数组，称为一个 n 阶**排列**（permutation）。n 个自然数能构成的全部 n 阶排列共有 $n!$ 个。在一个 n 阶排列中，如果有两个数的先后次序与自然次序不同，则称存在一个**逆序**（inverse order），而所有不同的逆序的总和，称为这个 n 阶排列的**逆序数**（number of inverse order）。n 阶排列（i_1，i_2，…，i_n）的逆序数用 τ（i_1，i_2，…，i_n）表示。逆序数分别为偶数和奇数的排列依次称为**偶排列**（even permutation）和**奇排列**（odd permutation）。规定依自然顺序的全排列（1，2，…，n）的逆序数 0 为偶数。

为了计算逆序数 τ（i_1，i_2，…，i_n），对于任一 i_j（$j=1$，2，…，n），如果比 i_j 小且排在 i_j 后面的数有 t_j 个，则称 i_j 的逆序数为 i_j。于是 $\tau=\sum_{j=1}^{n}t_j$ 。

例如，自然数 1，2，3 组成的 3 阶排列共有 6 个，分别是 123，132，213，231，312，321。其中，包含逆序的排列有 132，213，231，312，321。对于排列 132，因为有一个 32 逆序，所以 132 的逆序数等于 1，我们称其为一个奇排列；而排列 231，因为有 21，31 两个逆序，所以 231 的逆序数等于 2，我们称其为一个偶排列。

2. n 阶行列式的定义

定义 7-4 n 阶行列式，是由排成 n 行 n 列的 n^2 个数 $a_{ij}(i,j=1,2,\cdots,n)$，依下式所确定的一个数，记作

$$D=D(a_{ij})=\begin{vmatrix} a_{11} & a_{12} & \cdots & a_{1n} \\ a_{21} & a_{22} & \cdots & a_{2n} \\ \cdots & \cdots & \cdots & \cdots \\ a_{n1} & a_{n2} & \cdots & a_{nn} \end{vmatrix}=\sum_{(j_1,j_2,\cdots,j_n)}(-1)^{\tau(j_1,j_2,\cdots,j_n)}a_{1j_1}a_{2j_2}\cdots a_{nj_n} \tag{7-7}$$

这里，a_{ij} 表示行列式位于第 i 行第 j 列的元素，其下标 i，j 分别称为行指标和列指标；而和式 $\sum$ 表示对所有 n 阶排列求和，共有 $n!$ 项，其中每一项为行列式中既不同行又不同列的 n 个元素的乘积并冠以正负号，正负号取决于这 n 个元素的列指标所构成的排列的逆序数。

在行列式的定义中，为了决定每一项的正负，把 n 个元素按所在行的先后顺序排列起来，然后根据列标组成排列的奇偶性来决定这一项的正负。如果给了一般的不同行不同列的 n 个元素的乘积 $a_{i_1j_1}a_{i_2j_2}\cdots a_{i_nj_n}$，其中 $i_1i_2\cdots i_n$；$j_1j_2\cdots j_n$ 都是 n 元排列，此时这一项前面所带的符号是 $(-1)^{\tau(i_1,i_2,\cdots,i_n)+\tau(j_1,j_2,\cdots,j_n)}$。例如，5 阶行列式中项 $a_{23}a_{35}a_{51}a_{14}a_{42}$，前所带的符号是 $(-1)^{\tau(23514)+\tau(35142)}=(-1)^{4+6}=1$，即带正号。

容易验证，当 $n=2$，3 时，上述定义等价于二阶、三阶行列式的定义式。

三、行列式的性质和计算

定义 7-5 把行列式 $D(a_{ij})$ 的第 i 行换成相应的第 i 列，第 j 列换成相应的第 j 行，得到的行列式称为 $D(a_{ij})$ 的**转置**（transpose），记作 $D^T(a_{ij})=D(a_{ji})$ 。在 $D(a_{ij})$ 中划去第 s 行和第 t 列之后所剩下的一个 $n-1$ 阶行列式 M_{st} 称为元素 a_{st} 的**余子式**（cofactor），并称 $A_{st}=(-1)^{s+t}M_{st}$ 为 a_{st} 的**代数余子式**（algebraic cofactor）。

定理 7-1 对于行列式有下列结论成立

（1）行列式与其转置相等，即 $D(a_{ij})=D^T(a_{ij})$ ；

(2) 互换行列式的两行（列），行列式变号。特别地，如果行列式有两行元素对应相等，那么它必为 0；

(3) 行列式的某一行（列）中所有的元素都乘以同一数 k，等于用数 k 乘以此行列式；因此，如果行列式中有两行元素对应成比例，那么此行列式为 0；

(4) 如果 n 阶行列式 D 第 i 行（列）的每个元素是 n 阶行列式 D_1 和 D_2 的第 i 行（列）对应元素的和，并且 D，D_1，D_2 的其余 $n-1$ 行（列）元素对应相等，那么 $D=D_1+D_2$；

(5) 把行列式的某一列（行）的各元素乘以同一数然后加到另一列（行）对应的元素上去，行列式不变。

下面我们介绍行列式计算的一个常用定理。

定理 7-2　(Laplace 展开定理) n 阶行列式 D 等于它的任一行（列）的各元素与其对应的代数余子式乘积之和，即

$$D=\begin{vmatrix} a_{11} & a_{12} & \cdots & a_{1n} \\ a_{21} & a_{22} & \cdots & a_{2n} \\ \vdots & \vdots & \vdots & \vdots \\ a_{n1} & a_{n2} & \cdots & a_{nn} \end{vmatrix}=a_{i1}A_{i1}+a_{i2}A_{i2}+\cdots+a_{in}A_{in}$$

$$=a_{1j}A_{1j}+a_{2j}A_{2j}+\cdots+a_{nj}A_{nj},i=1,2,\cdots,n,j=1,2,\cdots,n。$$

推论 1　下述行列式

$$\begin{vmatrix} a_{11} & & & \\ a_{21} & a_{22} & & \\ \vdots & \vdots & \ddots & \\ a_{n1} & a_{n2} & \cdots & a_{nn} \end{vmatrix},\begin{vmatrix} a_{11} & a_{12} & \cdots & a_{1n} \\ & a_{22} & \cdots & a_{2n} \\ & & \ddots & \\ & & & a_{nn} \end{vmatrix},\begin{vmatrix} a_{11} & & & \\ & a_{22} & & \\ & & \ddots & \\ & & & a_{nn} \end{vmatrix}。$$

分别被称为**下三角行列式、上三角行列式、对角行列式**。它们都等于其对角线上所有元素乘积，即 $a_{11},a_{22},\cdots,a_{nn}$。

利用 Laplace 定理及定理 7-1，可以把一个高阶的行列式降阶成低阶行列式，或转化变形成三角行列式，从而进行计算。

例 7-2　计算行列式 $D=\begin{vmatrix} 1 & -1 & 2 & -3 & 1 \\ -3 & 3 & -7 & 9 & -5 \\ 2 & 0 & 4 & -2 & 1 \\ 3 & -5 & 7 & -14 & 6 \\ 4 & -4 & 10 & -10 & 2 \end{vmatrix}$。

解　将第 1 行分别乘以 3，−2，−3，−4 再分别加到第 2，3，4，5 行得

$$D=\begin{vmatrix} 1 & -1 & 2 & -3 & 1 \\ 0 & 0 & -1 & 0 & -2 \\ 0 & 2 & 0 & 4 & -1 \\ 0 & -2 & 1 & -5 & 3 \\ 0 & 0 & 2 & 2 & -2 \end{vmatrix},$$

交换第 2，3 行，然后将第 2 行加到第 4 行得

$$D=\begin{vmatrix} 1 & -1 & 2 & -3 & 1 \\ 0 & 2 & 0 & 4 & -1 \\ 0 & 0 & -1 & 0 & -2 \\ 0 & 0 & 1 & -1 & 2 \\ 0 & 0 & 2 & 2 & -2 \end{vmatrix},$$

第 3 行加到第 4 行，第 3 行乘以 2 加到第 5 行得

$$D=\begin{vmatrix}1&-1&2&-3&1\\0&2&0&4&-1\\0&0&-1&0&-2\\0&0&0&-1&0\\0&0&0&2&-6\end{vmatrix},$$

第4行乘以2加到第5行得

$$D=\begin{vmatrix}1&-1&2&-3&1\\0&2&0&4&-1\\0&0&-1&0&-2\\0&0&0&-1&0\\0&0&0&0&-6\end{vmatrix}=-12。$$

例7-3 计算行列式 $D=\begin{vmatrix}3&1&-1&2\\-5&1&3&-4\\2&0&1&-1\\1&-5&3&-3\end{vmatrix}$。

解 将第3列加到第4列，将第3列乘以−2加到第1列得到

$$D=\begin{vmatrix}5&1&-1&1\\-11&1&3&-1\\0&0&1&0\\-5&-5&3&0\end{vmatrix}=(-1)^{3+3}\begin{vmatrix}5&1&1\\-11&1&-1\\-5&-5&0\end{vmatrix}=40。$$

例7-4 证明范德蒙（Vandermonde）行列式

$$D_n=\begin{vmatrix}1&1&\cdots&1\\x_1&x_2&\cdots&x_n\\x_1^2&x_2^2&\cdots&x_n^2\\\vdots&\vdots&&\vdots\\x_1^{n-1}&x_2^{n-1}&\cdots&x_n^{n-1}\end{vmatrix}=\prod_{n\geqslant i>j\geqslant 1}(x_i-x_j)。\tag{7-8}$$

证明：用数学归纳法。当 $n=2$ 时，

$D_2=\begin{vmatrix}1&1\\x_1&x_2\end{vmatrix}=x_2-x_1=\prod\limits_{2\geqslant i>j\geqslant 1}(x_i-x_j)$，所以，当 $n=2$ 时式（7-8）成立。

假设式（7-8）对于 $n-1$ 阶范德蒙行列式都成立，则对 n 阶范德蒙行列式可以得到

$$D_n=\begin{vmatrix}1&1&\cdots&1\\0&x_2-x_1&\cdots&x_n-x_1\\0&x_2(x_2-x_1)&\cdots&x_n(x_n-x_1)\\\vdots&\vdots&&\vdots\\0&x_2^{n-2}(x_2-x_1)&\cdots&x_n^{n-2}(x_n-x_1)\end{vmatrix},$$

按第一列展开后，再提取每列公因子 x_i-x_1，就有

$$D_n=(x_2-x_1)(x_3-x_1)\cdots(x_n-x_1)\begin{vmatrix}1&1&\cdots&1\\x_2&x_3&\cdots&x_n\\x_2^2&x_3^2&\cdots&x_n^2\\\vdots&\vdots&&\vdots\\x_2^{n-2}&x_3^{n-2}&\cdots&x_n^{n-2}\end{vmatrix}$$

所以，$D_n=(x_2-x_1)(x_3-x_1)\cdots(x_n-x_1)\prod\limits_{n\geqslant i>j\geqslant 2}(x_i-x_j)=\prod\limits_{n\geqslant i>j\geqslant 1}(x_i-x_j)$。

四、克莱姆（Cramer）法则

考虑 n 元线性方程组

$$\begin{cases} a_{11}x_1+a_{12}x_2+\cdots+a_{1n}x_n=b_1, \\ a_{21}x_1+a_{22}x_2+\cdots+a_{2n}x_n=b_2, \\ \cdots\ \cdots\ \cdots\ \cdots\ \cdots\ \cdots\ \cdots \\ a_{n1}x_1+a_{n2}x_2+\cdots+a_{nn}x_n=b_n。\end{cases} \tag{7-9}$$

定理 7-3　（Cramer 法则）对于线性方程组（7-9），如果系数行列式 $D\neq 0$，那么，此方程组有唯一解，

$$x_i=\frac{D_i}{D},i=1,2,\cdots,n \tag{7-10}$$

其中，D_i 是方程组右端常数列代替系数行列式 D 的第 i 列后得到的行列式。线性方程组（7-9）右端常数项 $b_1,b_2,\cdots,b_n$ 不全为 0 时，称为**非齐次线性方程组**（non-homogeneous linear equations）；当 $b_1=b_2=\cdots,b_n=0$ 时，称为**齐次线性方程组**（homogeneous linear equations）。

推论 2　如果齐次线性方程组

$$\begin{cases} a_{11}x_1+a_{12}x_2+\cdots+a_{1n}x_n=0, \\ a_{21}x_1+a_{22}x_2+\cdots+a_{2n}x_n=0, \\ \cdots\ \cdots\ \cdots\ \cdots\ \cdots\ \cdots\ \cdots \\ a_{n1}x_1+a_{n2}x_2+\cdots+a_{nn}x_n=0。\end{cases} \tag{7-11}$$

的系数行列式 $D\neq 0$，那么方程组（7-11）只有零解。

推论 3　齐次线性方程组有非零解的充分必要条件是其系数行列式 $D=0$。

例 7-5　设曲线 $y=a_0+a_1x+a_2x^2+a_3x^3$ 通过四点 $(x_i,y_i),i=1,2,3,4$，其中 x_1,x_2,x_3,x_4 互不相等，试判断可否确定此曲线方程。

解　根据题意建立如下方程组

$$\begin{cases} a_0+a_1x_1+a_2x_1^2+a_3x_1^3=y_1, \\ a_0+a_1x_2+a_2x_2^2+a_3x_2^3=y_2, \\ a_0+a_1x_3+a_2x_3^2+a_3x_3^3=y_3, \\ a_0+a_1x_4+a_2x_4^2+a_3x_4^3=y_4, \end{cases}$$

可以计算其系数行列式为

$$D=\begin{vmatrix} 1 & x_1 & x_1^2 & x_1^3 \\ 1 & x_2 & x_2^2 & x_2^3 \\ 1 & x_3 & x_3^2 & x_3^3 \\ 1 & x_4 & x_4^2 & x_4^3 \end{vmatrix}=(x_2-x_1)(x_3-x_1)(x_4-x_1)(x_3-x_2)(x_4-x_2)(x_4-x_3)\neq 0,$$

因此，由方程组可以唯一确定 a_0,a_1,a_2,a_3，即过该四点的三次曲线唯一确定。

知识拓展

线性代数的由来　线性代数是代数学的一个分支，主要处理线性关系问题。解线性方程组的问题是最简单的线性问题。线性代数作为一个独立的分支在 20 世纪才形成，然而它的历史却非常久远。最古老的线性问题是线性方程组的解法，在中国古代的数学著作《九章算术·方程》章中，已经作了比较完整的叙述，其中所述方法实质上相当于现代的对方程组的增广矩阵的行施行初等变换，消去未知量的方法。由于费马和笛卡儿的工作，现代意义的线性代数基本上出现于 17 世纪。直到 18 世纪末，线性代数的领域还只限于平

面与空间。19 世纪上半叶才完成了到 n 维线性空间的过渡。随着研究线性方程组和变量的线性变换问题的深入，行列式和矩阵在 18—19 世纪期间先后产生，为处理线性问题提供了有力的工具，从而推动了线性代数的发展。“代数”这个词在中文中出现较晚，在清代时才传入中国，当时被人们译成“阿尔热巴拉”，直到 1859 年，清代著名的数学家、翻译家李善兰才将它翻译成为“代数学”，之后一直沿用。

第二节　矩阵基础

矩阵是线性代数中最重要的一个概念，它是研究线性关系的一个有力工具。数学家引入的矩阵，作为一种独特的数学元素，不仅在科学研究和工程技术领域有众多应用，而且在数学学科的其他研究分支也不乏应用之处，更重要的是它作为一种数学元素，像“数”这个基本元素一样，丰富了代数学的研究内容，加速了代数学这个古老数学分支的发展。此外，矩阵的产生、矩阵运算的引入为一系列复杂运算提供了简单表述，使许多繁复的记法简化、统一。本节介绍矩阵的基本概念与基本计算。

一、矩阵的定义

定义 7-6　由 $m\times n$ 个数排成 m 行 n 列的数表

$$A=\begin{pmatrix} a_{11} & a_{12} & \cdots & a_{1n} \\ a_{21} & a_{22} & \cdots & a_{2n} \\ \vdots & \vdots & & \vdots \\ a_{m1} & a_{m1} & \cdots & a_{mn} \end{pmatrix},$$

简记为 $A_{m\times n}$ 或 $(a_{ij})_{m\times n}$，称为 $m\times n$ **矩阵**（matrix），其中 a_{ij} 称为 A 的第 i 行第 j 列的元素，元素为实数的矩阵称为实矩阵，元素为复数的称为复矩阵。特别地，元素全为零的矩阵称为**零矩阵**（zero matrix），常记为 $\mathbf{0}_{m\times n}$。

只有一列的矩阵 $A=\begin{pmatrix} a_1 \\ a_2 \\ \vdots \\ a_m \end{pmatrix}$，称为列矩阵或 m **维列向量**（m-dimensional column vectors）；

只有一行的矩阵 $B=(b_1,b_2,\cdots,b_n)$，称为行矩阵或 n **维行向量**（n-dimensional row vector）。

矩阵 A 的行数 m 与列数 n 相等时，该矩阵 A 称为一个 n 阶**方阵**（square matrix）。对于方阵，从左上角到右下角的连线，称为**主对角线**（main diagonal）；而从左下角到右上角的连线称为**副对角线**（antidiagonal，counterdiagonal，or，secondary diagonal）。

n 阶**方阵 A** 的元素按原来排列的形式构成的 n 阶行列式，称为**方阵 A 的行列式**，记为 $\det A$，即

$$\det A=\begin{vmatrix} a_{11} & a_{12} & \cdots & a_{1n} \\ a_{21} & a_{22} & \cdots & a_{2n} \\ \vdots & \vdots & & \vdots \\ a_{n1} & a_{n1} & \cdots & a_{nn} \end{vmatrix}$$

形如 $A=\begin{pmatrix} a_{11} & a_{12} & \cdots & a_{1n} \\ 0 & a_{22} & \cdots & a_{2n} \\ \vdots & \vdots & & \vdots \\ 0 & 0 & \cdots & a_{nn} \end{pmatrix}$ 的 n 阶方阵，其主对角线下（上）方的元素都是零，通常称其为**上（下）三角矩阵**（*lower*（*upper*）*triangular matrix*）。

形如 $\begin{pmatrix} a_{11} & 0 & \cdots & 0 \\ 0 & a_{22} & \cdots & 0 \\ \vdots & \vdots & & \vdots \\ 0 & 0 & \cdots & a_{nn} \end{pmatrix}$ 的矩阵称为**对角矩阵**（*diagonal matrix*）。

如果 n 阶方阵的主对角线上的元素都是 1，而其余元素都是零，则称该方阵为**单位矩阵**（*identity matrix*），记为 E_n 或者 I_n，即

$$E_n=\begin{pmatrix} 1 & 0 & \cdots & 0 \\ 0 & 1 & \cdots & 0 \\ \vdots & \vdots & & \vdots \\ 0 & 0 & \cdots & 1 \end{pmatrix}$$

两个矩阵的行列数分别相等时，称他们为**同型矩阵**。两个矩阵 $A=(a_{ij})$ 与 $B=(b_{ij})$ 为同型矩阵，且其对应元素相等，即 $a_{ij}=b_{ij}\ (i=1,2,\cdots,m;j=1,2,\cdots,n)$，称矩阵 A 与 B 相等，记作 $A=B$。

二、矩阵的运算

1. 矩阵的加法与数乘

定义 7-6　如果 $A=(a_{ij}),B=(b_{ij})$ 是两个同型矩阵（即它们具有相同的行数和列数），则定义**矩阵加法**（matrix addition）是一种运算，其结果称为**和**，记为 $A+B$，它仍为与 A 和 B 同型的矩阵，其元素为 A 和 B 对应元素的和，即 $A+B=(a_{ij}+b_{ij})$。

例如，$\begin{pmatrix} 12 & 3 & -5 \\ 1 & -9 & 0 \\ 3 & 6 & 8 \end{pmatrix}+\begin{pmatrix} 1 & 8 & 9 \\ 6 & 5 & 4 \\ 3 & 2 & 1 \end{pmatrix}=\begin{pmatrix} 13 & 11 & 4 \\ 7 & -4 & 4 \\ 6 & 8 & 9 \end{pmatrix}$。

给定矩阵 $A=(a_{ij})$，我们定义其**负矩阵**（negative of a matrix）为 $-A=(-a_{ij})$。这样我们可以定义同型矩阵 A,B 的**减法**（matrix subtraction）为 $A-B=A+(-B)$。由于矩阵的加法运算归结为其元素的加法运算，容易验证，矩阵的加法满足下列性质：

性质 1　设 A，B 与 C 为同型矩阵，则有

（1）**交换律**：$A+B=B+A$；

（2）**结合律**：$A+(B+C)=(A+B)+C$；

（3）**恒等律**：$A+0=A$。

定义 7-7　数 λ 与矩阵 A 的**乘法**（scalar multiplication）为一种运算，其结果记为 λA，仍为与 A 同型的一个矩阵，λA 中的元素就是用数 λ 乘 A 中对应的元素的乘积，即 $\lambda A=(\lambda a_{ij})$。由定义可知 $(-1)A=-A$。容易验证数与矩阵的乘法满足下列运算律：

性质 2　设 A 与 B 为同型矩阵，λ 与 μ 为实数，则有

（1）$1A=A$；

（2）$\lambda(A+B)=\lambda A+\lambda B$；

（3）$(\lambda+\mu)A=\lambda A+\mu A$；

（4）$(\lambda\mu)A=\lambda(\mu A)=\mu(\lambda A)$。

2. 矩阵的乘法

定义 7-8 矩阵 $A=(a_{ij})_{m\times s}$ 与矩阵 $B=(b_{ij})_{s\times n}$ 的乘积，记 AB，规定为 $m\times n$ 矩阵 $C=AB=(c_j)_{m\times n}$，其中 $c_{ij}=a_{i1}b_{1j}+a_{i2}b_{2j}+\cdots+a_{is}b_{sj}$（$i=1, 2, \cdots, m$；$j=1, 2, \cdots, n$）。

依此定义，一个 s 维行向量（$1\times s$ 矩阵）与一个 s 维列向量（$s\times 1$ 矩阵）的乘积是一个数，而乘积矩阵 $A_{m\times s}B_{s\times n}=C_{m\times n}$ 的元素 $c_{i\times j}$ 等于左矩阵 $A_{m\times n}$ 的第 i 行向量与右矩阵 $B_{s\times n}$ 的第 j 列向量的乘积。因而并非任何两个矩阵都可以做乘法。当且仅当 A 为 $n\times s$ 而 B 为 $s\times n$ 矩阵，AB 和 BA 都有定义并且为 n 阶方阵和 s 阶方阵。

例 7-6 设 $A=\begin{pmatrix}2 & 1\\1 & -2\end{pmatrix}, B=\begin{pmatrix}1 & 0 & -1\\-1 & 2 & 1\end{pmatrix}$，则

$$AB=\begin{pmatrix}2\times1+1\times(-1) & 2\times0+1\times2 & 2\times(-1)+1\times1\\1\times1+(-2)\times(-1) & 1\times0+(-2)\times2 & 1\times(-1)+(-2)\times1\end{pmatrix}$$

$$=\begin{pmatrix}1 & 2 & -1\\3 & -4 & -3\end{pmatrix},$$

而 BA 无定义。

例 7-7 设 $A=\begin{pmatrix}1 & 1\\-1 & -1\end{pmatrix}, B=\begin{pmatrix}2 & -2\\-2 & 2\end{pmatrix}, C=\begin{pmatrix}-1 & 0\\1 & 0\end{pmatrix}$，则 $AB=\begin{pmatrix}0 & 0\\0 & 0\end{pmatrix}$，

$$BA=\begin{pmatrix}4 & 4\\-4 & -4\end{pmatrix}, AC=\begin{pmatrix}0 & 0\\0 & 0\end{pmatrix}, BC=\begin{pmatrix}-4 & 0\\4 & 0\end{pmatrix},$$

$$(AB)C=\begin{pmatrix}0 & 0\\0 & 0\end{pmatrix}, A(BC)=\begin{pmatrix}0 & 0\\0 & 0\end{pmatrix}$$

由此可见矩阵乘法与数的乘法的区别：一般来说 $AB\neq BA$；由等式 $AB=AC$ 并且 $A\neq 0$，不能推出 $B=C$。

性质 3 设 A 与 B 为同型矩阵，λ 与 μ 为实数，则有

(1) 结合律：$A(BC)=(AB)C$；

(2) 左分配律：$A(B+C)=AB+AC$；

(3) 右分配律：$(A+B)C=AC+BC$；

(4) 数与矩阵乘法的结合律：$(\lambda A)B=\lambda(AB)=A(\lambda B)$。

若 A 为 n 阶方阵，则对任意正整数 k，我们定义 A^k 为 k 个方阵 A 的乘积，称为方阵 A 的幂。若 A 为 n 阶非零方阵，规定：$A^0=E$。显然 $A^kA^l=A^{k+l}$，$(A^k)^l=A^{kl}$。

3. 矩阵的转置

定义 7-9 设 $A=\begin{pmatrix}a_{11} & a_{12} & \cdots & a_{1n}\\a_{21} & a_{22} & \cdots & a_{2n}\\\vdots & \vdots & & \vdots\\a_{m1} & a_{m1} & \cdots & a_{mn}\end{pmatrix}$ 为一个 $m\times n$ 矩阵，我们定义 A 矩阵的转置 (transposed matrix) 为一个 $n\times m$ 矩阵，并用 A^T 表示 A 的转置，即 $A^T=\begin{pmatrix}a_{11} & a_{21} & \cdots & a_{m1}\\a_{12} & a_{22} & \cdots & a_{m2}\\\vdots & \vdots & & \vdots\\a_{1n} & a_{2n} & \cdots & a_{mn}\end{pmatrix}$。

矩阵的转置运算满足下列运算律：

性质 4 设 A 与 B 为矩阵，而且假定下面的运算均有意义，则有

(1) $(A^T)^T=A$；

(2) $(A+B)^T=A^T+B^T$；

(3) $(\lambda A)^T=\lambda A^T$；

(4) $(AB)^T = B^T A^T$ 。

n 阶方阵A 若满足条件$A^T = A$ ，则称A 为**对称矩阵**（symmetric matrix）；若满足条件 $A^T = -A$ ，则称A 为**反对称矩阵**（antisymmetric or skew-symmetric matrix）。若设 $A = (a_{ij})$ ，则A 为对称矩阵，当且仅当 $a_{ij} = a_{ji}$ 对任意的$i,j = 1,2,\cdots,n$ 成立；A 为反对称矩阵，当且仅当 $a_{ij} = -a_{ji}$ 对任意的$i,j = 1,2,\cdots,n$ 成立。从而反对称矩阵对角线上的元素必为零。

4. 矩阵的逆

定义 7-10　设A 是n 阶方阵，若存在同阶矩阵B，使$AB=BA=E$，则称A 为可**逆矩阵**（invertible matrix），B 为A 的**逆矩阵**（inverse matrix），简称为A 的逆，记为$B=A^{-1}$。

例如，由于 $AB = BA = \begin{pmatrix} 1 & 0 \\ 0 & 1 \end{pmatrix}$，故$B$ 是A 的一个逆矩阵。显然单位矩阵的逆矩阵是其本身。

如果A 是可逆矩阵，那么A 的逆是唯一的。这是因为当B，C 都是A 的逆时，有 $AB=BA=E=AC=CA$，$B=BE=B(AC)=(BA)C=EC=C$。

可逆矩阵具有如下的性质：

性质 5　设A 与B 为矩阵，而且假定下面的运算均有意义，则有

(1) $(A^{-1})^{-1}=A$；

(2) 如果A 可逆，数$\lambda\neq 0$ ，那么 $(\lambda A)^{-1} = \frac{1}{\lambda}A^{-1}$ ；

(3) 如果A 可逆，那么，A^T 也可逆，而且 $(A^T)^{-1} = (A^{-1})^T$ ；

(4) 如果A,B 皆可逆，那么AB 也可逆，且 $(AB)^{-1} = B^{-1}A^{-1}$ ；

(5) 两个n 阶矩阵A 与B 的乘积$AB = E$ 时，一定有 $BA = E$ ，从而A,B 互为逆矩阵。

5. 伴随矩阵

对任意n 阶矩阵A ，称

$$A^* = \begin{pmatrix} A_{11} & A_{21} & \cdots & A_{n1} \\ A_{12} & A_{22} & \cdots & A_{n2} \\ \vdots & \vdots & & \vdots \\ A_{1n} & A_{2n} & \cdots & A_{nn} \end{pmatrix}$$

为矩阵A 的**伴随矩阵**（adjoint of a square matrix），其中，A_{ij} 是A 中元素a_{ij} 的代数余子式。

关于方阵的伴随矩阵，有如下性质：

性质 6　对任意n 阶矩阵A 成立$AA^* = A^*A = |A|E$ 。

性质 7　矩阵A 可逆的充分必要条件是 $|A|\neq 0$ ，且 $A^{-1} = \frac{1}{|A|}A^*$ 。

例 7-8　判断下列矩阵是否可逆，若可逆求其逆矩阵

$$A = \begin{pmatrix} 1 & 2 & 3 \\ 2 & 1 & 2 \\ 1 & 3 & 3 \end{pmatrix},\quad B = \begin{pmatrix} 2 & 3 & -1 \\ -1 & 3 & 5 \\ 1 & 5 & -11 \end{pmatrix}$$

解　由于

$$|A| = \begin{vmatrix} 1 & 2 & 3 \\ 2 & 1 & 2 \\ 1 & 3 & 3 \end{vmatrix} = \begin{vmatrix} 1 & 2 & 3 \\ 0 & -3 & -4 \\ 0 & 1 & 0 \end{vmatrix} = \begin{vmatrix} 1 & 2 & 3 \\ 0 & -3 & -4 \\ 0 & 1 & 0 \end{vmatrix} = \begin{vmatrix} -3 & -4 \\ 1 & 0 \end{vmatrix} = 4 \neq 0,$$

故A 可逆，先求其伴随矩阵再求其逆矩阵

$$A_{11} = \begin{vmatrix} 1 & 2 \\ 3 & 3 \end{vmatrix} = -3,\quad A_{12} = -\begin{vmatrix} 2 & 2 \\ 1 & 3 \end{vmatrix} = -4,\quad A_{13} = \begin{vmatrix} 2 & 1 \\ 1 & 3 \end{vmatrix} = 5,$$

$$A_{21} = 3, A_{22} = 0, A_{23} = -1, A_{31} = 1, A_{32} = 4, A_{33} = -3。$$

从而

$$A^{-1}=\frac{A^*}{|A|}=\frac{1}{|A|}\begin{pmatrix}A_{11}&A_{21}&A_{31}\\A_{12}&A_{22}&A_{32}\\A_{13}&A_{23}&A_{33}\end{pmatrix}=\frac{1}{4}\begin{pmatrix}-3&3&1\\-4&0&4\\5&-1&-3\end{pmatrix}。$$

而 $|B|=\begin{vmatrix}2&3&-1\\-1&3&5\\1&5&-11\end{vmatrix}=0$，因此 B 不可逆。

例 7-9 解如下线性方程组

$$\begin{cases}x_1+2x_2+x_3=1,\\2x_1+5x_2+4x_3=0,\\x_1+x_2=1。\end{cases}$$

解 该方程组的系数矩阵为 $A=\begin{pmatrix}1&2&1\\2&5&4\\1&1&0\end{pmatrix}$，常数项矩阵为 $b=\begin{pmatrix}1\\0\\1\end{pmatrix}$，方程组可以写成 $AX=b$，则由于 $|A|=\begin{vmatrix}1&2&1\\2&5&4\\1&1&0\end{vmatrix}=1\neq 0$，所以矩阵 A 可逆，利用伴随矩阵求其逆矩阵得到

$$A^{-1}=\begin{pmatrix}-4&1&3\\4&-1&-2\\-3&1&1\end{pmatrix}。$$

在方程组 $Ax=b$ 两边乘以 A 的逆矩阵得到 $A^{-1}(Ax)=A^{-1}b$，即 $x=A^{-1}b$，这就是方程组的解

$$x=A^{-1}\begin{pmatrix}1\\0\\1\end{pmatrix}=\begin{pmatrix}-4&1&3\\4&-1&-2\\-3&1&1\end{pmatrix}\begin{pmatrix}1\\0\\1\end{pmatrix}=\begin{pmatrix}-1\\2\\-2\end{pmatrix}。$$

例 7-10 设三阶矩阵 A,B 满足 $A^{-1}BA=6A+BA$，且 $A=\begin{pmatrix}1/2&&\\&1/4&\\&&1/7\end{pmatrix}$，求 B。

解 由 $A^{-1}BA=6A+BA$ 得 $A^{-1}BA-BA=6A$ 即 $(A^{-1}-E)BA=6A$，也就是 $(A^{-1}-E)B=6E$，所以 $B=6(A^{-1}-E)^{-1}$

$$B=6(A^{-1}-E)^{-1}=6\left[\begin{pmatrix}2&0&0\\0&4&0\\0&0&7\end{pmatrix}-\begin{pmatrix}1&0&0\\0&1&0\\0&0&1\end{pmatrix}\right]^{-1}$$

$$=6\begin{pmatrix}1&0&0\\0&3&0\\0&0&6\end{pmatrix}^{-1}=6\begin{pmatrix}1&0&0\\0&1/3&0\\0&0&1/6\end{pmatrix}=\begin{pmatrix}6&0&0\\0&2&0\\0&0&1\end{pmatrix}。$$

第三节 线性方程组

线性方程组是常见的一种数学形式，在应用中也较为广泛。本节介绍未知量个数与方程个数为任意的线性方程组解的存在性判定方法、解的性质和求解方法。

一、线性方程的解

由 m 个方程 n 个未知数组成的 n 元**线性方程组**（linear equations）一般形式如下

$$\begin{cases} a_{11}x_1 + a_{12}x_2 + \cdots + a_{1n}x_n = b_1, \\ a_{21}x_1 + a_{22}x_2 + \cdots + a_{2n}x_n = b_2, \\ \cdots \quad \cdots \\ a_{m1}x_1 + a_{m2}x_2 + \cdots + a_{mn}x_n = b_m。 \end{cases} \tag{7-12}$$

其系数组成的矩阵

$$A = \begin{pmatrix} a_{11} & a_{12} & \cdots & a_{1n} \\ a_{21} & a_{22} & \cdots & a_{2n} \\ \cdots & \cdots & \cdots & \cdots \\ a_{m1} & a_{m1} & \cdots & a_{mn} \end{pmatrix},$$

称为该方程组的系数矩阵。该方程组的未知数组成的列向量和常数组成的列向量分别是

$$X = \begin{pmatrix} x_1 \\ x_2 \\ \vdots \\ x_n \end{pmatrix}, b = \begin{pmatrix} b_1 \\ b_2 \\ \vdots \\ b_m \end{pmatrix}。$$

于是根据矩阵的乘法，上述线性方程组（7-12）可记为 $AX = b$ 。
记下列形式矩阵

$$\widetilde{A} = (A, b) = \begin{pmatrix} a_{11} & a_{12} & \cdots & a_{1n} & b_1 \\ a_{21} & a_{22} & \cdots & a_{2n} & b_2 \\ \cdots & \cdots & \cdots & \cdots & \cdots \\ a_{m2} & a_{m2} & \cdots & a_{mn} & b_m \end{pmatrix},$$

$\widetilde{A}$ 称为线性方程组（7-12）的**增广矩阵**（augmented matrix）。

对 n 元线性方程组 $AX = b$ 的解，有如下定理：

定理 7-4　线性方程组（7-12）的解只有三种可能：无解，唯一解，无穷多解。

对于齐次线性方程组 $AX = 0$ 和非齐次线性方程组 $AX = b$ 的解有如下性质：

定理 7-5　如果 X_1, X_2 是齐次线性方程组 $AX = 0$ 的任意两个解，则对于任意的常数 k_1，k_2 ，$k_1X_1 + k_2X_2$ 也是齐次线性方程组 $AX = 0$ 的解。

定理 7-6　如果 X 是非齐次线性方程组 $AX = 0$ 的解，而 c 是非齐次线性方程组 $AX = b$ 的解，则 $X + c$ 是非齐次线性方程组 $AX = b$ 的解。

一、求解线性方程

下面介绍求解线性方程组的一个规范方法，即高斯（G. F. Gauss，1777—1855）消去法，它是加减消元法和代入消元法的推广和规范化。

1. 行初等变换与行阶梯形矩阵

定理 7-7　如果线性方程组 $A_1X = b_1$ 的增广矩阵 (A_1, b_1) 经过有限次如下运算，这些运算称之为行初等变换：

（1）交换两行的位置；

（2）某一行乘以非零常数；

（3）以某一常数乘以某一行加到另一行；

变成矩阵 (A_2, b_2) ，它作为增广矩阵对应于线性方程组 $A_2X = b_2$ 。那么，线性方程组

$A_1X = b_1$ 与 $A_2X = b_2$ 是同解方程组。

用高斯消去法解线性方程组，实际上就是对增广矩阵 $\widetilde{A}$ 进行矩阵的行初等变换，先把 $\widetilde{A}$ 变为如下**行阶梯形矩阵**（row echelon form matrix）：

$$\begin{pmatrix} c_{11} & c_{12} & \cdots & c_{1r} & \cdots & c_{1n} & d_1 \\ 0 & c_{22} & \cdots & c_{2r} & \cdots & c_{2n} & d_2 \\ \cdots & \cdots & \cdots & \cdots & \cdots & \cdots & \cdots \\ 0 & 0 & 0 & c_{rr} & \cdots & c_{rn} & d_r \\ 0 & 0 & 0 & 0 & \cdots & 0 & d_{r+1} \\ \cdots & \cdots & \cdots & \cdots & \cdots & \cdots & \cdots \end{pmatrix} \tag{7-13}$$

其特征是（7-13）中可划出一条阶梯线，线的下方元素全为零［全为 0 的行称为**零行**（zero row）］；每个台阶只有一行，台阶数即是非零行的行数。

一般地，对任何一个矩阵 A 都可以实施上述行初等变换得到相应的行阶梯型矩阵。该行阶梯型矩阵的非零行个数称为**矩阵 A 的秩**（rank of a matrix），记为 $r(A)$ 。

例 7-11 利用行初等变换将矩阵 $\begin{pmatrix} 2 & -1 & -1 & 1 & 2 \\ 1 & 1 & -2 & 1 & -4 \\ 4 & -6 & 2 & -2 & 4 \\ 3 & 6 & -9 & 7 & 9 \end{pmatrix}$ 化为阶梯形矩阵。

解

$$\begin{pmatrix} 2 & -1 & -1 & 1 & 2 \\ 1 & 1 & -2 & 1 & -4 \\ 4 & -6 & 2 & -2 & 4 \\ 3 & 6 & -9 & 7 & 9 \end{pmatrix} \xrightarrow[\text{第 3 行除以 2}]{\text{交换第 1、2 行,}} \begin{pmatrix} 1 & 1 & -2 & 1 & -4 \\ 2 & -1 & -1 & 1 & 2 \\ 2 & -3 & 1 & -1 & 2 \\ 3 & 6 & -9 & 7 & 9 \end{pmatrix} \xrightarrow{\substack{\text{第 3 行乘 −1 加到第 2 行;} \\ \text{第 1 行乘 −2 加到第 3 行,} \\ \text{第 1 行乘 −3 加到第 4 行}}}$$

$$\begin{pmatrix} 1 & 1 & -2 & 1 & -4 \\ 0 & 2 & -2 & 2 & 0 \\ 0 & -5 & 5 & -3 & 10 \\ 0 & 3 & -3 & 4 & 21 \end{pmatrix} \xrightarrow{\substack{\text{第 2 行除以 2,再乘 5} \\ \text{加到第 3 行,乘 −3 加} \\ \text{到第 4 行}}} \begin{pmatrix} 1 & 1 & -2 & 1 & -4 \\ 0 & 1 & -1 & 1 & 0 \\ 0 & 0 & 0 & 2 & 10 \\ 0 & 0 & 0 & 1 & 21 \end{pmatrix} \xrightarrow{\substack{\text{第 3 行除以 2,再乘} \\ \text{−1 加到第 4 行}}}$$

$$\begin{pmatrix} 1 & 1 & -2 & 1 & -4 \\ 0 & 1 & -1 & 1 & 0 \\ 0 & 0 & 0 & 1 & 5 \\ 0 & 0 & 0 & 0 & 16 \end{pmatrix}。$$

这就是一个行阶梯形矩阵。如果对此进一步进行初等变换，即

$$\begin{pmatrix} 1 & 1 & -2 & 1 & -4 \\ 0 & 1 & -1 & 1 & 0 \\ 0 & 0 & 0 & 1 & 5 \\ 0 & 0 & 0 & 0 & 16 \end{pmatrix} \xrightarrow{\substack{\text{第 2 行乘以 −1 加到第 1 行,第 3 行乘以 −1 加} \\ \text{到第 2 行第四行除以 16,再分别乘以 4 加到第 1} \\ \text{行乘以 5 加到第 2 行,乘以 −5 加到第 3 行}}} \begin{pmatrix} 1 & 0 & -1 & 0 & 0 \\ 0 & 1 & -1 & 0 & 0 \\ 0 & 0 & 0 & 1 & 0 \\ 0 & 0 & 0 & 0 & 1 \end{pmatrix}。$$

最后一个矩阵称为行**最简形矩阵**或者**简化阶梯型矩阵**，其特征是：非零行的首元是 1 且非零行的首元所在的列其他元素全为零。可以证明任何矩阵经过行初等变换不仅能够化成阶梯型矩阵，而且还可以进一步化成行最简形矩阵。

类同于行初等变换也可以定义矩阵的列初等变换及列最简形矩阵。可以证明对任何一个矩阵无论实施怎样的行初等变换、列初等变换，其相应最简形的非零行数与非零列数必定相等，将它们称其为矩阵的秩。

例 7-12 将下列矩阵实施行初等变换化成行最简形矩阵

$$A=\begin{pmatrix}2&3&4&1\\3&4&1&2\\4&1&2&3\\1&-1&1&-1\end{pmatrix}。$$

解

$$A=\begin{pmatrix}2&3&4&1\\3&4&1&2\\4&1&2&3\\1&-1&1&-1\end{pmatrix}\xrightarrow{\text{交换第1、4行}}\begin{pmatrix}1&-1&1&-1\\3&4&1&2\\4&1&2&3\\2&3&4&1\end{pmatrix}\xrightarrow{\text{用第1行将第1列其他元素化为0}}$$

$$\begin{pmatrix}1&-1&1&-1\\0&7&-2&5\\0&5&-2&7\\0&5&2&3\end{pmatrix}\xrightarrow{\text{用第3行乘}-1\text{加到第2、4行}}\begin{pmatrix}1&-1&1&-1\\0&2&0&-2\\0&5&-2&7\\0&0&4&-4\end{pmatrix}\xrightarrow{\text{第2、4行分别除以2,4}}$$

$$\begin{pmatrix}1&-1&1&-1\\0&1&0&-1\\0&5&-2&7\\0&0&1&-1\end{pmatrix}\xrightarrow{\text{用第2行将第2列其他元素化为0}}\begin{pmatrix}1&0&1&-2\\0&1&0&-1\\0&0&-2&12\\0&0&1&-1\end{pmatrix}\xrightarrow{\text{交换3、4行}}$$

$$\begin{pmatrix}1&0&1&-2\\0&1&0&-1\\0&0&1&-1\\0&0&-2&12\end{pmatrix}\xrightarrow{\text{用第3行将第3列其他元素化0}}\begin{pmatrix}1&0&0&-1\\0&1&0&-1\\0&0&1&-1\\0&0&0&10\end{pmatrix}\xrightarrow{\text{第4行除以10再用其将第4列其他元素化为0}}\begin{pmatrix}1&0&0&0\\0&1&0&0\\0&0&1&0\\0&0&0&1\end{pmatrix}。$$

本例中，将矩阵最后化成了单位矩阵，这说明该矩阵 A 的秩等于其阶数，秩等于其阶数的方阵称为**满秩矩阵**（full rank matrix）。显然不是任何矩阵都满秩，满秩矩阵是可逆矩阵。事实上，上例提供了求 A 的逆矩阵的方法，即在 A 的右侧并上同阶单位矩阵，利用行初等变换将 A 化成单位矩阵，右侧单位矩阵随之变成了 A 的逆矩阵。用下例说明（略去了具体变换步骤）。

例 7－13　用矩阵行初等变换的方法求上例中矩阵 A 的逆矩阵。

解

$$\begin{pmatrix}1&0&2&1&0&0\\-3&4&-1&0&1&0\\2&1&3&0&0&1\end{pmatrix}\to\begin{pmatrix}1&0&2&1&0&0\\0&4&5&3&1&0\\0&1&-1&-2&0&1\end{pmatrix}\to$$

$$\begin{pmatrix}1&0&2&1&0&0\\0&1&-1&-2&0&1\\0&4&5&3&1&0\end{pmatrix}\to\begin{pmatrix}1&0&2&1&0&0\\0&1&-1&-2&0&1\\0&4&5&3&1&0\end{pmatrix}\to$$

$$\begin{pmatrix}1&0&2&1&0&0\\0&1&-1&-2&0&1\\0&0&9&11&1&-4\end{pmatrix}\to\begin{pmatrix}1&0&2&1&0&0\\0&1&-1&-2&0&1\\0&0&1&\frac{11}{9}&\frac{1}{9}&-\frac{4}{9}\end{pmatrix}\to$$

$$\begin{pmatrix}1&0&0&-\frac{13}{9}&-\frac{2}{9}&\frac{8}{9}\\0&1&0&-\frac{7}{9}&\frac{1}{9}&\frac{5}{9}\\0&0&1&\frac{11}{9}&\frac{1}{9}&-\frac{4}{9}\end{pmatrix}\to\frac{1}{9}\begin{pmatrix}1&0&0&-13&-2&8\\0&1&0&-7&1&5\\0&0&1&11&1&4\end{pmatrix}。$$

所以，

$$A^{-1}=\frac{1}{9}\begin{pmatrix}-13 & -2 & 8\\ -7 & 1 & 5\\ 11 & 1 & -4\end{pmatrix}。$$

2. 高斯消元法解线性方程组

利用矩阵的初等变换和定理 7-7 可以证明如下结论．

定理 7-8 设线性方程组（7-12）的增广矩阵 $\widetilde{A}$ 经过行初等变换变为阶梯形矩阵（7-13），则

（1）当 $r(\widetilde{A})\neq r(A)$，即增广矩阵 $\widetilde{A}$ 的秩为 $r+1$，系数矩阵 A 的秩为 r 时，线性方程组（7-12）无解；

（2）当 $r(\widetilde{A})=r(A)=n$，即增广矩阵的秩等于系数矩阵的秩 r，且 $r=n$ 时，线性方程组（7-12）只有唯一解；

（3）当 $r(\widetilde{A})=r(A)=r<n$，即增广矩阵的秩等于系数矩阵的秩 r，且 $r<n$ 时，线性方程组（7-12）有无穷多解。

例 7-14 解非齐次线性方程组

$$\begin{cases}2x_1-x_2+3x_3=1\\ 4x_1-2x_2+5x_3=4\\ 2x_1-x_2+4x_3=-1\end{cases}$$

解 写出其增广矩阵并作行初等变换

$$\widetilde{A}=\begin{pmatrix}2 & -1 & 3 & 1\\ 4 & -2 & 5 & 4\\ 2 & -1 & 4 & -1\end{pmatrix}\rightarrow\begin{pmatrix}2 & -1 & 3 & 1\\ 0 & 0 & -1 & 2\\ 0 & 0 & 1 & -2\end{pmatrix}$$

$$\rightarrow\begin{pmatrix}2 & -1 & 3 & 1\\ 0 & 0 & -1 & 2\\ 0 & 0 & 0 & 0\end{pmatrix}\rightarrow\begin{pmatrix}1 & -\frac{1}{2} & 0 & \frac{7}{2}\\ 0 & 0 & -1 & 2\\ 0 & 0 & 0 & 0\end{pmatrix}$$

得到方程组

$$\begin{cases}x_1-\frac{1}{2}x_2=\frac{7}{2},\\ x_3=-2。\end{cases}$$

因此方程组有无穷多个解，其中 x_2 为自由未知量，取 $x_2=c$，得线性方程组全部解的向量形式为

$$\begin{pmatrix}x_1\\ x_2\\ x_3\end{pmatrix}=c\begin{pmatrix}\frac{1}{2}\\ 1\\ 0\end{pmatrix}+\begin{pmatrix}\frac{7}{2}\\ 0\\ -2\end{pmatrix}。$$

第四节 线性代数在生物医学中的应用举例

本节我们列举几个在生物医学中用到了矩阵及其相关知识的例子。

一、常染色体遗传模型

为了揭示生命的奥秘，遗传学的研究已引起了人们的广泛兴趣。动植物在产生下一代的过程中，总是将自己的特征遗传给下一代，从而完成一种“生命的延续”。

在常染色体遗传中，后代从每个亲体的基因对中各继承一个基因，形成自己的基因对。人类眼睛的颜色即是通过常染色体控制的，其特征遗传由两个基因 A 和 a 控制。基因对是 AA 和 Aa 的人，眼睛是棕色，基因对是 aa 的人，眼睛为蓝色。由于 AA 和 Aa 都表示了同一外部特征，或认为基因 A 支配 a ，也可认为基因 a 对于基因 A 来说是隐性的（或称 A 为显性基因，a 为隐性基因）。

下面我们考虑家系常染色体遗传问题，见章前案例。

假设 $a_n, b_n, c_n (n=0,1,2,\cdots)$ 分别代表第 n 代基因型为 AA 、Aa 和 aa 的植物占植物总数的百分率，令 $x^{(n)} = (a_n, b_n, c_n)^T$ 为第 n 代基因分布，$x^{(0)} = (a_0, b_0, c_0)^T$ 表示基因型的初始分布，显然，我们有

$$a_0 + b_0 + c_0 = 1 \text{。}$$

先考虑第 n 代中的 AA 型，第 $n-1$ 代 AA 型与 AA 型相结合，后代全部是 AA 型；第 $n-1$ 代的 Aa 型与 AA 相结合，后代是 AA 型的可能性为 0.5；$n-1$ 代的 aa 型与 AA 型相结合，后代不可能是 AA 型。因此，我们有

$$a_n = 1 \cdot a_{n-1} + 0.5 b_{n-1} + 0 \cdot c_{n-1} \text{。}$$

同理，有

$$b_n = 0.5 b_{n-1} + c_{n-1},$$
$$c_n = 0 \text{。}$$

利用矩阵表示这三式，即

$$\begin{pmatrix} a_n \\ b_n \\ c_n \end{pmatrix} = \begin{pmatrix} 1 & 0.5 & 0 \\ 0 & 0.5 & 1 \\ 0 & 0 & 0 \end{pmatrix} \begin{pmatrix} a_{n-1} \\ b_{n-1} \\ c_{n-1} \end{pmatrix}, \quad \text{或 } x^{(n)} = Mx^{(n-1)},\ n = 1,2,\cdots$$

进一步得到递推式

$$x^{(n)} = Mx^{(n-1)} = M^2 x^{(n-1)} = \cdots = M^n x^{(0)}$$

该式即为第 n 代基因分布与初始分布的关系。

此外，显然有

$$a_n + b_n + c_n = a_{n-1} + b_{n-1} + c_{n-1}$$

因此易得

$$a_n + b_n + c_n = 1$$

下面，我们计算 M^n 。如果对矩阵 M 而言存在可逆矩阵 P 和对角阵 D ，使得

$$M = PDP^{-1},$$

这样便有

$$x^{(n)} = (PDP^{-1})^n x^{(0)} = PD^n P^{(-1)} x^{(0)}$$

事实上，可以求得

$$D = \begin{pmatrix} 1 & 0 & 0 \\ 0 & 0.5 & 0 \\ 0 & 0 & 0 \end{pmatrix},\ P = P^{-1} = \begin{pmatrix} 1 & 1 & 1 \\ 0 & -1 & -2 \\ 0 & 0 & 1 \end{pmatrix} \text{。}$$

因此

$$M^n = \begin{pmatrix} 1 & 1 & 1 \\ 0 & -1 & -2 \\ 0 & 0 & 1 \end{pmatrix} \begin{pmatrix} 1 & 0 & 0 \\ 0 & 0.5^n & 0 \\ 0 & 0 & 0 \end{pmatrix} \begin{pmatrix} 1 & 1 & 1 \\ 0 & -1 & -2 \\ 0 & 0 & 1 \end{pmatrix} \begin{bmatrix} a_0 \\ b_0 \\ c_0 \end{bmatrix}$$

$$= \begin{pmatrix} a_0 + b_0 + c_0 - 0.5^n b_0 - 0.5^{n-1} c_0 \\ 0.5^n b_0 + 0.5^{n-1} c_0 \\ 0 \end{pmatrix} = \begin{pmatrix} 1 - 0.5^n b_0 - 0.5^{n-1} c_0 \\ 0.5^n b_0 + 0.5^{n-1} c_0 \\ 0 \end{pmatrix}$$

最终有

$$\begin{cases} a_n = 1 - 0.5^n b_0 - 0.5^{n-1} c_0, \\ b_n = 0.5^n b_0 + 0.5^{n-1} c_0, \\ c_n = 0。\end{cases}$$

显然，当 $n \to +\infty$ 时，由上述三式，得到

$$a_n \to 1,\ b_n \to 0,\ c_n \to 0。$$

这说明在足够长的时间后，后代基本上呈现 AA 型。

通过本问题的讨论，可以对遗传分布有一个具体的了解，同时这个结果也验证了生物学中的一个重要结论：显性基因多次遗传后占主导因素，这也是之所以称它为显性的原因。（这是遗传学中在哈德尔－温伯格（Hardy－Weinberg）原理前提下对一些遗传现象的描述）。

二、基因间“距离”的表示

在 ABO 系统血型的人们中，对各种群体的基因的频率进行了研究。如果我们把四种等位基因 A_1、A_2、B、O 区别开，有人报道了如下的相对频率，见表 7－2。

表 7－2 基因的相对频率

	爱斯基摩人 f_{1i}	班图人 f_{2i}	英国人 f_{3i}	朝鲜人 f_{4i}
A_1	0.2914	0.1034	0.2090	0.2208
A_2	0.0000	0.0866	0.0696	0.0000
B	0.0316	0.1200	0.0612	0.2069
O	0.6770	0.6900	0.6602	0.5723
合计	1.000	1.000	1.000	1.000

基于这些数据能否判断一个群体与另一群体的接近程度？换句话说，就是要一个表示基因的“距离”的合宜的量度。利用向量代数的方法可以进一步分析这个问题。首先，我们用单位向量来表示每一个群体。为此目的，我们取每一种频率的平方根，记 $x_{ki} = \sqrt{f_{ki}}$ 。由于对这四种群体的每一种有 $\sum_{i=1}^{4} f_{ki} = 1$ ，所以我们得到 $\sum_{i=1}^{4} x_{ki}^2 = 1$ 。这意味着下列四个向量的每一个都是单位向量。记

$$a_1 = \begin{pmatrix} x_{11} \\ x_{12} \\ x_{13} \\ x_{14} \end{pmatrix},\ a_2 = \begin{pmatrix} x_{21} \\ x_{22} \\ x_{23} \\ x_{24} \end{pmatrix},\ a_3 = \begin{pmatrix} x_{31} \\ x_{32} \\ x_{33} \\ x_{34} \end{pmatrix},\ a_4 = \begin{pmatrix} x_{41} \\ x_{42} \\ x_{43} \\ x_{44} \end{pmatrix}。$$

在四维空间中，这些向量的顶端都位于一个半径为 1 的球面上。现在用两个向量间的夹角来表示两个对应的群体间的“距离”似乎是合理的。我们来定义 a_1 与 a_2 之间的夹角。定义

$$a_1^T a_2 = |a_1||a_2|\cos\theta$$

由于 $|a_1| = |a_2| = 1$ ，而且

$$a_1 = \begin{pmatrix} 0.5398 \\ 0.0000 \\ 0.1778 \\ 0.8228 \end{pmatrix},\ a_2 = \begin{pmatrix} 0.3216 \\ 0.2943 \\ 0.3464 \\ 0.8307 \end{pmatrix}。$$

因此，$\cos\theta = a_1^T a_2 = 0.9187$ ，$\theta = 23.2°$。

按同样的方式，我们可以得到基因间的“距离”如表 7－3。

表 7－3 基因间的“距离”

	爱斯基摩人	班图人	英国人	朝鲜人
爱斯基摩人	0°	23.2°	16.4°	16.8°
班图人	23.2°	0°	9.8°	20.4°
英国人	16.4°	9.8°	0°	19.6°
朝鲜人	16.8°	20.4°	19.6°	0°

由表 7－3 可见，最小的基因“距离”是班图人和英国人之间的“距离”，而爱斯基摩人和班图人之间的基因“距离”最大。

习 题 七

一、选择题

1. $\begin{vmatrix} 1 & k & 1 \\ k & 1 & k+1 \\ 1 & k+1 & 1 \end{vmatrix} = k-1$，则 $k=$（ ）

A. 0　　B. 1　　C. -1　　D. 任意实数

2. 三阶行列式 $\begin{vmatrix} 3 & 0 & 4 \\ 2 & 2 & 2 \\ 0 & -7 & 0 \end{vmatrix}$ 中第三行各元素的余子式之和为（ ）

A. 0　　B. -4　　C. 4　　D. -5

3. 设行列式 $\begin{vmatrix} a_{11} & a_{12} & a_{13} \\ a_{21} & a_{22} & a_{23} \\ a_{31} & a_{32} & a_{33} \end{vmatrix} = k$，则 $\begin{vmatrix} a_{11} & -a_{12} & 2a_{13} \\ a_{31} & -a_{32} & 2a_{33} \\ a_{21} & -a_{22} & 2a_{23} \end{vmatrix} =$（ ）

A. $2k$　　B. $4k$　　C. $-2k$　　D. $-4k$

4. 已知矩阵 $A_{m\times n}$，$B_{n\times m}$（$m \neq n$），则下列运算结果为 n 阶方阵的是（ ）

A. AB　　B. $(AB)^T$　　C. A^TA　　D. B^TB

5. 设 A、B、C 是同阶方阵，则下列等式成立的是（ ）

A. $(AB)^2 = A^2B^2$　　B. $(A+B)^2 = A^2+2AB+B^2$

C. $(AB)(AB) = A(BA)B$　　D. $(AB+AC) = (B+C)A$

6. 设 A、B 均为 n 阶可逆矩阵，且满足 $ABX = C$，则 $X =$（ ）

A. $B^{-1}A^{-1}C$　　B. $A^{-1}CB^{-1}$　　C. $A^{-1}B^{-1}C$　　D. $CA^{-1}B^{-1}$

7. 下列说法正确的是（ ）

A. O 矩阵一定是方阵　　B. 可转置的矩阵一定是方阵

C. 对角矩阵与其转置矩阵相等　　D. 矩阵与其转置矩阵一定不相等

8. 设 A 均为 n 阶矩阵，则下列结论中不正确的是（ ）

A. $(kA)^T = kA^T$（k 为常数）　　B. $(kA)^{-1} = \frac{1}{k}A^{-1}$（$k$ 为非零常数）

C. $[(A^{-1})^{-1}]^T = [(A^T)^{-1}]^{-1}$　　D. $[(A^T)^T]^{-1} = [(A^{-1})^{-1}]^T$

9. 若线性方程组 $AX=B$ 的增广矩阵 $\widetilde{A}$ 经过初等行变换化为

$$\widetilde{A}\to\begin{bmatrix}2&0&2&3\\0&\lambda&\lambda&1\\0&0&0&\lambda\end{bmatrix}$$

则此线性方程组（ ）

A. 可能有无穷多解　　B. 一定有无穷多解

C. 可能无解　　D. 一定无解

10. 设齐次线性方程组 $AX=O$ 的系数矩阵为 $A=\begin{bmatrix}1&3&-2&1\\0&0&0&1\\0&0&0&0\end{bmatrix}$，则（ ）

A. 方程组无解

B. 有非零解，且可取 x_3,x_4 作为自由未知量

C. 方程组仅有零解

D. 有非零解，且可取 x_1,x_2 作为自由未知量

二、填空题

1. 行列式 $\begin{vmatrix}-1&1&1\\1&-1&x\\1&x&-1\end{vmatrix}$ 是关于 x 的多项式，则其二次项的系数是________。

2. 设 D 为一个三阶行列式，第三列元素分别为 -2，3，1，其余子式分别为 9，6，24，则 $D=$________。

3. 单位矩阵 $E_3=\begin{pmatrix}1&0&0\\0&1&0\\0&0&1\end{pmatrix}$，零矩阵 $O_{3\times1}=$________，$O_{1\times3}=$________。

4. 若等式 $\begin{bmatrix}x&-y\\3z&2\end{bmatrix}+\begin{bmatrix}y&2x\\w&z\end{bmatrix}=\begin{bmatrix}3&0\\2&4\end{bmatrix}$ 成立，则 $x=$________，$y=$________，$z=$________，$w=$________。

5. 若三阶方阵 A 的逆矩阵 $A^{-1}=\begin{bmatrix}1&0&3\\2&1&-1\\0&-1&4\end{bmatrix}$，则 $(A^T)^{-1}=$ 　　.

6. 设 A 为 4 阶方阵，若 $\det A=-3$，则 $\det(-A)=$________，$\det(-2A^T)=$________。

7. 设矩阵 $A=\begin{bmatrix}-1&0\\1&-1\end{bmatrix}$，则 $(A^T+2E)^T=$________。

8. 设 A、B、C 是同型矩阵，B 可逆，且 $B(X-A)=C$，则 $X=$________。

9. 若线性方程组 $\begin{cases}3x_1-2x_2=1\\\lambda x_1+4x_2=2\end{cases}$ 有唯一解，则 λ________。

10. 若线性方程组 $AX=B$ 的增广矩阵 $\widetilde{A}$ 经过初等行变换化为

$$\widetilde{A}\to\begin{bmatrix}1&0&0&3\\0&2&0&2\\0&0&3&0\end{bmatrix}$$

则此线性方程组的解为________。

三、解答题

1. 求解下列行列式：

(1) $\begin{vmatrix} -3 & -5 & 3 \\ 0 & -1 & 0 \\ 7 & 7 & 2 \end{vmatrix}$；　(2) $\begin{vmatrix} 3 & 5 & 2 & 1 \\ 0 & 3 & 0 & 4 \\ 1 & 1 & 1 & 1 \\ 1 & -1 & -3 & 2 \end{vmatrix}$；

(3) $\begin{vmatrix} -1 & 3 & -1 & 2 & 0 \\ 1 & 7 & 2 & 5 & 2 \\ 0 & -2 & 3 & 1 & 0 \\ 0 & -4 & -1 & 4 & 0 \\ 0 & 2 & 3 & -1 & 0 \end{vmatrix}$；　(4) $\begin{vmatrix} 1 & 2 & 2 & 2 \\ 2 & 2 & 2 & 2 \\ 2 & 2 & 3 & 2 \\ 2 & 2 & 2 & 4 \end{vmatrix}$。

2. 证明下列各式：

(1) $\begin{vmatrix} a^2 & (a+1)^2 & (a+2)^2 & (a+3)^2 \\ b^2 & (b+1)^2 & (b+2)^2 & (b+3)^2 \\ c^2 & (c+1)^2 & (c+2)^2 & (c+3)^2 \\ d^2 & (d+1)^2 & (d+2)^2 & (d+3)^2 \end{vmatrix} = 0$；

(2) $\begin{vmatrix} x & -1 & & & \\ & x & -1 & & \\ & & x & -1 & \\ & & & x & -1 \\ a_5 & a_4 & a_3 & a_2 & a_1 \end{vmatrix} = x^5 + a_1x^4 + a_2x^3 + a_3x^2 + a_4x + a_5$ 。

3. 计算 $2A+3B, AB-BA$ ，其中 $A=\begin{pmatrix} 1 & 0 \\ 2 & -1 \end{pmatrix}$， $B=\begin{pmatrix} 3 & 0 \\ 1 & 2 \end{pmatrix}$。

4. 计算下列矩阵的乘积

(1) $\begin{pmatrix} 2 \\ 2 \\ 3 \end{pmatrix}\begin{pmatrix} 1 & 2 \end{pmatrix}$　(2) $\begin{pmatrix} a_{11} & a_{12} & a_{13} \\ a_{21} & a_{22} & a_{23} \\ a_{31} & a_{32} & a_{33} \end{pmatrix}\begin{pmatrix} x_1 \\ x_2 \\ x_3 \end{pmatrix}$

(3) $\begin{pmatrix} b_1 b_2 b_3 \end{pmatrix}\begin{pmatrix} a_{11} & a_{12} & a_{13} \\ a_{12} & a_{22} & a_{23} \\ a_{13} & a_{23} & a_{33} \end{pmatrix}\begin{pmatrix} b_1 \\ b_2 \\ b_3 \end{pmatrix}$

5. 已知 $A=\begin{pmatrix} 1 & 0 & -1 & 2 \\ -1 & 1 & 3 & 0 \\ 0 & 5 & -1 & 4 \end{pmatrix}$，$B=\begin{pmatrix} 0 & 3 & 4 \\ 1 & 2 & 1 \\ 3 & 1 & -1 \\ -1 & 2 & 1 \end{pmatrix}$，求 AB。

6. 已知 $A=\begin{pmatrix} 2 & 0 & -1 \\ 1 & 3 & 2 \end{pmatrix}$，$B=\begin{pmatrix} 1 & 7 & -1 \\ 4 & 2 & 3 \\ 2 & 0 & 1 \end{pmatrix}$，求 AB, B^TA^T 。

7. 设 A,B 是 n 阶对称矩阵，证明：

(1) $A+B, A-2B$ 是对称矩阵；

(2) AB 是对称矩阵的充分必要条件是 A,B 可交换，即 $AB=BA$ 。

8. 设方阵 A 满足 $A^2-A=2E$ ，证明 A 及 $A+2E$ 都可逆，并求 A^{-1} ，$(A+2E)^{-1}$ 。

9. 下列矩阵是否可逆，如可逆，求其逆矩阵。

(1) $\begin{pmatrix} 1 & 3 \\ -1 & -2 \end{pmatrix}$；　　(2) $\begin{pmatrix} 2 & -2 & 0 \\ -2 & 1 & -2 \\ 0 & -2 & 0 \end{pmatrix}$。

10. 利用行初等变换求下列矩阵的秩 .

(1) $\begin{bmatrix} 1 & 2 & 4 \\ 3 & 2 & 1 \\ 1 & -1 & -1 \end{bmatrix}$；　　(2) $\begin{pmatrix} 1 & 1 & 2 & 2 & 1 \\ 1 & -1 & 2 & -1 & 1 \\ 3 & 4 & 2 & 1 & 1 \\ -2 & -1 & 1 & -1 & -1 \end{pmatrix}$。

11. 利用行初等变换求下列矩阵的逆矩阵 .

(1) $\begin{bmatrix} 2 & -2 & 0 \\ -2 & 1 & -2 \\ 0 & -2 & 0 \end{bmatrix}$；　　(2) $\begin{bmatrix} 1 & 1 & 1 & -1 \\ 0 & 1 & 1 & -2 \\ 0 & 0 & 1 & -3 \\ 1 & 2 & 3 & 4 \end{bmatrix}$；

(3) $\begin{bmatrix} 1 & 1 & 1 & 0 \\ 1 & -1 & -1 & -2 \\ 1 & 1 & 1 & 2 \\ -1 & -1 & 1 & 0 \end{bmatrix}$。

12. 设矩阵 $A = \begin{bmatrix} 4 & 2 & 3 \\ 1 & 1 & 0 \\ -1 & 2 & 3 \end{bmatrix}$，已知矩阵 B 满足 $AB + A = 2B$，求矩阵 B。

13. 已给平面 $\pi_1 : x - 2y + 2z + d = 0$；$\pi_2 : -2x + 4y + cz + 1 = 0$

(1) 求 c, d 使 π_1 平行于 π_2；

(2) 求 c, d 使 π_1 与 π_2 重合；

(3) 求 c, d 使 π_1 平行于 π_2，且相距 1 个单位。

（徐　娟　王书元）

第8章 概率论基础

案例	由于存在个体差异，不同患者对同一种药物会产生不同的反应。现有某药物，有10%的患者摄入后有肠道反应，为了考核该药的疗效，现任意选择5个患者使用此药，那么有肠道反应的患者个数的概率分布是什么？不多于2个患者有肠道反应的概率以及患者有肠道反应的概率各是多少？

了解服用某药物产生副作用的概率便能获知该药物的疗效，若概率太大说明此药副作用太大不适宜长期服用，本章内容将分析与讨论此类问题如何求解。

概率论（probability）是研究随机性或不确定性等现象的数学理论，主要用来模拟实验在同一环境下会产生不同结果的情况。本章主要介绍了概率论的基础知识，第一节介绍了随机事件的概率定义以及事件的关系运算；第二节介绍了概率的基本运算法则以及不同的概率公式；第三节介绍了随机变量的定义与分类及其概率分布；第四节介绍了常见分布的数学期望与方差。概率论在经济学、医学等相关领域都有重要的应用价值。

第一节　随机事件及其概率

概率论是研究随机现象数量规律的一个数学分支。其理论和方法在医学以及其他学科有着广泛的应用。客观世界中出现的现象大体可以分为两类：一类是在一定的条件下必然出现或不可能出现的现象，这类现象称为确定现象。例如，一个正常人一定有46条染色体；地球上的人看太阳，必然会从东方升起西方落下；抛向天空的石子必然会落回地面等。另一类是在一定条件下我们无法准确预知其结果的现象，称为随机现象。例如，医生给病人注射一定剂量的药物，对病人可能有效也可能无效；投掷一枚硬币的时候，可能正面朝上也可能背面朝上等。

本章将介绍随机事件以及概率这两个概念，随后也会对随机变量的分布以及数字特征进行介绍。

一、随机试验与随机事件

在科学研究中，经常要在相同的条件下进行重复多次试验，如果每次试验的结果有多种可能，而且在试验之前不能确定哪种结果会出现，这类试验称之为**随机试验**（random experiment）。例如，对于患有某种疾病的多个患者，服用相同剂量的同种药物之后，有的患者痊愈，有的患者有效但未痊愈，有的患者根本无效。这一试验中可能结果有三种，对一个患者而言服药后的结果是不能确定的，这样的试验就是随机试验，记为E。尽管一个随机试验将要出现的结果是不确定的，但其所有可能结果是明确的，我们把随机试验的每一种可能的结果称为一个样本点，它们的全体称为样本空间，记为Ω（或S）。

定义8-1　随机试验的结果称之为**随机事件**（random event），简称为事件，一般用大写字母A、B、C等表示。例如，一个硬币恰巧出现正面，这个事件就是随机事件；一个献血志愿

者被测定血型为 A，这个事件也是随机事件。在试验中必然出现的事件，称为**必然事件**(certain event)，用 Ω 表示。在试验中必然不出现的事件，称为**不可能事件**(impossible event)，用 $\varnothing$ 表示。

例 8-1 在新出生的三个婴儿中，试通过观察三个婴儿中男孩的个数描述各种事件类型。

解 记 $A=$ “三个婴儿中两个是男孩”，$B=$ “三个婴儿中没有男孩”，则 A、B 都是随机事件。而 $S=$ “三个婴儿中最多三个是男孩” 为必然事件；$\varnothing=$ “三个婴儿中四个是男孩” 为不可能事件。

样本空间 Ω 是随机试验所有可能结果（样本点）的集合，每一个样本点是该集合的一个元素，一个事件是由具有该事件所要求的特征的那些可能结果所构成的，所以一个事件是对应于 Ω 中具有相应特征的样本点所构成的集合，它是 Ω 的一个子集，故任何一个事件都可以用 Ω 的某个子集来表示。特别的，由一个样本点组成的单点集，称为基本事件。

二、事件的关系与运算

事件是一个集合，因而事件间的关系与事件的运算可按集合之间的关系与运算来处理。为了方便概率计算以及对各类事件发生的可能性大小的研究，现将事件的关系和运算规定如下：

1. 包含关系

若事件 A 的发生必然会导致事件 B 的发生，则称事件 B 包含事件 A，记作 $B \supset A$，或 $A \subset B$。例如，在一副扑克牌里抽取一张，设 $A=$ “抽到红色方块的牌”，$B=$ “抽到红色的牌”，则 $A \subset B$ 见。见图 8-1。

2. 相等关系

若事件 B 包含事件 A，与此同时事件 A 也包含事件 B，也就是 $A \subset B$ 且 $B \subset A$，则称事件 A 与事件 B 相等，记作 $A=B$。例如，投掷一枚硬币，设 $A=$ “出现正面”，$B=$ “没出现背面”，则 $A=B$。

3. 事件的和（并）

事件 A 或事件 B 至少有一个发生，那么就称这样的事件为事件 A 与事件 B 的和或并，记作 $A \cup B$（或 $A+B$）。如果有 n 个事件 $A_1, A_2, \cdots, A_n$，定义 $\bigcup\limits_{i=1}^{n} A_i$ 为这 n 个事件的和事件。例如，投掷一枚骰子，$A=$ “投掷点数为 1”，$B=$ “投掷点数为 2”，$C=$ “投掷点数小于 3”，则 $C=A \cup B$。见图 8-2。

4. 事件的积（交）

事件 A 与事件 B 同时发生，则这一事件称为事件 A 与事件 B 的积或交，记作 $A \cap B$，也可简记为 AB。如果有 n 个事件 $A_1, A_2, \cdots A_n$，定义 $\bigcap\limits_{i=1}^{n} A_i$ 为这 n 个事件的积事件。例如，在一副扑克牌中抽出一张，$A=$ “抽出的牌是 K”，$B=$ “抽出的牌是一张梅花”，$C=$ “抽出的牌是梅花 K”，则 $C=AB$。见图 8-3。

5. 事件的差

事件 A 发生而事件 B 不发生，这样的事件被称之为事件 A 与事件 B 的差，记作 $A-B$。例如，生产一批注射器，以其直径和长度两种指标来确定这一产品是否合格。设 $A=$ “注射器的直径合格”，$B=$ “注射器的长度不合格”，$C=$ “合格产品”，则 $C=A-B$。见图 8-4。

6. 互不相容

事件 A 与事件 B 不可能同时发生，也就是 $AB=\varnothing$，则称事件 A 与事件 B 互不相容或互斥。例如，投掷一枚骰子，$A=$ “投掷点数为 1”，$B=$ “投掷点数为 6”，显然 A 与 B 是互斥事件。见图 8-5。

7. 互逆

事件 A 与事件 B 必有一个发生且仅有一个发生，也就是同时满足 $AB=\varnothing$ 和 $A\cup B=\Omega$，则称事件 A 与事件 B 为**互逆事件**(complementary event) 或**对立事件**(contrary event)。通常把事件 A 的逆事件记作 $\overline{A}$，易得 $\overline{A}=\Omega-A$ 和 $\overline{\overline{A}}=A$。例如，在抽血化验肝功能的时候，$A=$ “化验结果呈阳性”，$B=$ “化验结果呈阴性”，$\overline{A}=B$，则 A 与 B 为互逆事件。见图 8-6。

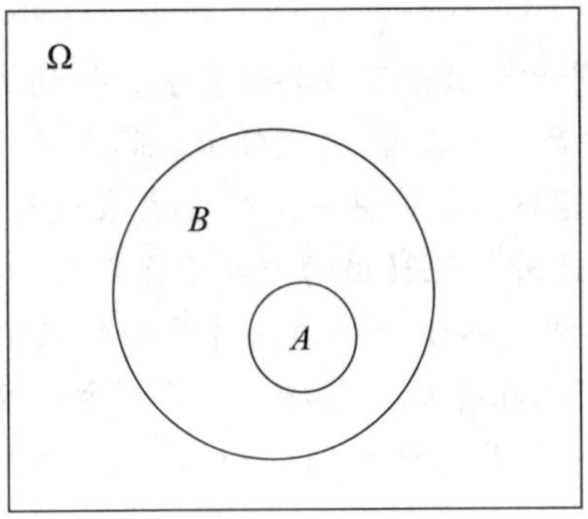

图 8-1

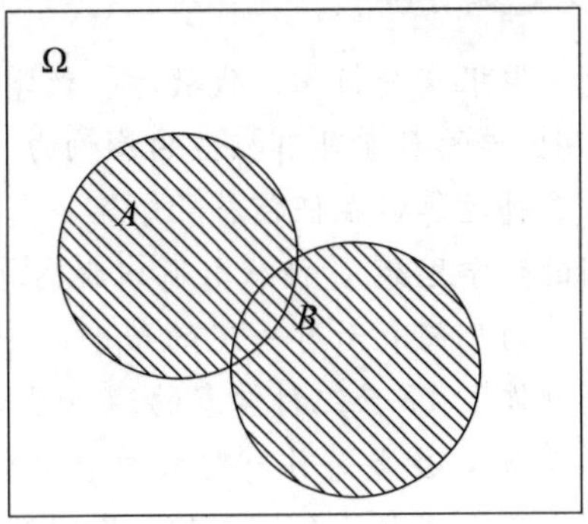

图 8-2

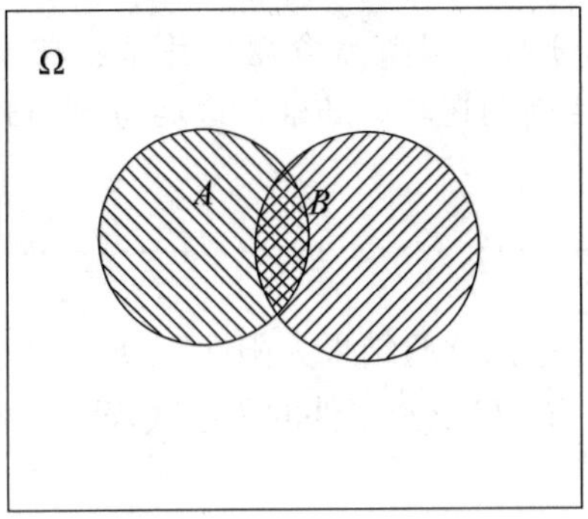

图 8-3

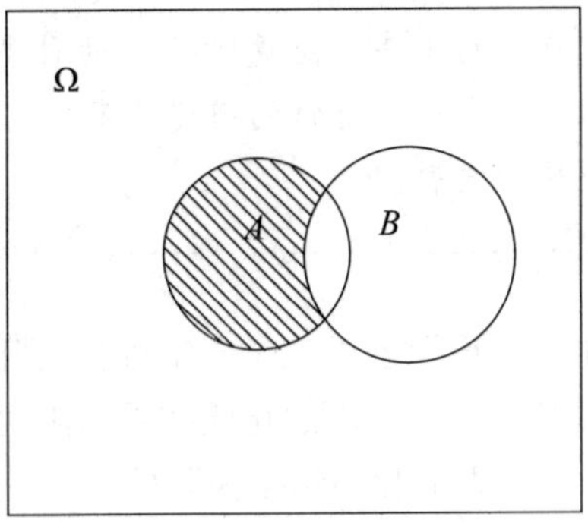

图 8-4

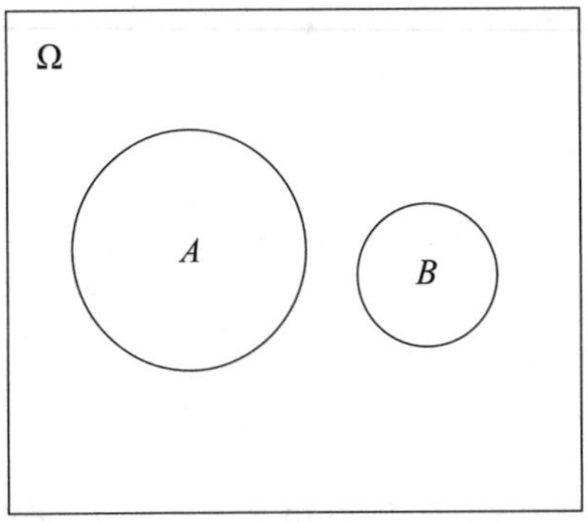

图 8-5

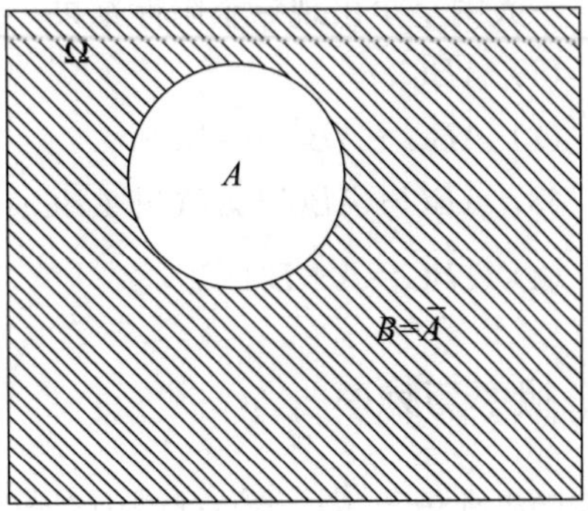

图 8-6

事件的运算满足以下定律：

(1) 交换率：对于事件 A 与事件 B 有

$$A\cup B=B\cup A \text{ 和 } A\cap B=B\cap A$$

(2) 结合律：对于事件 A、事件 B 与事件 C 有

$$A\cup(B\cup C)=(A\cup B)\cup C \text{ 和 } A\cap(B\cap C)=(A\cap B)\cap C$$

(3) 分配律：对于事件 A、事件 B 与事件 C 有

$$A\cup(B\cap C)=(A\cup B)\cap(A\cup C) \text{ 和 } A\cap(B\cup C)=(A\cap B)\cup(A\cap C)$$

(4) 德·摩根（De morgan）法则：对于事件 A 与事件 B 有

$$\overline{A \cap B} = \overline{A} \cup \overline{B} \text{ 和 } \overline{A \cup B} = \overline{A} \cap \overline{B}$$

$$\overline{\bigcup_{i=1}^{n} A_i} = \bigcap_{i=1}^{n} \overline{A_i} \text{ 和 } \overline{\bigcap_{i=1}^{n} A_i} = \bigcup_{i=1}^{n} \overline{A_i}$$

知识链接

德·摩根在分析学、代数学、数学史及逻辑学等方面做出了重要的贡献。他的工作对当时 19 世纪的数学具有相当的影响力。在代数学方面，他认为："代数学实际上是一系列运算，这种运算能在任何符号（不一定是数字）的集合上，根据一定的公式来进行。"他这种新的数学思想，使代数得以脱离算术的束缚。此外，他提出的"双重代数"，对建立复数性质的几何表示有一定的帮助。德·摩根对数学史亦十分精通，曾为牛顿及哈雷作传，并制作了 17 世纪科学家的通讯录索引。此外，他在算术、代数、三角等方面亦撰写了不少教材，主要著作有《微积分学》（1842）及《形式逻辑》（1847）等。他亦是最早试图解决四色问题的人，并对四色问题作了一些推进。

至于在逻辑学方面，他发展了一套适合推理的符号，并首创关系逻辑的研究。他提出了论域概念，并以代数的方法研究逻辑的演算，建立出著名的德·摩根定律。这亦成为后来布尔代数的先声。他更对关系的种类及性质加以分析，对关系命题及关系推理有所研究，从而推出一些逻辑的规律及定义，突破古典的主谓词逻辑的局限，这些均影响到后来数理逻辑的发展。

例 8－2 设甲乙丙三位同学进行乙肝检查，A＝"甲的化验结果为阳性"，B＝"乙的化验结果为阳性"，C＝"丙的化验结果为阳性"，试用 A，B，C 三个事件的关系式表示下列事件：

(1) 只有丙的化验结果为阳性；

(2) 只有一个人化验结果为阳性；

(3) 三人中至多出现一个阳性结果；

(4) 三人中至少出现一个阳性结果。

解 (1) $\overline{A}\overline{B}C$；

(2) $A\overline{B}\overline{C}+\overline{A}B\overline{C}+\overline{A}\overline{B}C$；

(3) $\overline{A}\overline{B}\overline{C}+A\overline{B}\overline{C}+\overline{A}B\overline{C}+\overline{A}\overline{B}C$；

(4) $\overline{\overline{A}\overline{B}\overline{C}}=A+B+C$。

三、概率与频率

研究随机现象，不仅关心试验中会出现哪些事件，更重要的是想知道事件发生的可能性大小，也就是事件的概率。本节将对频率和概率进行介绍。

定义 8－2 若随机事件 A 在 n 次相同条件的试验中发生了 m $(0 \leqslant m \leqslant n)$ 次，则称 $\frac{m}{n}$ 为事件 A 在 n 次试验中发生的**频率**(frequency)，记作 $f_n(A)$，即 $f_n(A) = \frac{m}{n}$，且满足不等式：$0 \leqslant \frac{m}{n} \leqslant 1$。

如果 A 是必然事件，必有 $m=n$，则 $f_n(A) = \frac{m}{n} = 1$；

如果 A 是不可能事件，必有 $m=0$，则 $f_n(A)=\frac{m}{n}=0$；

也就是说必然事件的频率为 1，不可能事件的频率为 0。

例 8-3　许多数学家已经做过成千上万次投硬币试验，结果如表 8-1 所示。

表 8-1　科学家们投掷硬币的试验结果

试验者	总投掷次数（n）	出现正面的次数（m）	频率（$f_n=m/n$）
德·摩根	2046	1061	0.5186
布丰	4040	2048	0.5069
皮尔森	12000	6019	0.5016
皮尔森	24000	12012	0.5005

由表 8-1 可以看出随着投掷次数 n 的不断增加，出现正面的频率围绕 0.5 的摆动越来越小，也就是说出现正面的频率趋于稳定。一般地，在大量重复试验中，一个随机事件发生的频率，总是在某一个确定的值 p 附近摆动，而且试验次数越多，这一随机事件发生的频率就越接近 p，数 p 称为频率的稳定中心，通过频率的稳定现象揭示了随机现象的客观规律。

定义 8-3　基于对频率及其稳定性的理解，得知试验次数 n 不断增大，事件 A 出现的频率在 p 附近摆动($0\leqslant p\leqslant 1$)，则定义事件 A 的概率为 p，记作 $P(A)=p$，也称之为概率的**统计定义**（statisitical definition）。

对于任意事件 A 的概率都有如下性质：

(1) 非负性：$0\leqslant P(A)\leqslant 1$；

(2) 规范性：$P(\Omega)=1, P(\varnothing)=0$；

(3) 对于两两互斥的事件 A_1，A_2，…，有可加性：

$$P(A_1+A_2+\cdots)=P(A_1)+P(A_2)+\cdots$$

为了确定随机事件的概率，就要进行大量的试验，用这种方法求概率过于繁琐。在日常生活中会遇到许多随机问题，为了使这些事件能直接计算出来，需要引入概率的古典定义。下面举例说明**古典概型**（classical probabilistic model）的概念。

例 8-4　投掷一枚骰子，求出现偶数点数的概率是多少。

解　投掷一枚骰子，可能会出现 6 个等可能的结果，分别是 1 点、2 点、3 点、4 点、5 点、6 点，每种结果出现的概率都是 1/6。设事件 $A=$ "出现点数是偶数"，也就是投出的点数是 2 点、4 点或 6 点。所以事件 A 出现的概率是

$$P(A)=\frac{3}{6}=0.5$$

这一例子中的随机现象满足以下三个特征：

(1) 等可能性：每次试验出现有限个结果，而且每个结果出现的概率相同；

(2) 完备性：在任意一次试验中，至少出现一个结果；

(3) 互不相容性：在任意一次试验中，至多有一个结果出现。

像这样的随机试验的全部可能结果是由 n 个等可能的且互不相容的结果组成的事件组，其中事件 A 所包含的基本事件数目为 m，那么事件 A 的概率为

$$P(A)=\frac{m}{n}=\frac{\text{事件 } A \text{ 包含的基本事件数}}{\text{基本事件总数}}$$

这样就引入了概率的古典定义。

例 8-5 一支药箱内共有 30 盒药，其中 25 盒退烧药，5 盒消炎药，医生随机从箱中任取两盒药，求恰好两盒都为退烧药的概率。

解 设“取得的两盒药都是退烧药”为事件 A，依题意可知基本事件的总数 $n=C_{30}^{2}=435$，事件 A 包含的事件数 $m=C_{25}^{2}=300$，

所以

$$P(A)=\frac{C_{25}^{2}}{C_{30}^{2}}=\frac{300}{435}=0.6897$$

第二节 概率的基本运算法则

一、概率的加法定义

定理 8-1 若事件 A 与事件 B 互不相容，那么

$$P(A+B)=P(A)+P(B) \tag{8-1}$$

证 设全体基本事件的总数为 n，事件 A 所包含的基本事件数目为 m_1，事件 B 所包含的基本事件数目为 m_2，而且事件 A 与事件 B 是互不相容的，那么事件 A 与事件 B 两者共同包含的基本事件数就等于 (m_1+m_2)。

$$P(A+B)=\frac{m_1+m_2}{n}=\frac{m_1}{n}+\frac{m_2}{n}=P(A)+P(B)$$

推论 1 如果事件 A 与事件 B 是互逆事件，那么事件 A 与事件 B 两者共同包含的基本事件数就等于 $(m_1+m_2)=n$。

$$P(A+B)=P(A)+P(B)=1$$

推论 2 若多个事件 $A_1,A_2,A_3\cdots,A_n$ 两两互斥，那么

$$P(A_1+A_2+A_3+\cdots+A_n)=P(A_1)+P(A_2)+P(A_3)+\cdots+P(A_n)$$

推论 3 若事件 A 与事件 B 是包含关系，例如 $A\subset B$，那么

$$P(B)=P(B-A)+P(A) \text{ 或 } P(B-A)=P(B)-P(A)$$

例 8-6 工厂生产 100 支体温计，其中有 98 支是合格产品，有 2 支是次品，从这 100 支体温计中任意取出 2 支，求至少有一只是次品的概率以及两只全是正品的概率。

解 设 A：“至少有一支是次品”；B：“两支都是次品”；C：“只有一支是次品”。

(1) $A=B+C$ 且 B 与 C 互斥，那么

$$P(A)=P(B+C)=P(B)+P(C)=\frac{C_{98}^{1}C_{2}^{1}}{C_{100}^{2}}+\frac{C_{2}^{2}}{C_{100}^{2}}=0.0398$$

(2) 两支全为正品就是事件 A 的逆事件 $\overline{A}$，所以

$$P(\overline{A})=1-P(A)=0.9602$$

定理 8-2 若事件 A 与事件 B 为任意的两个事件，那么

$$P(A+B)=P(A)+P(B)-P(AB)$$

证 因为 $A+B=AB+A\overline{B}+\overline{A}B$ 而且 AB，$A\overline{B}$，$\overline{A}B$ 两两互斥，那么

$$P(A+B)=P(AB)+P(A\overline{B})+P(\overline{A}B) \tag{①}$$

又因为 $\overline{A}B=B-AB$ 且 $B\supseteq AB$，由定理 8-1 推论，可知

$$P(\overline{A}B)=P(B)-P(AB) \tag{②}$$

同理可知

$$P(A\overline{B})=P(A)-P(AB) \tag{③}$$

将式②式③带入式①，得到任意两事件的加法公式

$$P(A+B)=P(A)+P(B)-P(AB) \tag{8-2}$$

例 8-7 袋中有 2 个黑球，3 个白球，4 个红球，从中每次随机取一个，并放回，连续取

两次，求选取的两球无黑球或无红球的概率。

解　设 A：“取得两球无红球”；B：“取得两球无黑球”。

$$P(A+B)=P(A)+P(B)-P(AB)=\left(\frac{5}{9}\right)^2+\left(\frac{7}{9}\right)^2-\left(\frac{3}{9}\right)^2=\frac{65}{81}。$$

二、条件概率与乘法公式

1. 条件概率

在前面所学内容中大家会发现，在对事件 A 的概率 $P(A)$ 进行讨论时，都会有随机试验作为前提条件，在条件发生变化以后试验的结果也会随之改变，导致概率的变化。接下来我们来研究一下在随机事件 A 发生的条件下随机事件 B 发生的概率。

定义 8-4　随机事件 A 发生的条件下随机事件 B 发生的概率，称之为事件 B 对事件 A 的**条件概率**(conditional probability)，记作 $P(B \mid A)$。

下面通过几个例子对条件概率的计算方法进行说明。

例 8-8　某工厂生产了一批助听器，送 20 件助听器到质量监管部门检查，质监部门会先后取 2 件进行检查，已知这 20 件中有 5 件是次品，求

(1) 第一次检验出次品的概率；

(2) 两次都检验出次品的概率；

(3) 已知第一次检验出次品，第二次依旧检验出次品的概率。

解　设 A：“第一次检验出次品”，B：“第二次检验出次品”，可以看出问题 (3) 就是事件 A 发生的条件下事件 B 发生的概率，也就是事件 B 对事件 A 的条件概率 $P(B \mid A)$。由概率的古典定义可知

(1) $P(A)=\dfrac{C_5^1}{C_{20}^1}=\dfrac{5}{20}=\dfrac{1}{4}$

(2) $P(AB)=\dfrac{C_5^2}{C_{20}^2}=\dfrac{1}{19}$

(3) $P(B \mid A)=\dfrac{4}{19}$（第一次检验已经取出一件次品，剩余 19 件产品中有 4 件是次品）

通过这三个结果可以看出，这三个概率之间存着 $P(B \mid A)=\dfrac{P(AB)}{P(A)}$ 的关系。

定理 8-3　事件 A 发生的条件下，事件 B 对事件 A 的条件概率，等于事件 A 与事件 B 同时发生的概率与事件 A 发生的概率的比值，也就是

$$P(B \mid A)=\frac{P(AB)}{P(A)} \tag{8-3}$$

证　设全体基本事件的总数为 n，事件 A 包含的基本事件数为 m_1，事件 AB 包含的基本事件数为 m_2，那么

$$P(A)=\frac{m_1}{n},\ P(AB)=\frac{m_2}{n}$$

事件 B 对事件 A 的条件概率，$P(B \mid A)$ 是已知事件 A 发生的条件下，来计算事件 B 发生的概率。那么事件 B 对事件 A 的条件概率的基本事件数就是事件 A 所包含的事件总数 m_1。事件 B 在事件 A 发生的条件下发生，所以所包含的事件数就是事件 AB 包含的基本事件数 m_2，所以

$$P(B \mid A)=\frac{m_2}{m_1}=\frac{\frac{m_2}{n}}{\frac{m_1}{n}}=\frac{P(AB)}{P(A)}$$

相同的方法可以证得

$$P(A \mid B)=\frac{P(AB)}{P(B)}$$

2. 乘法公式

定理 8-4 事件 B 与事件 A 的积事件的概率，等于其中一个事件发生的概率，与另一个事件在前一事件发生的条件下发生的概率的乘积。

现在已知条件概率公式为 $P(B \mid A)=\frac{P(AB)}{P(A)}$ 或 $P(A \mid B)=\frac{P(AB)}{P(B)}$，将此公式变换一下即得到概率的乘法公式：

$$P(AB)=P(B \mid A)P(A) \text{ 或 } P(AB)=P(A \mid B)P(B) \tag{8-4}$$

例 8-9 某工厂生产了一批助听器，送 20 件助听器到质量监管部门检查，质监部门会先后取 2 件进行检查，已知这 20 件中有 5 件是次品，求

(1) 两次都检验出正品的概率；

(2) 第二次才检验出正品的概率。

解 设 A："第一次检验出正品"；B："第二次检验出正品"。

(1) 两次检测的都是正品，要求 AB 同时发生，也就是要计算出 $P(AB)$ 的概率。依据所给信息可以计算出

$$P(A)=\frac{15}{20}=\frac{3}{4}, P(B \mid A)=\frac{14}{19}$$

运用乘法公式 $P(AB)=P(B \mid A)P(A)$ 计算出 $P(AB)=\frac{21}{38}$。

(2) 第二次才检测到正品，说明第一次检测到的是次品，也就是要求得 $\overline{A}B$ 同时发生的概率 $P(\overline{A}B)$，依据所给信息可以计算出

$$P(\overline{A})=\frac{5}{20}=\frac{1}{4}, P(B \mid \overline{A})=\frac{15}{19}$$

运用乘法公式可以计算出 $P(\overline{A}B)=\frac{15}{76}$。

例 8-10 一种抗肿瘤新药进行临床测试，10 份药物中有 6 份是新药，4 份是现在临床使用的抗肿瘤药物，甲、乙、丙三位志愿者从 10 份药中每人取一份服用（无放回），甲先、乙次、丙最后。试求出三人不全取出现在临床使用的抗肿瘤药物的概率。

解 设 A、B、C 分别表示甲、乙、丙都选到了现在临床使用的抗肿瘤药物，所求概率为 $1-P(ABC)$。由于

$$P(A)=\frac{4}{10}$$

由概率乘法公式得

$$P(AB)=P(A)P(B \mid A)=\frac{2}{15}$$

$$P(ABC)=P(A)P(B \mid A)P(C \mid AB)=\frac{1}{30}$$

$$1-P(ABC)=\frac{29}{30}。$$

三、全概率公式与贝叶斯公式

1. 全概率公式

为了计算一个复杂事件的概率，需要把这个复杂事件的概率分解成多个在不同情况或不同原因下发生的简单事件的概率再进行计算，在计算中经常会用到**全概率公式**（total probability formula）和贝叶斯公式（Bayes formula），而且这两个公式都可以通过概率加法公式以及概率乘法公式推导出来。

定理 8-5　若事件 A 与 n 个事件 $B_1, B_2, B_3, \cdots, B_n$ 满足：

(1) $B_1, B_2, B_3, \cdots, B_n$ 两两互不相容；

(2) $B_1 + B_2 + B_3 + \cdots + B_n \supseteq A$。

则
$$P(A) = \sum_{i=1}^{n} P(B_i)P(A \mid B_i) \tag{8-5}$$

证　因为 n 个事件 $B_1, B_2, B_3, \cdots, B_n$ 满足两两互不相容，所以 $AB_1, AB_2, AB_3, \cdots, AB_n$ 也满足两两互不相容，而且 $A \subseteq \sum_{i=1}^{n} B_i$，则有

$$A = A(B_1 + B_2 + B_3 + \cdots + B_n) = AB_1 + AB_2 + AB_3 + \cdots + AB_n$$

运用加法公式以及乘法公式，得

$$\begin{aligned}P(A) &= P(AB_1 + AB_2 + AB_3 + \cdots + AB_n) = P(AB_1) + P(AB_2) + P(AB_3) + \cdots + P(AB_n)\\ &= P(B_1)P(A \mid B_1) + P(B_2)P(A \mid B_2) + P(B_3)P(A \mid B_3) + \cdots + P(B_n)\\ &\quad P(A \mid B_n)\\ &= \sum_{i=1}^{n} P(B_i)P(A \mid B_i)\end{aligned}$$

此定理所给出的公式 $P(A) = \sum_{i=1}^{n} P(B_i)P(A \mid B_i)$ 称为全概率公式。

注：公式 8-5 指出，在复杂情况下不易直接计算 $P(A)$ 时，可根据具体情况构造一组完备事件 $\{B_i\}$，使事件 A 发生的概率是各事件 $B_i (i = 1, 2, \cdots)$ 发生的条件下事件 A 发生的概率总和。

例 8-11　有甲乙两个药瓶，甲瓶中装有 2 粒红色药丸，5 粒白色药丸，乙瓶中装有 6 粒红色药丸，3 粒白色药丸，从甲瓶中随机取出 3 粒药丸放入乙瓶，然后在乙瓶中取一粒药丸，求药丸为红色的概率。

解　设 A："从乙瓶中取得红色药丸"；B_i："从甲瓶中任意取 3 粒药丸中红色药丸有 i 粒"（i=0，1，2）。那么

$$A = AB_0 + AB_1 + AB_2$$

运用全概率公式计算，得

$$\begin{aligned}P(A) &= P(B_0)P(A \mid B_0) + P(B_1)P(A \mid B_1) + P(B_2)P(A \mid B_2)\\ &= \frac{C_5^3}{C_7^3} \times \frac{6}{12} + \frac{C_5^2 C_2^1}{C_7^3} \times \frac{7}{12} + \frac{C_5^1 C_2^2}{C_7^3} \times \frac{8}{12} = \frac{12}{21}\end{aligned}$$

2. 贝叶斯公式

利用全概率公式，可通过综合分析一事件发生的不同原因或情况及其可能性来求该事件发生的概率，下面给出的贝叶斯公式则考虑预知完全相反的问题，即一事件已经发生，要考察引发该事件发生的各种原因或情况的可能性大小。

定理 8-6　若事件 A 与 n 个事件 $B_1, B_2, B_3, \cdots, B_n$ 满足：

(1) $B_1, B_2, B_3, \cdots, B_n$ 两两互不相容；

(2) $B_1 + B_2 + B_3 + \cdots + B_n \supseteq A$

则
$$P(B_i \mid A) = \frac{P(B_i)P(A \mid B_i)}{\sum_{j=1}^{n} P(B_j)P(A \mid B_j)} \tag{8-6}$$

证　运用条件概率公式、乘法公式以及全概率公式，得

$$P(B_i \mid A) = \frac{P(B_iA)}{P(A)} = \frac{P(B_i)P(A \mid B_i)}{P(A)} = \frac{P(B_i)P(A \mid B_i)}{\sum_{j=1}^{n} P(B_j)P(A \mid B_j)}$$

此定理所给出的公式 $P(B_i \mid A) = \dfrac{P(B_i)P(A \mid B_i)}{\sum\limits_{j=1}^{n} P(B_j)P(A \mid B_j)}$ 称为贝叶斯公式，也称为逆概率公式。贝叶斯公式在医学中被广泛运用于疾病的计量诊断以及临床决策分析。

知识链接

贝叶斯在数学方面主要研究概率论。他首先将归纳推理法用于概率论基础理论，并创立了贝叶斯统计理论，对于统计决策函数、统计推断、统计的估算等作出了贡献。1763年发表了这方面的论著，对于现代概率论和数理统计都有很重要的作用。贝叶斯的另一著作《机会的学说概论》发表于1758年。贝叶斯所采用的许多术语被沿用至今，贝叶斯思想和方法对概率统计的发展产生了深远的影响。今天，贝叶斯思想和方法在许多领域都获得了广泛的应用。

例 8-12 在一个城市中肺癌的发病率为 0.5%，患者对一种试验反应是阳性的概率为 0.95，正常人对这种试验反应是阳性的概率为 0.04，现抽查了一个人，试验反应是阳性，问此人是癌症患者的概率有多大?

解 设 A：“抽查者患有肺癌”；B：“检测结果为阳性”；$\overline{A}$：“抽查者不患有肺癌”。那么我们已知四个概率，$P(A) = 0.005$；$P(\overline{A}) = 0.995$；$P(B \mid A) = 0.95$；

$P(B \mid \overline{A}) = 0.04$。我们想得到的是：试验反应是阳性，此人是癌症患者的概率也就是求 $P(A \mid B)$。

运用贝叶斯公式，得

$$P(A \mid B) = \frac{P(A)P(B \mid A)}{P(A)P(B \mid A) + P(\overline{A})P(B \mid \overline{A})} = 0.1066$$

试验反应是阳性，此人是癌症患者的概率只有 10%左右，所以即使检测出阳性结果，尚可不必下结论认为一定患了癌症，需要医生的进一步检查。

例 8-13 癌症的早期诊断、治疗是提高疗效的关键。近年来甲胎蛋白免疫检测法（简称 AFP 法）被普遍应用于肝癌的普查和诊断。

设 A=｛肝癌患者｝，B=｛AFP 检测结果为阳性｝；AFP 检测方法的真阳性率 $P(B \mid A) = 0.94$，假阳性率 $P(B \mid \overline{A}) = 0.04$，人群中肝癌的发病率为 $P(A) = 0.0004$，现有一人 AFP 检测结果为阳性，问该人患肝癌的可能性有多大?

解
$$P(A \mid B) = \frac{P(A)P(B \mid A)}{P(A)P(B \mid A) + P(\overline{A})P(B \mid \overline{A})}$$
$$= \frac{0.0004 \times 0.94}{0.0004 \times 0.94 + 0.9996 \times 0.04} = 0.93\%$$

即 AFP 检测结果为阳性的人，实际患肝癌的可能性不到 1%。有人便认为此方法无效，或者一次检验提供的信息不足以作出判断。这就需要进行独立复查，即可作出进一步判断。

设 B_i =｛第 i 次 AFP 检测结果为阳性｝，$i = 1,2,\cdots,n$，则

$$P(A \mid B_1B_2) = 18.10\%$$
$$P(A \mid B_1B_2B_3) = 83.85\%$$

若三次检测结果均为阳性，患癌的可能性就相当大了，一般对于稀有病例的检查，一般都需要做三次，同时配合其他项目的检查，以便确诊及时治疗。

四、事件的独立性

1. 两事件的独立性

定义 8-5　若事件 A 与事件 B 存在关系 $P(AB)=P(A)P(B)$，则称事件 A 与事件 B 相互独立，简称独立。

定理 8-7　在 $P(A)$ 或 $P(B)$ 大于零的条件下，公式 $P(A \mid B)=P(A)$ 或 $P(B \mid A)=P(B)$ 可作为事件 A 与事件 B 相互独立的充分必要条件。

证　首先证明必要性：

设：两事件相互独立，有 $P(AB)=P(A)P(B)$，所以当 $P(A)>0$ 时，有 $P(B \mid A)=\dfrac{P(AB)}{P(A)}=\dfrac{P(A)P(B)}{P(A)}=P(B)$

也就是　$$P(B \mid A)=P(B)$$

同理可得　$$P(A \mid B)=P(A)$$

再证充分性：

设 $P(B \mid A)=P(B)$ 成立，于是有

$$P(AB)=P(B \mid A)P(A)=P(A)P(B)$$

由定义可知事件 A 与事件 B 相互独立。

例 8-14　根据青蛙体重大小注射一定剂量的洋地黄。由实验可知，注射洋地黄的致死概率为 0.6，存活概率为 0.4。现给两只青蛙注射，求实验青蛙死亡只数的概率函数。

解　设 A_1，A_2 分别表示第一只和第二只青蛙死亡的事件，则样本空间 $\Omega=\{\overline{A}_1\overline{A}_2, A_1\overline{A}_2, \overline{A}_1A_2, A_1A_2\}$，死亡只数 $X=0$，1，2。

由题意得，

$$P(A_1)=P(A_2)=0.6, P(\overline{A_1})=P(\overline{A_2})=0.4,$$

注意到 A_1，A_2 彼此独立，换乘法公式和加法公式有

$$P(X=0)=P(\overline{A_1A_2})=P(\overline{A_1})P(\overline{A_2})=0.4\times0.4=0.16,$$

$$\begin{aligned}P(X=1)&=P(A_1\overline{A_2}+\overline{A_1}A_2)\\&=P(A_1)P(\overline{A_2})+P(A_1)P(A_2)\\&=0.6\times0.4+0.4\times0.6\\&=0.48\end{aligned}$$

$$P(X=2)=P(A_1A_2)=P(A_1)P(A_2)=0.6\times0.6=0.36。$$

所以，概率函数 $P(X=x)=p_i$ 如下

X	0	1	2
P	0.16	0.48	0.36

容易看出，概率 $P(X=x)=p$，满足 $p\geqslant0$ 且 $\sum_{i=1}^{\infty}p_i=1$。

例 8-15　在一副不含王的扑克牌中任取一张，A：“抽到 9”；B：“抽到红色的牌”，问事件 A 与事件 B 是否独立？

解　由于

$$P(A)=4/52=1/13, P(B)=26/52=1/2$$
$$P(AB)=2/52=1/26$$

可见　$$P(AB)=P(A)P(B)$$

事件 A 与事件 B 相互独立。

例 8-16 在一个家庭中有女孩也有男孩，假定生女孩和生男孩是等可能的概率。

设 A："一个家庭里有女孩也有男孩"，B："一个家庭中最多有一个男孩"。对一个有两个小孩的家庭，讨论事件 A 与事件 B 的独立性。

解 一个家庭中有两个小孩的样本空间为：

$\Omega=\{(男,男),(男,女),(女,男),(女,女)\}$，其中，$A=\{(男,女),(女,男)\}$，

$B=\{(男,女),(女,男),(女,女)\}$，于是 $P(A)=1/2, P(B)=3/4, P(AB)=1/2$，那么

$$P(AB)\neq P(A)P(B)$$

所以事件 A 与事件 B 不独立。

2. 三个事件的独立性

定义 8-6 设事件 A、事件 B 和事件 C 满足以下条件：

$$P(AB)=P(A)P(B)$$
$$P(AC)=P(A)P(C)$$
$$P(BC)=P(B)P(C)$$
$$P(ABC)=P(A)P(B)P(C)$$

则称事件 A、事件 B 和事件 C 相互独立。

如果定义 8-6 中前三个式子成立，那么说明事件 A、事件 B 和事件 C 两两相互独立，如果第四个式子成立，那么前三个式子一定成立，反之不一定成立。

例 8-17 将一个均匀的正四面体的四个面分别涂上红色、白色、黑色以及红白黑三色，随意抛掷一次，设 A："红色接触地面"；B："白色接触地面"；C："黑色接触地面"。那么

$$P(A)=P(B)=P(C)=1/2$$
$$P(AB)=P(BC)=P(AC)=1/4$$
$$P(ABC)=1/4, P(A)P(B)P(C)=1/8$$

所以
$$P(ABC)\neq P(A)P(B)P(C)$$

事件 A、事件 B 和事件 C 两两相互独立，但是事件 A、事件 B 和事件 C 三个事件不相互独立。

例 8-18 甲乙丙三个人独立的破译密码，已知三个人破译密码可能性分别为 1/5、1/4、1/3，求三个人中至少有一个人能破译密码的概率。

解 设甲乙丙三人的编号分别为 1、2、3。

A_i："第 i 个人破解成功" $(i=1,2,3)$，所求概率为 $P(A_1\cup A_2\cup A_3)$

已知
$$P(A_1)=1/5, P(A_2)=1/4, P(A_3)=1/3$$

那么

$$P(A_1\cup A_2\cup A_3)=1-P(\overline{A}_1\cap\overline{A}_2\cap\overline{A}_3)$$
$$P(\overline{A}_1\cap\overline{A}_2\cap\overline{A}_3)=P(\overline{A}_1)P(\overline{A}_2)P(\overline{A}_3)$$
$$P(A_1\cup A_2\cup A_3)=1-\frac{4}{5}\times\frac{3}{4}\times\frac{2}{3}=\frac{3}{5}=0.6。$$

例 8-19 设正常人的血清中携带肝炎病毒的概率为 0.4%，求来自不同地区的 100 个人的血清混合液中含有肝炎病毒的概率（假设 100 个人彼此无关联）。

解 设这 100 个人的血清混合液中含有肝炎病毒为事件 A，第 i 个人的血清中含有肝炎病毒为事件 A_i，$i=1, 2, \cdots, 100$。

则 $A=\bigcup\limits_{i=1}^{100}A_i$，$P(A)=1-\prod\limits_{i=1}^{100}(1-P(A_i))=1-(1-0.004)^{100}\approx 0.33$

第三节　随机变量及其概率分布

对于随机试验而言，有些试验结果本身与数值有关，如掷一颗骰子面上出现的点数，而有些试验的结果看来与数值无关，如生化检验的结果，但我们可以引进一个变量来表示它的各种结果，例如生化检验结果阴性用 0 表示，阳性结果用 1 表示，也就是把试验结果数值化。这些数值对应的变量我们称之为随机变量。随机试验中的各种事件通过随机变量的关系式表达出来。本节我们引入随机变量的概念并介绍两种类型随机变量的概率分布。

一、随机变量

1. 随机变量

定义 8-7　在一定条件 S 下发生的随机事件，它的每一种可能结果 w（样本点）都唯一地对应到一个实数值 $X(w)$，则称定义在样本空间上的实值单值函数 $X(w)$ 为一个**随机变量**(random variable)，简记为 X。

随机变量常用大写拉丁字母 X、Y、Z 等或小写希腊字母 ε、η、ζ 等表示。

例 8-20　生化检验结果分阳性和阴性，我们用随机变量 X 表示结果，$X=0$ 表阴性，$X=1$ 表阳性。在生化检验前我们不知道结果是阴性还是阳性，但是结果的所有可能只有这两种状态，当试验结果确定它就唯一地对应于一个实数 0 或 1，也就是阴性或阳性。

例 8-21　抛一枚硬币，结果分为“正面”或“反面”，抛硬币的结果即为一个随机变量 X，则 $X=0$ 表示正面，$X=1$ 表示反面。

例 8-22　假设“灯泡的寿命”这一试验的结果是大于等于零的实数，随机变量 X 为“灯泡的寿命”，则 X 的取值范围为 $[0,+\infty)$ 。

例 8-23　某车站每隔 5 分钟开出一辆公交车，旅客在任意时间到达车站，则可用随机变量 X 表示旅客的候车时间，X 的取值范围为 $[0,5]$ 。

从上述例子我们可以看到例 8-20 和例 8-21 的随机变量 X 的取值是可以全部列举出来的，它是“离散的”；例 8-22 和例 8-23 的随机变量 X 的取值不是整数，不能一一列举出来，它是“连续的”，基于随机变量的取值类型不同可将随机变量进行分类。

2. 随机变量的分类

(1) **离散型随机变量**(discrete random variable)：随机变量的取值为有限个或无限可列个。

上述例 8-20 和例 8-21 中的随机变量 X 均为离散型随机变量。

例如，在毒性试验中，给小鼠注射一定剂量的药物后结果可能是小鼠死亡，也可能是小鼠存活下来。小鼠注射药物后的结果就是一个离散型随机变量，则 $X=0$ 表示小鼠死亡，$X=1$ 表示小鼠存活。

(2) **连续型随机变量**(continuous random variable)：随机变量的取值范围为某一区间或整个实数轴。

上述例 8-22 和例 8-23 中的随机变量 X 均为连续型随机变量。

例如，某工厂测量一种零件的加工误差，要求误差范围在 $[-0.01,0.01]$ 之间，加工误差即为一个连续型随机变量 X，它的取值是 $[-0.01,0.01]$ 里的连续值。

离散型随机变量与连续型随机变量这两种类型的随机变量因为都是随机变量，自然有很多相同或相似之处，但因其取值方式不同，又有其各自的特点。

3. 随机变量的特征

(1) 随机性：随机变量 X 的可能取值不止一个，试验前只能预知它的可能的取值但不能预知取哪个值。

(2) 概率特性：X 以一定的概率取某个值或某些值。

引入随机变量后，我们可用随机变量的等式或不等式表示随机事件。若用随机变量 X 表示电话总机在 8:00－9:00 接到的电话次数，$\{X>150\}$ 表示“某天 8:00－9:00 接到的电话次数超过 150 次”这一事件。假设我们用随机变量 X 表示生化检验的结果，$\{X=0\}$ 表示“某人的生化检验结果为阴性”这一事件。

研究随机变量不仅需要知道它的所有取值，还要知道取这些值的概率。离散型随机变量的所有可能取值与取得这些值的相应概率的对应关系被称为离散型随机变量的概率分布。

二、离散型随机变量及其概率分布

(一) 离散型随机变量的概率分布

定义 8－8 设 X 为一个离散型随机变量，它的可能取值为 $x_1, x_2\cdots$，这些值对应的概率

$$P(X = x_k) = p_k \quad (k = 1,2\cdots) \tag{8-7}$$

为离散型随机变量 X 的分布律。

其中 $p_k(k = 1,2\cdots)$ 满足：

(1) $p_k \geqslant 0, k = 1,2,\cdots$

(2) $\sum\limits_{k=1}^{\infty} p_k = 1$

下面给出离散型随机变量的分布律的表示方法：

(1) 列表法

将 X 可能取的值及相应的概率值列成表如下

表 8－2 分布表

X	x_1	x_2	$\cdots$	x_k	$\cdots$
p_k	p_1	p_2	$\cdots$	p_k	$\cdots$

这个表被称为 X 的概率分布表，它表示了 X 取值的概率分布情况。另外，X 的概率分布表也可简记为 $X\sim\begin{Bmatrix} x_1 & x_2 & \cdots & x_k & \cdots \\ p_1 & p_2 & \cdots & p_k & \cdots \end{Bmatrix}$。

(2) 公式法

$$P(X = x_k) = p_k \qquad (k = 1,2\cdots)$$

例 8－24 某篮球运动员投中篮筐的概率是 0.8，求他两次独立投篮投中次数 X 的分布律？

解 设两次投篮投中的次数为随机变量 X，它的取值为 0,1,2

$$P\{X=0\}=(0.2)\times(0.2)=0.04$$
$$P\{X=1\}=2\times(0.8)\times(0.2)=0.32$$
$$P\{X=2\}=(0.8)\times(0.8)=0.64$$

$$X\sim\begin{Bmatrix} 0 & 1 & 2 \\ 0.04 & 0.32 & 0.64 \end{Bmatrix}$$ 即为 X 的分布律。

例 8－25 设盒中有 2 个白球和 3 个黑球，从中随机取 3 个球，试求抽取白球数的分布律？

解 设随机变量 X 表示抽得白球的个数，由于只有 2 个白球，所以随机变量 X 的取值为 0,1,2，对应概率为：

$$P(X = 0) = \frac{C_2^0 C_3^3}{C_5^3} = 0.1 \qquad P(X = 1) = \frac{C_2^1 C_3^2}{C_5^3} = 0.6 \qquad P(X = 2) = \frac{C_2^2 C_3^1}{C_5^3} = 0.3$$

或者写成概率分布表

$$X \sim \begin{Bmatrix} 0 & 1 & 2 \\ 0.1 & 0.6 & 0.3 \end{Bmatrix}$$

（二）常见分布

1. 二点分布

定义 8-9 若随机变量 X 只能取 0 与 1 两个数值，其分布律为

$$p\{X=k\}=p^k(1-p)^{1-k}, k=0,1 \quad (0<p<1) \tag{8-8}$$

或 $X \sim \begin{Bmatrix} 0 & 1 \\ 1-p & p \end{Bmatrix}$，则称 X 服从两点分布或(0-1) 分布。

对于一个随机试验，如果它的所有可能的结果只与两个值 (s_1, s_2) 对应，我们可以定义 $X = X(s) = \begin{cases} 0 & 当\ s=s_1 \\ 1 & 当\ s=s_2 \end{cases}$，从而随机变量 X 服从二点分布。

例 8-26 对新生儿的性别进行登记，该如何用随机变量表示使之服从二点分布？

解 设随机变量 X 表示“新生儿性别”，则有

$X = X(s) = \begin{cases} 0 & 当\ s=男 \\ 1 & 当\ s=女 \end{cases}$，它服从二点分布。

2. 二项分布

假设某试验在相同条件下重复 n 次；每次试验只有两个结果 A 或 $\overline{A}$，每次试验的两种结果的概率均为 $P(A)=p, P(\overline{A})=1-p$；在 n 重试验中，每次试验结果互不影响，则我们把它称为 n 重 Bernoulli 试验。它是一种很重要的数学模型，也是应用最多的数学模型之一。例如，抛一枚硬币重复 n 次，某药治某病分治愈或不治愈两种结果，对 n 个患者进行治疗，这些试验均属于 n 重 Bernoulli 试验。

定义 8-10 在 n 重 Bernoulli 试验中，每次试验感兴趣的事件 A 在 n 次试验中发生的次数 X 是一个离散型随机变量，若 $P(A)=p$，则

$$P_n(k)=P(X=k)=C_n^k p^k (1-p)^{n-k}, k=0,1,\cdots,n \tag{8-9}$$

称 X 服从参数为 n，p 的**二项分布**(binomial distribution)，记作

$$X \sim B(n,p)$$

事件 A 在 n 次试验中成功发生 k 次(p^k)，$n-k$ 次不发生（$(1-p)^{n-k}$），然而 n 次试验结果相互独立，所以 k 次成功可以在 n 次试验中任何 k 次发生，则从 n 次试验中任取 k 次成功有 C_n^k 种不同的方法，从而可得到公式 8-9。令 $q=1-p$，利用二项式定义，我们可以证明公式8-9 给出的概率值满足：

$$\sum_{k=0}^{n} P_n(k) = \sum_{k=0}^{n} C_n^k p^k q^{n-k} = (p+q)^n = 1$$

值得注意的是（0-1）分布是 $n=1$ 的二项分布。

例 8-27（章前案例） 由于个体差异，不同的人对同一种药会产生不同的反应。现有某药物，有 10%的人对其有肠道反应，为了考核该药的疗效，现任意选择 5 人使用此药，那么有肠道反应的人数的概率分布是什么？不多于 2 人有肠道反应的概率以及有人有肠道反应的概率各是多少？

解 设服药后有肠道反应事件为 A，则 $P(A)=0.1, P(\overline{A})=0.9$

设 5 人中有肠道反应的人数为随机变量 X，X 的取值为 (0,1,2,3,4,5)，而且 5 人服药是否产生反应是相互独立的，因此该问题可看作事件 A 在 5 次重复试验中发生的次数为 X，发生的概率为 0.1，因此有肠道反应的人数的概率分布为：

$X \sim B(5,0.1)$，即 $P_5(k) = C_5^k(0.1)^k(0.9)^{5-k}(k = 0,1,\cdots,5)$

基于概率分布可知，

$$P\{X \leqslant 2\} = \sum_{k=0}^{2} P_5(k) = 0.59049 + 0.32805 + 0.07290 = 0.9914$$

则不多于 2 人有肠道反应的概率为 0.9914，另外，

$$P\{X \geqslant 1\} = 1 - P_5(0) = 1 - 0.59049 = 0.40951$$

则有人有肠道反应的概率为 0.40951。

例 8-28 某一个完全不懂药理学的人去参加药理学考试，假设此次考试有 5 个选择题，每题有 4 种选择，其中只有一个正确答案，试求此人能答对 3 题以上而及格的概率。

解 由于此人完全不懂药理学，所以每一道题的每一个答案对他而言都是一样的，而且他是否正确回答每题也是相互独立的。因此，他答题的过程就是一个 n 重 Bernoulli 试验。设 X 为他答对的题数，故 $X \sim B\left(5, \frac{1}{4}\right)$

$$P_k = P(X = k) = C_5^k\left(\frac{1}{4}\right)^k\left(1 - \frac{1}{4}\right)^{5-k}, (k = 0,1,\cdots,5)$$

所以他答对 3 题以上而及格的概率为：

$$P_3 + P_4 + P_5 = \sum_{k=3}^{5} C_5^k\left(\frac{1}{4}\right)^k\left(\frac{3}{4}\right)^{5-k} \approx 0.10。$$

3. 泊松分布

定义 8-11 如果随机变量 X 的概率分布为

$$P(X = k) = e^{-\lambda}\frac{\lambda^k}{k!}, k = 0,1,2\cdots \quad (8-10)$$

其中 $\lambda > 0$ 是常数，则称 X 服从参数为 λ 的**泊松分布**(Poisson distribution)，记作 $\pi(\lambda)$ 或 $P(\lambda)$，特别地，泊松分布有如下特性：

(1) 设 $X_j \sim B(n_j, \pi_j)$，则当 $n_j \to \infty$，π_j 很小，且 $n_j\pi_j = \mu$ 保持不变时，可以证明 X_j 的极限分布是以 μ 为参数的泊松分布。

(2) 泊松分布具有可加性：

如果 $X_1, X_2, \cdots, X_k$ 相互独立，且它们分别服从以 $\mu_1, \mu_2, \cdots, \mu_k$ 为参数的泊松分布，则 $T = X_1 + X_2 + \cdots X_k$ 也服从泊松分布，其参数为 $\mu_1 + \mu_2 + \cdots + \mu_k$。

知识链接

西莫恩·德尼·泊松（1781—1840） 法国数学家、几何学家和物理学家。青年时期曾学过医学，后因喜爱数学于 1798 年入巴黎综合工科学院深造，他的数学才能受到拉格朗日和拉普拉斯的关注。

泊松的科学生涯开始后研究微分方程及其单摆的运动和声学理论中的应用。他工作的特色是应用数学方法研究各类力学和物理问题，并由此得到数学上的发现。他对积分理论、热物理、弹性理论、电磁理论、位势理论和概率论都有重要贡献。

例 8-29 假设用汽车运输 500 件针剂药品，在运输途中药品受到损坏的概率为 0.002，

(1) 求运输途中小于三件药品损坏的概率；

(2) 求运输途中多于三件药品损坏的概率；

(3) 求运输途中恰有两件药品损坏的概率。

解 设药品在运输途中损坏的件数为随机变量 X，从而 $X \sim B(500, 0.002)$ 由于 $n=500$ 很

大，$p=0.002$ 很小，所以可用泊松分布近似计算，$\lambda=np=1$，所求概率为

(1) 运输途中小于三件药品损坏的概率

$$P\{X<3\}=1-P\{X\geqslant 3\}=1-0.080301=0.919699$$

(2) 运输途中多于三件药品损坏的概率

$$P\{X>3\}=P\{X\geqslant 4\}=0.018988$$

(3) 运输途中恰有两件药品损坏的概率

$$P\{X=2\}=P\{X\geqslant 2\}-P\{X\geqslant 3\}=0.264241-0.080301=0.183940$$

所以运输途中小于三件药品损坏的概率为 0.919699；运输途中多于三件药品损坏的概率为 0.018988；运输途中恰有两件药品损坏的概率为 0.183940。

4. 超几何分布

定义 8－12　设有产品 N 件，其中次品 M 件，从中随机地不放回抽取 n 件，$n\leqslant N-M$，记 X 为 n 件中抽到的次品数，是一个离散型随机变量，X 的概率分布为

$$P(X=k)=\frac{C_M^k C_{N-M}^{n-k}}{C_N^n}(k=0,1,2\cdots,h) \tag{8-11}$$

其中 $h=\min(M,n)$，则称 X 服从超几何分布。

特别地，超几何分布有如下特性：

(1) 若 $n=1$，超几何分布还原为伯努利分布，

(2) 若 $N\to\infty$，超几何分布可视为二项分布。

例如，假设 N 表示微阵列上的基因总数，S 是 GO 术语，其中 M 个基因属于 S，$N-M$ 个基因不属于 S，k 表示有差异表达的基因数目，则 k 个差异表达基因中正好有 x 个基因被 S 注释的概率为：

$$P(X=x\mid N,M,k)=\frac{C_M^x C_{N-M}^{k-x}}{C_N^k}$$

下面分析超几何分布与二项分布的关系：

当 $N\to\infty$时，$\dfrac{M}{N}\to p(n,k$ 不变$)$，则

$$\frac{C_M^k C_{N-M}^{n-k}}{C_N^n}\to C_n^k p^k(1-p)^{n-k}(N\to\infty)$$

证

$$\begin{aligned}\frac{C_M^k C_{N-M}^{n-k}}{C_N^n}&=\frac{M!}{(M-k)!k!}\frac{(N-M)!}{(N-M-(n-k))!(n-k)!}\cdot\frac{(N-n)!n!}{N!}\\&=\frac{n!}{k!(n-k)!}\left(\frac{M(M-1)\cdots(M-k+1)}{\underbrace{NN\cdots N}_{k个}}\right)\cdot\\&\left(\frac{(N-M)(N-M-1)\cdots[N-M-(n-k)+1]}{\underbrace{NN\cdots N}_{(n-k)个}}\right)\cdot\\&\left(\frac{\overbrace{NN\cdots N}^{n个}}{N(N-1)\cdots(N-n+1)}\right)\end{aligned}$$

当 $N\to\infty$时，可知

$$\frac{M(M-1)\cdots(M-k+1)}{\underbrace{NN\cdots N}_{k个}}\to p^k$$

$$\frac{(N-M)(N-M-1)\cdots[N-M-(n-k)+1]}{\underbrace{NN\cdots N}_{(n-k)个}}\to(1-p)^{n-k}$$

$$\frac{\overbrace{NN\cdots N}^{n个}}{N(N-1)\cdots(N-n+1)}\to 1$$

因此该命题得证。

例 8-30 假设某药厂对其生产的某种药物抽检，对于 1000 盒药物，其中有 20 盒是不合格药物，那么检验人员抽出 10 盒药物来，抽到不合格药物是 0 到 3 盒的概率分别是多少?

解 由于 $P(X=k)=\dfrac{C_M^k C_{N-M}^{n-k}}{C_N^n}(k=0,1,2,\cdots,h)$，且 $k=0,1,2,3$；$M=20$；$N=1000$；$n=10$。设抽到不合格药物的数目为随机变量 X，则抽到不合格药物数目为 0 到 3 盒的概率分别为

$$P(X=0)=\frac{C_{20}^0 C_{1000-20}^{10}}{C_{1000}^{10}}=\frac{980!\cdot 990!}{970!\cdot 1000!}=0.8163$$

$$P(X=1)=\frac{C_{20}^1 C_{1000-20}^{10-1}}{C_{1000}^{10}}=\frac{20\cdot 10!\cdot 980!\cdot 990!}{9!\cdot 97!\cdot 1000!}=0.1681$$

$$P(X=2)=\frac{C_{20}^2 C_{1000-20}^{10-2}}{C_{1000}^{10}}=\frac{190\cdot 10!\cdot 980!\cdot 990!}{8!\cdot 972!\cdot 1000!}=0.0148$$

$$P(X=3)=\frac{C_{20}^3 C_{1000-20}^{10-3}}{C_{1000}^{10}}=\frac{10!\cdot 20!\cdot 980!\cdot 990!}{3!\cdot 7!\cdot 17!\cdot 973!\cdot 1000!}=0.0007$$

（三）分布函数

定义 8-13 设 X 是一随机变量（离散型或连续型），称函数

$$F(x)=P(X\leqslant x)\quad -\infty<x<+\infty \tag{8-12}$$

为 X 的**分布函数**(distribution function)，有时记作 $F_k(x)$ 用以区别不同随机变量的分布函数。

如果将 X 看作数轴上随机点的坐标，那么分布函数 F（x）的值就表示 X 落在区间 $(-\infty,x]$ 内的概率。在分布函数的定义中，X 是随机变量，x 是参变量。对任意实数 $x_1<x_2$，随机点落在区间 $(x_1,x_2]$ 内的概率为:

$$P\{x_1<X\leqslant x_2\}=P\{X\leqslant x_2\}-P\{X\leqslant x_1\}=F(x_2)-F(x_1)$$

通过此公式可知，只要我们知道了随机变量 X 的分布函数，它的统计特性就可以得到全面的理解。分布函数是一个普通的函数，通过这个函数我们可以用高等数学的工具来分析随机变量。

1. 分布函数的性质

(1) $0\leqslant F(x)\leqslant 1\quad -\infty<x<+\infty$；

(2) $F(x)$ 是 x 的不减函数（增函数或常函数）；

(3) $\lim\limits_{x\to-\infty}F(x)=0,\lim\limits_{x\to+\infty}F(x)=1$；

(4) $F(x)$ 是 x 的右连续函数。

例 8-31 根据例 8-25 中求得的分布律给出随机变量 X 的分布函数。

解 随机变量 X 表示抽得白球的个数，它的分布律为

$$X\sim\begin{Bmatrix}0 & 1 & 2\\ 0.1 & 0.6 & 0.3\end{Bmatrix}$$

由于 X 的取值只能是 0，1，2，而 $F(x)$ 中的 x 可以取任意实数，所以当 $x<0$ 时是不可能事件，当 $0\leqslant x<1$ 时

$$F(x)=P\{X\leqslant x\}=P\{X=0\}=0.1,$$

当 $1\leqslant x<2$ 时

$$F(x)=P\{X\leqslant x\}=P\{X=0\}+P\{X=1\}=0.1+0.6=0.7$$

以此类推，可得

$$F(x)=\begin{cases}0, & -\infty<x<0 \\ 0.1, & 0\leqslant x\leqslant 1 \\ 0.1+0.6, & 1\leqslant x\leqslant 2 \\ 0.1+0.6+0.3, & 2\leqslant x<+\infty\end{cases}$$

也就是

$$F(x)=\begin{cases}0, & -\infty<x<0 \\ 0.1, & 0\leqslant x<1 \\ 0.7, & 1\leqslant x<2 \\ 1, & 2\leqslant x<+\infty\end{cases}$$

由图 8-7 可看出，离散型随机变量 X 的分布函数 $F(x)$ 是 x 的右连续阶梯式跳跃函数。

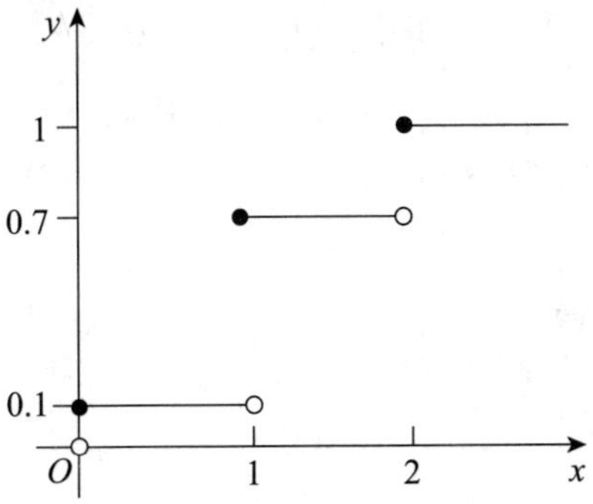

图 8-7　$F(x)$ 的分布函数

一般地，设离散型随机变量 X 的分布律为 $P(X=x_k)=p_k(k=1,2\cdots)$，则其分布函数 $F(x)=P\{X\leqslant x\}=\sum_{x_k\leqslant x}p_k$，即随机变量 X 取所有不大于 x 的 x_k 的概率值之和。

三、连续型随机变量及其概率密度函数

连续型随机变量 X 所有可能取值充满一个区间，对这种类型的随机变量，不能用离散型随机变量的方式，以指定它取每个值概率的方式去给出其概率分布，而是通过给出“概率密度函数”的方式给出。

（一）概率密度函数

定义 8-14　对于连续型随机变量 X，如果存在非负可积函数 $f(x)(-\infty<x<+\infty)$，使得对任意实数 $a,b(a<b)$ 都有

$$P\{a<X\leqslant b\}=\int_a^b f(x)dx \tag{8-13}$$

则称 $f(x)$ 为 X 的**概率密度函数**(probability density function)，简称为密度函数或概率密度。

1. 概率密度函数的性质

(1) $\int_{-\infty}^{+\infty}f(x)dx=1$；

(2) $f(x)\geqslant 0$；

(3) 在 $f(x)$ 的连续点处有，$f(x)=F'(x)$；

(4) 对于任意实数 x_1，x_2，$(x_1<x_2)$，有 $P\{x_1<X\leqslant x_2\}=\int_{x_1}^{x_2}f(x)dx$，利用概率密度可以确定落在某一范围内的随机事件发生的概率；

(5) 连续型随机变量 X 取任一常数的概率为零，即 $P(X=a)=0$，其中 a 为一常数，它可是随机变量 X 的一个可能取值。

(6) 对于连续型随机变量 X，$P(a<X\leqslant b)=P(a\leqslant X\leqslant b)=P(a<X<b)=P(a\leqslant X<b)=\int_a^b f(x)dx=F(b)-F(a)$；而 $P(X\leqslant b)=P(X<b)=F(b)$；$P(X>a)=P(X\geqslant a)=1-F(a)$。

（二）常见的分布

1. 均匀分布

定义 8-15 若随机变量 X 的取值在 $[a,b]$ 中，它的概率密度为

$$f(x)=\begin{cases}\dfrac{1}{b-a} & a\leqslant x\leqslant b\\ 0 & \text{其他}\end{cases} \tag{8-14}$$

则称 X 服从区间 $[a,b]$ 上的**均匀分布**(uniform distribution)，记作 $X\sim U[a,b]$，$f(x)$ 如图8-8所示。

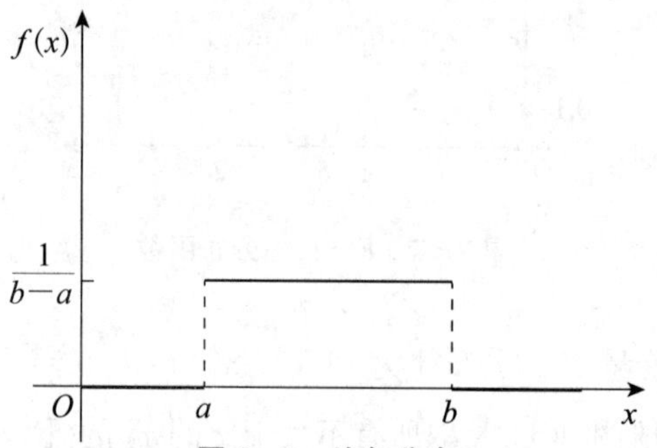

图 8-8 均匀分布

(1) 分布函数

$$F(x)=\begin{cases}0 & \text{当 } x<a\\ \dfrac{x-a}{b-a} & \text{当 } a\leqslant x<b\\ 1 & \text{当 } x\geqslant b\end{cases} \tag{8-15}$$

(2) 性质

X 落在 $[a,b]$ 上任意等长的子区间内的概率相等，与位置无关，只与长度成正比。

例 8-32 设随机变量 X 服从 $[1,6]$ 上的均匀分布，求一元二次方程 $t^2+Xt+1=0$ 有实根的概率。

解 只有当 $\Delta=X^2-4\geqslant 0$ 时，方程才有实根。故所求概率为：

$$P(X^2-4\geqslant 0)=P(X\geqslant 2 \text{ 或 } X\leqslant -2)$$

然而 X 的概率密度函数为：$f(x)=\begin{cases}\dfrac{1}{5} & 1\leqslant x\leqslant 6\\ 0 & \text{其他}\end{cases}$

而且 $P(X\geqslant 2)=\int_2^6 f(t)dt=\dfrac{4}{5}$，$P(X\leqslant -2)=0$，故所求概率 $P(X^2-4\geqslant 0)=\dfrac{4}{5}$

2. 指数分布

定义 8-16 若 X 的密度函数为

$$f(x)=\begin{cases}\dfrac{1}{\theta}e^{-\frac{x}{\theta}} & x\geqslant 0\\ 0 & \text{其他}\end{cases} \quad \theta>0 \text{ 为常数} \tag{8-16}$$

则称 X 服从参数为 θ 的指数分布，记作 $X \sim E(\theta)$ ，

当 $\theta = \frac{1}{3}, \theta = 1, \theta = 2$ 时，$f(x)$ 如图 8-9 所示。

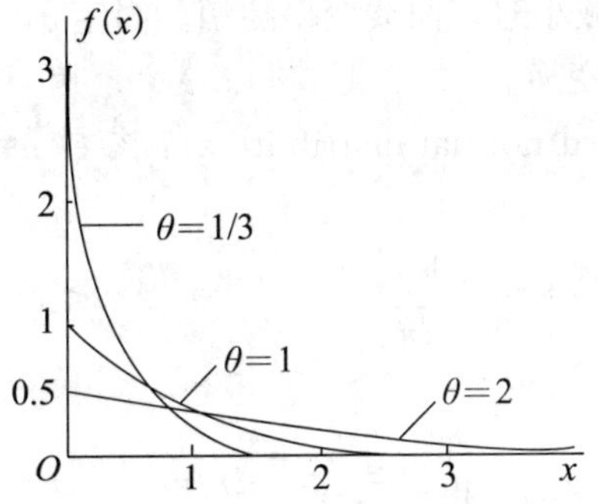

图 8-9 指数分布

从上图可看出，θ 值越大，曲线越平缓。

(1) 分布函数

$$F(x) = \begin{cases} 0 & x < 0 \\ 1 - e^{-\frac{x}{\theta}} & x \geqslant 0 \end{cases} \tag{8-17}$$

(2) 性质

对于任意的 $0 < a < b$

$$P(a < x < b) = \int_a^b \frac{1}{\theta} e^{-\frac{x}{\theta}} dx = F(b) - F(a) = e^{-\frac{a}{\theta}} - e^{-\frac{b}{\theta}}$$

例 8-33 某工厂生产的一种医疗元件的平均使用寿命为 1000h，且医疗元件寿命服从 $\theta=400$ 的指数分布，试求 $P(1000 < x < 1200)$？

解 由指数分布的性质可知

$$P(1000 < x < 1200) = \int_a^b \frac{1}{\theta} e^{-\frac{x}{\theta}} dx = \int_{1000}^{1200} \frac{1}{400} e^{-\frac{x}{400}} dx = 0.0323$$

3. 正态分布

定义 8-17 若 X 的密度函数为

$$f(x) = \frac{1}{\sqrt{2\pi}\sigma} e^{-\frac{(x-\mu)^2}{2\sigma^2}} \quad -\infty < x < +\infty \tag{8-18}$$

其中 μ，σ 为常数，$\sigma > 0$，则称 X 服从参数为 μ，σ 的**正态分布**(normal distribution)，记作 $X \sim N(\mu, \sigma^2)$ 。

当 $\sigma=0.5$，$\sigma=1$，$\sigma=1.5$ 时，$f(x)$ 如图 8-10所示。

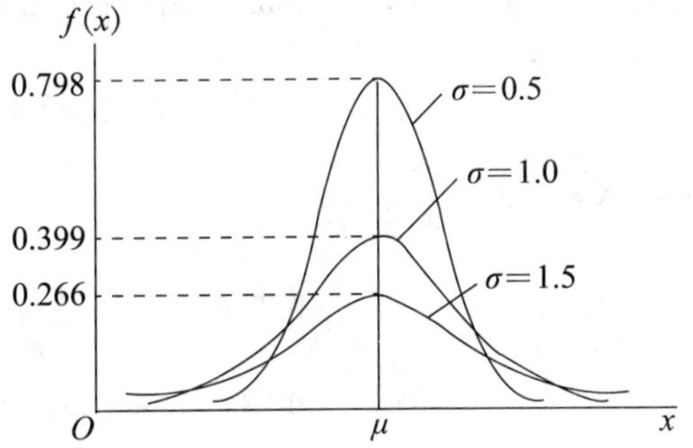

图 8-10 正态分布

从上图可看出，$f(x)$ 的图形呈钟形，最大值点在 $x=\mu$ 处，$f(\mu)=\dfrac{1}{\sqrt{2\pi}\sigma}$，曲线相对于直线 $x=\mu$ 对称；在 $x=\mu\pm\sigma$ 处有拐点；且当 $x\to\pm\infty$时，曲线以 x 轴为其渐近线；固定 μ，当 σ 增大时，曲线变得平缓；当 σ 减小时，曲线变得陡峭。固定 σ，改变 μ 的大小，$f(x)$ 的图形不发生变化，只是沿 x 轴做平移变换。

(1) **标准正态分布**(standard normal distribution)：参数 $\mu=0$ 而 $\sigma^2=1$ 的正态分布，它的密度函数为

$$f(x)=\frac{1}{\sqrt{2\pi}}e^{-\frac{x^2}{2}} \quad -\infty<x<+\infty \tag{8-19}$$

且有：

$$\int_{-\infty}^{+\infty}\frac{1}{\sqrt{2\pi}}e^{-\frac{x^2}{2}}dx=1 \tag{8-20}$$

(2) 设 $\Phi(x)=\int_{-\infty}^{x}\frac{1}{\sqrt{2\pi}}e^{-\frac{1}{2}t^2}dt$，$\Phi(x)$ 的值在书后附表中给出。

而且当 $X\sim N(\mu,\sigma^2)$ 时，对于 $\Phi(x)$ 有：

1) $\Phi(-x)=1-\Phi(x)$

2) $P\{\mu-\sigma<X<\mu+\sigma\}=\Phi(1)-\Phi(-1)=0.6826$

3) $P\{\mu-2\sigma<X<\mu+2\sigma\}=\Phi(2)-\Phi(-2)=0.9544$

4) $P\{\mu-3\sigma<X<\mu+3\sigma\}=\Phi(3)-\Phi(-3)=0.9974$

如图 8-11 所示。

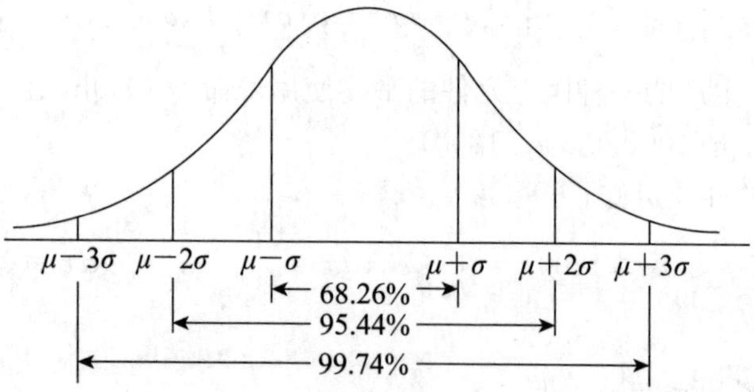

图 8-11

由上图可看出，服从正态分布 $N(\mu,\sigma^2)$ 的随机变量 X 的值大致落在区间 $(\mu-2\sigma,\mu+2\sigma)$ 之间，而且 X 几乎不在区间 $(\mu-3\sigma,\mu+3\sigma)$ 之外取值。

(3) 正态分布的应用：正态分布是最常见最重要的一种分布，例如人的生理特征如身高、体重等；农作物的收获量；学生的考试成绩；海洋波浪的高度都近似服从正态分布。

例 8-34 设 $X\sim N(0,1)$，求 $P(1<X<2)$。

解 由定义可知，

$$\begin{aligned}P(1<X<2)&=\int_{1}^{2}\frac{1}{\sqrt{2\pi}}e^{-\frac{t^2}{2}}dt\\&=\int_{-\infty}^{2}\frac{1}{\sqrt{2\pi}}e^{-\frac{t^2}{2}}dt-\int_{-\infty}^{1}\frac{1}{\sqrt{2\pi}}e^{-\frac{t^2}{2}}dt\\&=\Phi(2)-\Phi(1)\\&=0.9773-0.8413=0.1360\end{aligned}$$

例 8-35 设 $X\sim N(\mu,\sigma^2)$，求 $P\{a<X<b\}$。

解　$P\{a<X<b\}=\int_a^b \frac{1}{\sqrt{2\pi}\sigma}e^{-\frac{(x-\mu)^2}{2\sigma^2}}dx$

设 $\frac{x-\mu}{\sigma}=t$，则有

$$\begin{aligned}P\{a<X<b\}&=\int_{\frac{a-\mu}{\sigma}}^{\frac{b-\mu}{\sigma}}\frac{1}{\sqrt{2\pi}}e^{-\frac{t^2}{2}}dt\\&=\int_{-\infty}^{\frac{b-\mu}{\sigma}}\frac{1}{\sqrt{2\pi}}e^{-\frac{t^2}{2}}dt-\int_{-\infty}^{\frac{a-\mu}{\sigma}}\frac{1}{\sqrt{2\pi}}e^{-\frac{t^2}{2}}dt\\&=\Phi\left(\frac{b-\mu}{\sigma}\right)-\Phi\left(\frac{a-\mu}{\sigma}\right)\end{aligned}$$

查附表就可求得概率值。

例 8-36　学生 A 参加 SAT 考试中的数学部分考试，得分 700 分，SAT 的分数 $X\sim N(500,100^2)$，学生 B 参加 ACTP 考试得了 24 分，而 ACTP 的分数 $Y\sim N(18,6^2)$，就考试得分而言，谁考得更好?

解　参加 SAT 考试得分在 700 分以上的可能性为

$$P\{X\geqslant 700\}=1-P\{X<700\}=1-\Phi(2)=0.02275$$

参加 ACTP 考试得分在 24 分以上的可能性为

$$P\{X\geqslant 24\}=1-P\{X<24\}=1-\Phi(1)=0.15866$$

因此显然 A 学生的成绩较好。

4. Γ 分布

定义 8-18　若 X 的概率密度为

$$f(x)=\begin{cases}\frac{1}{\Gamma(k)\theta^k}x^{k-1}e^{-\frac{x}{\theta}} & x>0\\ 0 & x\leqslant 0\end{cases}(k>0,\theta>0) \tag{8-21}$$

其中的 $\Gamma(k)=\int_0^{\infty}x^{k-1}e^{-x}dx$，则称 X 服从 Γ 分布，记作 $X\sim\Gamma(k,\theta)$

$f(x)$ 如图 8-12 所示。

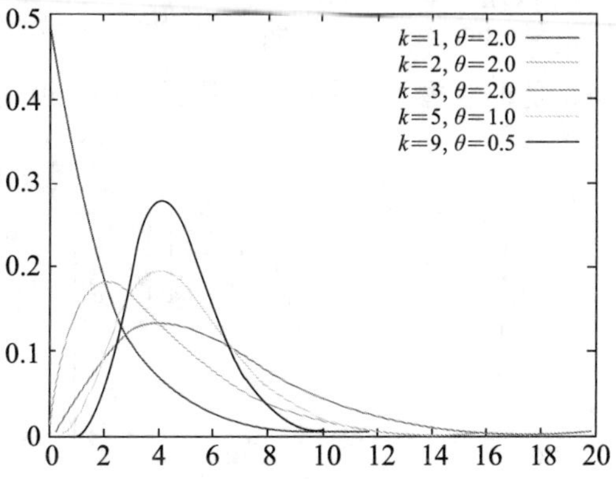

图 8-12

从上图可看出，固定 θ，当 k 变大时，曲线逐渐平缓。

特别地：

(1) $\Gamma(1,\beta)$ 即指数分布；

(2) $\Gamma\left(\frac{n}{2},\frac{1}{2}\right)$ 就是自由度为 n 的卡方分布 $\chi^2(n)$

知识拓展

卡方分布 $\chi^2(n)$ 是概率与统计中常用的一种概率分布，k 个独立的标准正态分布变量的平方和服从自由度为 k 的卡方分布。它常用于假设检验和置信区间的计算，它也可被用于计算拟合优度，同时它还是一种特殊的伽马分布。

若 k 个随机变量 $Z_1,\cdots,Z_k$ 是相互独立，符合标准正态分布的随机变量(数学期望为 0，方差为 1)，则随机变量

$$X=\sum_{i=1}^{k} Z_i^2$$

被称为服从自由度为 k 的卡方分布，记作 $X\sim\chi^2(k)$，它的特征为

1. 卡方分布的概率密度函数为

$$f_k(x)=\frac{\left(\frac{1}{2}\right)^{\frac{k}{2}}}{\Gamma\left(\frac{k}{2}\right)}x^{\frac{k}{2}-1}e^{-\frac{x}{2}},x\geqslant 0$$

当 $x\leqslant 0$ 时 $f_k(x)=0$,这里 Γ 代表 *Gamma* 函数。

2. 卡方分布的累积分布函数为

$$F_k(x)=\frac{\gamma\left(\frac{k}{2},\frac{x}{2}\right)}{\Gamma\left(\frac{k}{2}\right)}$$

其中 $\gamma(k,z)$ 为不完全 *Gamma* 函数。

3. 自由度为 k 的卡方变量的平均值为 k，方差为 $2k$。

5. Weibull 分布 *

定义 8-19 若随机变量 X 的概率密度为

$$f(x;\lambda,k)=\begin{cases}\frac{k}{\lambda}\left(\frac{x}{\lambda}\right)^{k-1}e^{-\left(\frac{x}{\lambda}\right)^k} & x>0\\ 0 & x\leqslant 0\end{cases} \tag{8-22}$$

其中 $\lambda>0$ 是比例参数，$k>0$ 是形状参数，则称 X 服从 Weibull 分布，记作 $X\sim W(k,\lambda)$，$f(x,\lambda,k)$ 如图 8-13 所示。

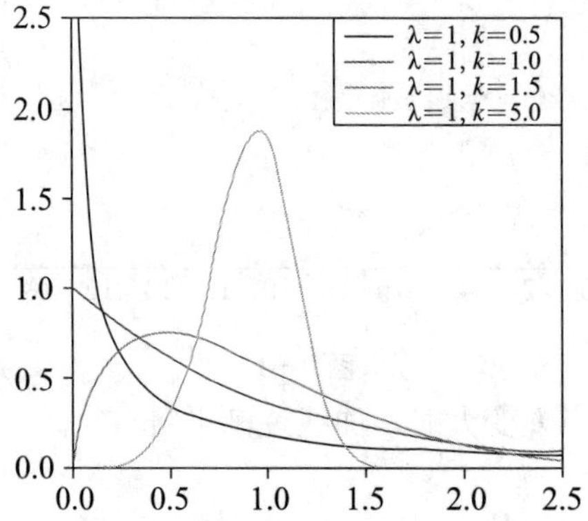

图 8-13

从上图可看出，当 $k-1$ 时，Weibull 分布是指数分布。Weibull 分布可应用于生存分析、极值理论、预测天气、可靠性和失效分析、拟合度（无线通信技术中，相对指数衰减频道模

型、Weibull 衰减模型对衰减频道建模有较好的拟合度)。

第四节　随机变量的数字特征

除了求出随机变量的分布之外，人们更关心的是用一些数字来表示随机变量的特征，这些与随机变量有关的数字，就是随机变量的数字特征。最常用的数字特征为数学期望、方差、协方差和相关系数。

一、数学期望

数学期望是任何一个随机变量最重要的、也被最广泛使用的数字特征，它也被称为均值(mean)，其实际意义就是平均值，但属于一种更为严格的平均值。

定义 8-20　假设离散型随机变量 X 有概率函数 $P\{X=x_k\}=p_k(k=1,2,\cdots)$，若级数

$$\sum_{k=1}^{\infty} x_k p_k \tag{8-23}$$

绝对收敛，则称这级数为 X 的**数学期望**(mathematical expectation) 或平均值，简称期望或均值，记为 $E(X)$，即

$$E(X)=\sum_{k=1}^{\infty} x_k p_k \tag{8-24}$$

注意：数学期望反映了随机变量取值的平均值，它是一种加权平均。

例 8-37　掷一颗均匀的骰子，以 X 表示掷得的点数，求 X 的数学期望。

解　$E(X)=\sum_{k=1}^{\infty} x_k p_k=\sum_{k=1}^{6} k\frac{1}{6}=\frac{21}{6}=\frac{7}{2}$

所以 X 的数学期望为$\frac{7}{2}$。

例 8-38　某学校有 7 位同学一起去医院进行体检，测得体重(kg)分别为：46，52，55，48，54，52，50。求这 7 位同学的平均体重。

解　平均体重为：$\frac{46+52\times2+55+48+54+50}{7}=51$

所以，这 7 位同学的平均体重为 51kg，它是以频率为权重的加权平均。

例 8-39　某种病毒性传染病可通过验血检查。某单位为职工进行普查，共有 1000 人需要验血。假设一般人群中该病的阳性者比例为 $p=0.1$。医务人员把 4 个职工分为一组，把 4 人的血液混合检查，如果混合血样是阴性的，这样，4 个人平均每人化验 1/4 次；如果混合血样是阳性的，则对 4 个人再逐个分别化验，这样 4 个人共作 5 次化验，相当平均每人化验 5/4 次。假定不同人之间的反应是相互独立的，这种分组化验比以往每人化验 1 次可减少多少工作量?

解　4 人混合成的血呈阴性反应的概率为 $(1-p)^4$；阳性为 $1-(1-p)^4$，设平均每人化验次数为随机变量 X，则分布列为

X	$\frac{1}{4}$	$1+\frac{1}{4}$
p_i	0.9^4	$1-0.9^4$

数学期望为 $E(X)=\frac{1}{4}\times0.9^4+(1+\frac{1}{4})(1-0.9^4)=1-0.9^4+\frac{1}{4}$

$$1000\times(1-0.9^4+\frac{1}{4})\approx594\ (次)。$$

定义 8-21 设连续型随机变量 X 的概率密度为 $f(x)$，若积分 $\int_{-\infty}^{\infty} xf(x)dx$ 绝对收敛，则称 $E(X)=\int_{-\infty}^{\infty} xf(x)dx$ 为 X 的数学期望或者均值，简称期望或者均值。若积分 $\int_{-\infty}^{\infty} xf(x)dx$ 不绝对收敛，则称 X 的期望不存在。

例 8-40 设随机变量 X 的概率密度为

$$f(x)=\begin{cases}2x, & 0<x<1\\ 0, & \text{其他}\end{cases}$$

求 $E(X)$。

解 $E(X)=\int_{-\infty}^{+\infty} xf(x)dx=\int_0^1 x\cdot 2xdx=\frac{2}{3}x^3\Big|_0^1=\frac{2}{3}$

例 8-41 若 $X\sim B(n,p)$，求 $E(X)$。

$$X_i=\begin{cases}1, & \text{第 } i \text{ 次实验成功}\\ 0, & \text{第 } i \text{ 次实验不成功}\end{cases}$$

$$X=\sum_{i=1}^{n} X_i, E(X_i)=p,$$

因此

$$E(X)=\sum_{i=1}^{n} E(X_i)=\sum_{i=1}^{n} p=np$$

数学期望的几个重要性质

(1) $E(C)=C$，C 为常数；

(2) $E(CX)=CE(X)$，C 为常数；

(3) $E(X+Y)=E(X)+E(Y)$；

(4) 若 X 与 Y 独立，则 $E(XY)=E(X)E(Y)$。

知识链接

数学期望的由来 早在17世纪，法国有两个大数学家，一个是布莱士·帕斯卡，一个是费马。帕斯卡认识两个赌徒，这两个赌徒向他提出了一个问题。他们说，他俩下赌金之后，约定谁先赢满5局，谁就获得全部赌金。赌了半天，A 赢了4局，B 赢了3局，时间很晚了，他们都不想再赌下去了。那么，这个钱应该怎么分？是不是把钱分成7份，赢了4局的就拿4份，赢了3局的就拿3份呢？或者，因为最早说的是满5局，而谁也没达到，所以就一人分一半呢？这两种分法都不对。正确的答案是：赢了4局的拿这个钱的3/4，赢了3局的拿这个钱的1/4。假定他们俩再赌一局，或者 A 赢，或者 B 赢。若是 A 赢满了5局，钱应该全归他；A 如果输了，即 A、B 各赢4局，这个钱应该对半分。现在，A 赢、输的可能性都是1/2，所以，他拿的钱应该是 $1/2\times1+1/2\times1/2=3/4$，当然，$B$ 就应该得1/4。通过这次讨论，开始形成了概率论中一个重要的概念，即数学期望，概率论也由此而发展起来。在上述问题中，数学期望是一个平均值，就是对将来不确定的钱今天应该怎么算，这就要用 A 赢输的概率1/2去乘上他可能得到的钱，再把它们加起来。

二、方差

方差是衡量随机变量取值波动程度的一个数字特征。在实际问题中，仅靠期望值（或平均值）不能完善地说明随机变量的分布特征，还必须研究其离散程度。通常人们关心的是随机变量 X 对期望值 $E(X)$ 的离散程度。

定义 8－22　随机变量 X 离差平方的数学期望，称为随机变量的**方差**(variance)，记作 $D(X)$，即

$$D(X)=E(X-E(X))^2 \tag{8-25}$$

称与 X 有相同量纲的 $\sigma_x=\sqrt{D(X)}$ 为 X 的均方差或标准差。

如果 X 是离散型随机变量，并且 $P\{X=x_k\}=p_k$ $(k=1, 2, \cdots)$，则

$$D(X)=\sum_k (x_k-E(X))^2 p_k \tag{8-26}$$

如果 X 是连续型随机变量，有概率密度 $\varphi(x)$，则

$$D(X)=\int_{-\infty}^{+\infty}(x-E(X))^2\varphi(x)dx \tag{8-27}$$

可见随机变量的方差是非负数，即 $D(X)\geqslant 0$，常量的方差是零。当 X 的可能值密集在它的期望值 $E(X)$ 附近时，方差较小，反之则方差较大。因此方差的大小可以表示随机变量分布的离散程度。

1. 方差的性质

(1) 常量的方差等于零；

证

$$D(C)=E(C-E(C))^2=E(C-C)^2=0$$

(2) 随机变量与常量之和的方差就等于这个随机变量的方差本身；

证

$$\begin{aligned}D(X+C)&=E(X+C-E(C+X))^2\\&=E(X+C-E(X)-C)^2\\&=E(X-E(X))^2=D(X)\end{aligned}$$

(3) 常量与随机变量乘积的方差，等于这常量的平方与随机变量方差的乘积；

证

$$\begin{aligned}D(CX)&=E\{CX-E(CX)\}^2=E\{C(X-E(X))\}^2\\&=CE\{X-E(X)\}^2=C^2D(X)\end{aligned}$$

(4) 两个独立随机变量之和的方差，等于这两个随机变量方差的和；

证

$$\begin{aligned}D(X+Y)&=E\{X+Y-E(X+Y)\}^2\\&=E\{X-E(X)+Y-E(Y)\}^2\\&=E\{(X-E(X))^2+(Y-E(Y))^2+2(X-E(X))(Y-E(Y))\}\\&=E(X-E(X))^2+E(Y-E(Y))^2+2E\{(X-E(X))(Y-E(Y)\}\\&=D(X)+D(Y)\end{aligned}$$

这是因为 X 与 Y 独立，则 $X-E(X)$ 与 $Y-E(Y)$ 也独立，因此

$$E\{(X-E(X))(Y-E(Y))\}=E(X-E(X))E(Y-E(Y))=0$$

性质 (4) 可以推广到任意有限个随机变量，即若 $X_1, X_2, \cdots, X_N$ 相互独立，则有

$$D(X_1+X_2+\cdots+X_N)=D(X_1)+D(X_2)+\cdots+D(X_N)$$

进一步可得：n 个相互独立的随机变量的算术平均数的方差等于其方差算术平均数的 $1/n$ 倍。

$$D\left(\frac{X_1+X_2+\cdots+X_n}{n}\right)=\frac{1}{n}\cdot\frac{D(X_1)+D(X_2)+\cdots+D(X_n)}{n}$$

(5) 任意随机变量的方差等于这个随机变量平方的期望与其期望平方之差，即 $D(X)=$

$E(X^2)-(E(X))^2$ 。

证

$$D(X)=E\{X-E(X)\}^2$$
$$=E\{X^2-2XE(X)+(E(X))^2\}$$
$$=E(X^2)-2E(X)E(X)+(E(X))^2=E(X^2)-(E(X))^2$$

2. 计算 $E(X^2)$ 的方法

当 X 为离散型时：$E(X^2)=\sum_k x_k{}^2 p_k$

当 X 为连续型时：$E(X^2)=\int_{-\infty}^{+\infty} x^2\phi(x)dx$

例 8-42 设随机变量 X 服从（0-1）分布，分布律为 $P(X=1)=p$，$P(X=0)=1-p$

解
$$E(X)=1\times p+0\times(1-p)=p$$
$$E(X^2)=1^2\times p+0^2\times(1-p)=p$$
$$D(X)=E(X^2)-(E(X))^2=p-p^2=p(1-p)$$

例 8-43 假设某医学院校对临床医学专业的高等数学科目进行能力测试，测试成绩总分为100分，下面给出该专业30名医学生的测试成绩分别为64，67，75，79，85，60，89，92，84，76，93，70，62，88，69，71，81，76，87，61，83，64，73，82，79，65，86，72，87，90，试求出这30名医学生的高等数学测试成绩的期望和方差？

解 这30名医学生的高等数学测试成绩的期望是

$E(X)=$（64+67+75+79+85+60+89+92+84+76+93+70+62+88+69+71+81+76+87+61+83+64+73+82+79+65+86+72+87+90）/30=77，$E(X^2)=6027.0667$，

$$D(X)=E(X^2)-(E(X))^2=98.0667 \text{。}$$

例 8-44 在同样的条件下，用两种方法测定某一容器内细菌个数(单位：万)为随机变量，分别用 X_1、X_2 表示，由大量测定结果得到分布如下表，试比较两种方法的精度？

细菌个数	48	49	50	51	52
方法1概率	0.1	0.1	0.6	0.1	0.1
方法2概率	0.2	0.2	0.2	0.2	0.2

解 方法1的期望为

$$E(X_1)=48\times0.1+49\times0.1+50\times0.6+51\times0.1+52\times0.1=50$$

方法2的期望为

$$E(X_2)=48\times0.2+49\times0.2+50\times0.2+51\times0.2+52\times0.2=50$$

两种方法的数学期望是相同的，都是50。为了比较精度，还要考虑方差的大小

$$D(X_1)=2\times0.1+1\times0.1+0\times0.6+1\times0.1+2\times0.1=1$$
$$D(X_2)=2\times0.2+2\times0.2+2\times0.2+2\times0.2+2\times0.2=2$$

显然方法1的精度高。

例 8-45 设随机变量 X 的概率密度为

$$f(x)=\begin{cases}1+x & -1<x<0\\ 1-x & 0\leqslant x<1\end{cases}$$

(1) 求 $D(X)$；(2) 求 $D(X^2)$。

解
$$E(X)=\int_{-1}^{0}x(1+x)dx+\int_{0}^{1}x(1-x)dx=0$$
$$E(X^2)=\int_{-1}^{0}x^2(1+x)dx+\int_{0}^{1}x^2(1-x)dx=\frac{1}{6}$$

$$\therefore D(X)=E(X^2)-(E(X))^2=\frac{1}{6}$$

$$E(X^4)=\int_{-1}^{0}x^4(1+x)dx+\int_{0}^{1}x^4(1-x)dx=\frac{1}{15}$$

$$\therefore D(X^2)=E(X^4)-(E(X^2))^2=\frac{1}{15}-\left(\frac{1}{6}\right)^2=\frac{7}{180}$$

知识拓展

协方差　若两个随机变量 X 和 Y 相互独立，则 $E[(X-E(X))(Y-E(Y))]=0$，因而若上述数学期望不为零，则 X 和 Y 必不是相互独立的，亦即它们之间存在着一定的关系。

定义 $E[(X-E(X))(Y-E(Y))]$ 称为随机变量 X 和 Y 的协方差，记作 $COV(X,Y)$，即 $COV(X,Y)=E[(X-E(X))(Y-E(Y))]$。协方差与方差之间有如下关系 $D(X+Y)=D(X)+D(Y)+2COV(X,Y)$；$D(X-Y)=D(X)+D(Y)-2COV(X,Y)$ 此外，$COV(X,Y)=E(XY)-E(X)E(Y)$。

协方差的性质：

(1) $COV(X,Y)=COV(Y,X)$；

(2) $COV(aX,bY)=abCOV(X,Y)$，（a,b 是常数）；

(3) $COV(X_1+X_2,Y)=COV(X_1,Y)+COV(X_2,Y)$。

由协方差定义，可以看出 $COV(X,X)=D(X)$，$COV(Y,Y)=D(Y)$。

三、几个常见分布的数学期望与方差

（一）几个重要的随机变量的数学期望

1. 0－1 分布 $B(1,p)$

X	1	0
P	p	$1-p$

，

$$E(X)=1\times p+0\times(1-p)=p;$$

2. 二项分布 $B(n,\ p)$

$$p_k=P\{X=k\}=C_n^k p^k(1-p)^{n-k},\ k=0,1,\cdots,n$$

$$E(X)=\sum_{k=0}^{n}kp_k=\sum_{k=0}^{n}k\frac{n!}{k!(n-k)!}p^k(1-p)^{n-k}$$

$$=np\sum_{k=1}^{n}\frac{(n-1)!}{(k-1)!(n-k)!}p^{k-1}(1-p)^{(n-1)-(k-1)}$$

$$\underline{\underline{\text{令 } l=k-1}}np\sum_{l=0}^{n-1}C_{n-1}^{l}p^l(1-p)^{n-1-l}$$

$$=np$$

3. 泊松分布 $\pi(\lambda)$

$$P\{X=k\}=\frac{\lambda^k}{k!}e^{-\lambda},k=0,1,2,\cdots$$

$$E(X)=\sum_{k=0}^{\infty}k\frac{\lambda^k}{k!}e^{-\lambda}=\lambda\sum_{k=1}^{\infty}\frac{\lambda^{k-1}}{(k-1)!}e^{-\lambda}=\lambda$$

4. 均匀分布 $U[a,b]$

$$f(x)=\begin{cases}\dfrac{1}{b-a}, & a<x<b,\\ 0, & \text{其他},\end{cases}$$

$$E(X)=\int_a^b x\frac{1}{b-a}dx=\frac{a+b}{2}$$

5. 指数分布 $E(\theta)$

$$f(x)=\begin{cases}\theta e^{-\theta x} & x>0\\ 0 & x\leqslant 0\end{cases}$$

$$\begin{aligned}E(X)&=\int_0^{\infty}x\theta e^{-\theta x}\,dx=-\int_0^{\infty}xde^{-\theta x}\\ &=-xe^{-\theta x}\Big|_0^{\infty}+\int_0^{\infty}e^{-\theta x}dx\\ &=-\frac{1}{\theta}e^{-\theta x}\Big|_0^{\infty}=\frac{1}{\theta}\end{aligned}$$

6. 正态分布 $N(\mu,\sigma^2)$

$$f(x)=\frac{1}{\sqrt{2\pi}\sigma}e^{-\frac{(x-\mu)^2}{2\sigma^2}},-\infty<x<\infty$$

$$\begin{aligned}E(X)&=\int_{-\infty}^{\infty}\frac{x}{\sqrt{2\pi}\sigma}e^{-\frac{(x-\mu)^2}{2\sigma^2}}dx\xlongequal{\text{令}t=\frac{x-\mu}{\sigma}}\int_{-\infty}^{\infty}\frac{\sigma t+\mu}{\sqrt{2\mu}}e^{-\frac{t^2}{2}}dt\\ &=\int_{-\infty}^{\infty}\frac{\sigma t}{\sqrt{2\pi}}e^{-\frac{t^2}{2}}dt+\mu\int_{-\infty}^{\infty}\frac{1}{\sqrt{2\pi}}e^{-\frac{t^2}{2}}dt\\ &=0+\mu\cdot 1=\mu\end{aligned}$$

（二）几个重要的随机变量的方差

1. 二项分布 $B(n,p)$

$$P\{X=k\}=C_n^kp^k(1-p)^{n-k},k=0,1,\cdots,n$$

令

$$X_i=\begin{cases}1, & \text{第}\,i\,\text{次实验成功}\\ 0, & \text{第}\,i\,\text{次实验不成功}\end{cases}$$

则 $X=\sum\limits_{i=1}^{n}X_i$，且

$$D(X_i)=E(X_i^2)-[E(X_i)]^2=p-p^2=p(1-p)$$

$$D(X)=\sum_{i=1}^{n}D(X_i)=\sum_{i=1}^{n}p(1-p)=np(1-p)$$

2. 泊松分布 $\pi(\lambda)$

$$P\{X=k\}=\frac{\lambda^k}{k!}e^{-\lambda},k=0,1,2,\cdots$$

已知 $E(X)=\lambda$

$$\begin{aligned}D(X)=E(X^2)-(E(X))^2&=E(X(X-1))+E(X)-(E(X))^2\\ &=\sum_{k=0}^{\infty}\frac{k(k-1)\lambda^k}{k!}e^{-\lambda}+\lambda-\lambda^2\\ &=\lambda^2e^{-\lambda}\sum_{k=2}^{\infty}\frac{\lambda^{k-2}}{(k-2)!}+\lambda-\lambda^2\\ &=\lambda^2e^{-\lambda}e^{\lambda}+\lambda-\lambda^2=\lambda\end{aligned}$$

3. 均匀分布 $U[a,b]$

由于均匀分布的密度函数为

$$f(x)=\begin{cases}\dfrac{1}{b-a}, & a\leqslant x\leqslant b\\ 0, & \text{其他}\end{cases}$$

$$E(X)=\frac{a+b}{2},\ E(X^2)=\int_a^b\frac{x^2}{b-a}dx=\frac{b^3-a^3}{3(b-a)}=\frac{b^2+ab+a^2}{3}$$

故
$$D(X)=\frac{b^2+ab+a^2}{3}-\left(\frac{a+b}{2}\right)^2=\frac{(b-a)^2}{12}$$

4. 指数分布

由于指数分布的密度函数为

$$f(x)=\begin{cases}\theta e^{-\theta x}, & x\geqslant 0\\ 0, & x<0\end{cases}$$

$$\begin{aligned}E(X^2)&=\int_0^{+\infty}x^2f(x)dx=\int_0^{+\infty}\theta x^2e^{-\theta x}dx=-x^2e^{-\theta x}\Big|_0^{+\infty}+\int_0^{+\infty}2xe^{-\theta x}dx\\&=-\frac{2}{\theta}\int_0^{+\infty}xde^{-\theta x}=-\frac{2}{\theta}xe^{-\theta x}\Big|_0^{+\infty}+\frac{2}{\theta}\int_0^{+\infty}e^{-\theta x}dx\\&=-\frac{2}{\theta^2}e^{-\theta x}\Big|_0^{+\infty}=\frac{2}{\theta^2}\end{aligned}$$

故
$$D(X)=E(X^2)-(E(X))^2=\frac{2}{\theta^2}-\frac{1}{\theta^2}=\frac{1}{\theta^2}$$

5. 正态分布 $X\sim N(\mu,\sigma^2)$

先求标准正态变量 $Z=\dfrac{X-\mu}{\sigma}$ 的期望与方差。

X 的概率密度为：$\phi(t)=\dfrac{1}{\sqrt{2\pi}}e^{-t^2/2}$，则

$$E(Z)=\frac{1}{\sqrt{2\pi}}\int_{-\infty}^{+\infty}te^{-t^2/2}dt=\frac{1}{\sqrt{2\pi}}e^{-t^2/2}\Big|_{-\infty}^{+\infty}=0$$

因为 $X=\mu+\sigma Z$

则：$E(X)=E(\mu+\sigma Z)=\mu$

$$\begin{aligned}D(X)&=D(\mu+\sigma Z)=E\{\mu+\sigma Z-E(\mu+\sigma Z)\}^2\\&=E(\sigma^2Z^2)=\sigma^2E(Z^2)\\&=\frac{a^2}{\sqrt{2\pi}}\int_{-\infty}^{+\infty}t^2e^{-\frac{1}{2}t^2}dt=\frac{a^2}{\sqrt{2\pi}}\int_{-\infty}^{+\infty}-tde^{-\frac{1}{2}t^2}\\&=\frac{a^2}{\sqrt{2\pi}}\left[-te^{-\frac{1}{2}t^2}\Big|_{-\infty}^{+\infty}+\int_{-\infty}^{+\infty}e^{-\frac{1}{2}t^2}dt\right]\\&=\frac{a^2}{\sqrt{2\pi}}(0+\sqrt{2\pi})\\&=\sigma^2\end{aligned}$$

四、大数定律和中心极限定理

生产、生活及科学实验中的风险事故都具有不确定性，或者称为随机性。但是，任何事情的发生、发展都具有一定的客观规律。如果各种条件都能预知，则事物发生的结果也能予以正确地测定，此时虽然风险事故仍然存在，损失仍然会发生，但是，随机性将因此消失。如果有大量的事例可供考察研究，则这些未知的、不确定的风险因素将有趋于平衡的自然倾向，那些

在个别事例中存在的随机风险将在大数中消失，这种结论就是概率论中的大数定律。它的结论也可叙述为：大量的随机现象由于偶然性相互抵消而呈现出某种必然的数量规律。

（一）大数定律

定义 8-23 设 $Y_1, Y_2, \cdots, Y_n, \cdots$ 是一随机变量序列，a 为一常数。若对任意给定正数 $\varepsilon>0$，有 $\lim\limits_{n\to+\infty} P\{|Y_n-a|<\varepsilon\}=1$，则称随机变量序列 $Y_1, Y_2, \cdots, Y_n, \cdots$，依概率收敛于 a，记作 $\lim\limits_{n\to+\infty} Y_n=a,(P)$。

定义 8-24 设 $\{\zeta_n\}$ 为一随机序列，数学期望 $E(\zeta_n)$ 存在，令 $\overline{\zeta_n}=\frac{1}{n}\sum\limits_{i=1}^{n}\zeta_i$，若

$$\lim_{n\to\infty}[\overline{\zeta_n}-E(\overline{\zeta_n})]=0,(P) \tag{8-28}$$

则称随机序列 $\{\zeta_n\}$ 服从**大数定律**(law of large numbers)，或者说大数法则成立。

定义 8-25 设 $\{F_n(x)\}$ 是分布函数序列，若存在一个非降函数 $F(x)$，对于它的每一连续点 x，都有 $\lim\limits_{n\to\infty}F_n(x)=F(x)$，则称分布函数序列 $\{F_n(x)\}$ 弱收敛于 $F(x)$，记作 $F_n(x)\xrightarrow{w}F(x)$。

1. 切比雪夫不等式

设随机变量 X 的数学期望 $E(X)=\mu$，方差 $D(X)=\sigma^2$，则对任意的正数 ε，不等式

$$P\{|X-\mu|\geqslant\varepsilon\}\leqslant\frac{D(X)}{\varepsilon^2} \text{ 或 } P\{|X-\mu|<\varepsilon\}\geqslant 1-\frac{D(X)}{\varepsilon^2} \tag{8-29}$$

成立，此不等式被称为切比雪夫不等式。

例 8-46 用切比雪夫不等式估计下题的概率：200 个新生婴儿中，男孩多于 80 个且少于 120 个的概率（假定生男孩和女孩的概率均为 0.5）。

解 设 200 个婴儿中男孩数为 X，则 X 服从二项分布，且 $n=200$，$p=0.5$ 从而有

$$E(X)=np=200\times0.5=100,\ D(X)=np(1-p)=200\times0.5\times0.5=50$$

由切比雪夫不等式知道，男孩多于 80 个且少于 120 个的概率为：

$$P(80<X<120)=P(|X-100|<20)\geqslant1-\frac{50}{20^2}=0.875$$

2. 切比雪夫大数定律

设独立的随机变量序列 $X_1, X_2, \cdots, X_n, \cdots$ 的数学期望 $E(X_1), E(X_2), \cdots, E(X_n), \cdots$ 与方差 $D(X_1), D(X_2), \cdots, D(X_n), \cdots$ 都存在，并且方差是一致有上界的，即存在某一常数 K，使得 $D(X_i)<K, i=1,2,\cdots,n,\cdots$，则对于任意的正数 ε，有

$$\lim_{n\to\infty}P\left(\left|\frac{1}{n}\sum_{i=1}^{n}X_i-\frac{1}{n}\sum_{i=1}^{n}E(X_i)\right|<\varepsilon\right)=1 \tag{8-30}$$

推论 设随机变量 $X_1, X_2, \cdots, X_n, \cdots$ 相互独立，且它们具有相同的分布及有限的数学期望和方差：$EX_i=a, DX_i=\sigma^2(i=1,2,\cdots)$，则对任意给定的正数 ε，有

$$\lim_{n\to\infty}P\left(\left|\frac{1}{n}\sum X_i-a\right|<\varepsilon\right)=1 \tag{8-31}$$

此推论表明：n 个相互独立的具有相同数学期望和方差的随机变量，当 n 很大时，它们的算术平均值几乎是一常数，这个常数就是它们的数学期望。

例 8-47 使用某仪器测量已知量 a，设 n 次独立得到的测量值为 $X_1, X_2, \cdots, X_n$。如果仪器无系统误差，问 n 充分大时，是否可以用 $S_n^2=\frac{1}{n}\sum\limits_{i=1}^{n}(X_i-a)^2$ 作为仪器误差的方差近似值？

分析：用 σ^2 表示仪器误差的方差真值。如果 $\forall\varepsilon>0$，恒有 $\lim\limits_{n\to\infty}P(|S_n^2-\sigma^2|<\varepsilon)=1$，则 n 充分大时 S_n^2 就可以看作是 σ^2 的近似值。

解 依题意，可以将观察结果 $X_1, X_2, \cdots, X_n$ 看作是相互独立具有相同分布的随机变量。

则 $E(X_i)=\mu$，$D(X_i)=\sigma^2(i=1,2,\cdots n)$，仪器第 i 次测量误差 X_i-a 的数学期望 $E(X_i-a)=\mu-a$，$D(X_i)=\sigma^2$

设 $Y_i=(X_i-a)^2$ 亦是相互独立的具有相同分布随机变量，在仪器无系统误差时有

$$E(X_i)=a\text{，即 }\mu=a$$

$$E(Y_i)=E[(X_i-a)^2]=E[(X_i-\mu)^2]=D(X_i)=\sigma^2, i=1,2,\cdots,n$$

由切比雪夫大数定律，$\forall\varepsilon>0$，有

$$\lim_{n\to\infty}P\left(\left|\frac{1}{n}\sum_{i=1}^{n}Y_i-\sigma^2\right|<\varepsilon\right)=1,$$

即 $\forall\varepsilon>0$，有

$$\lim_{n\to\infty}P\left(\left|\frac{1}{n}\sum_{i=1}^{n}(X_i-a)^2-\sigma^2\right|<\varepsilon\right)=1$$

从而确定当 $n\to\infty$ 时，随机变量 $\frac{1}{n}\sum_{i=1}^{n}(X_i-a)^2$ 依概率收敛于 σ^2，即当 n 充分大时，可以用 $S_n^2=\frac{1}{n}\sum_{i=1}^{n}(X_i-a)^2$ 作为仪器误差的方差近似值。

3. 伯努利大数定律（频率的稳定性）

设 μ_n 是 n 次独立试验中事件 A 发生的次数，p 是事件 A 在每次试验中发生的概率，则对于任意正数 ε，恒有

$$\lim_{n\to\infty}\left\{\left|\frac{\mu_n}{n}-p\right|\geqslant\varepsilon\right\}=0\text{ 或}\lim_{n\to\infty}\left\{\left|\frac{\mu_n}{n}-p\right|<\varepsilon\right\}=1 \tag{8-32}$$

表明：随着 n 的增大，事件 A 发生的频率 $\frac{\mu_n}{n}$ 与其概率 p 的偏差 $\left|\frac{\mu_n}{n}-p\right|$ 大于预先给定的精度 ε 的可能性愈来愈小，小到可以忽略不计。这就是频率稳定于概率的含义，或者说频率依概率收敛于概率。这个定义以严格的数学形式刻画了频率的稳定性。因此，在实际应用中，当试验次数很大时，便可以用事件发生的频率来代替事件的概率。伯努利大数定律提供了用频率来确定概率的理论依据。我们可通过多次重复一个试验，确定事件 A 在每次试验中出现的概率为

$$\frac{\mu_n}{n}\approx P=P(A)\text{。}$$

例如，抛一枚硬币出现正面的概率 $p=0.5$。若把这枚硬币连抛 10 次，则因为 n 较小，发生大偏差的可能性有时会大一些，有时会小一些。若把这枚硬币连抛 n 次，当 n 很大时，由切比雪夫不等式知：证明出现的概率与 0.5 的偏差大于预先给定的精度 ε（若取精度 $\varepsilon=0.01$）的可能性

$$P\left\{\left|\frac{\mu_n}{n}-0.5\right|>0.01\right\}\leqslant\frac{0.5\times0.5}{n0.01^2}=\frac{10^4}{4n}$$

当 $n=10^5$ 时，大偏差发生的可能性小于 $\frac{1}{40}=2.5\%$。当 $n=10^6$ 时，大偏差发生的可能性小于 $\frac{1}{400}=0.25\%$。可见试验次数愈多，偏差发生的可能性愈小。

4. 辛钦大数定律

设 $\{X_i\}$ 为一独立同分布的随机变量序列，若 X_i 的数学期望存在，则 $\{X_i\}$ 服从大数定律，即对任意的 $\varepsilon>0$，有

$$\lim_{n\to\infty}P\left(\left|\frac{1}{n}\sum_{i=1}^{n}X_i-E(X_i)\right|<\varepsilon\right)=1 \tag{8-33}$$

成立。

辛钦大数定律提供了求随机变量数学期望 $E(X)$ 的近似值的方法。设想对随机变量 X 独立重复地观察 n 次，第 k 次观察值为 X_k，则 X_1，X_2，…，X_n 应该是相互独立的，且它们的分布应该与 X 的分布相同。所以，在 $E(X_i)$ 存在的条件下，按照辛钦大数定律，当 n 足够大时，可以把平均观察值 $\frac{1}{n}\sum_{i=1}^{n}X_i$ 作为 $E(X_i)$ 的近似值。这样做法的一个优点是我们可以不必去管 X 的分布究竟是怎样的，我们的目的只是寻找数学期望。

（二）中心极限定理

大数定律讨论的是多个随机变量的平均 $\frac{1}{n}\sum_{i=1}^{n}X_i$ 的渐近性质，但没有涉及随机变量分布的问题。而概率论与数理统计中，正态分布是一种最常见而又最重要的分布。在实际应用中，有很多随机变量都服从正态分布，即使原来并不服从正态分布的一些独立的随机变量，它们的和分布也近似服从正态分布。自然要提出这样的问题：为什么正态分布如此广泛地存在，从而在概率论中占有如此重要的地位？应如何解释大量随机现象的这一客观规律性呢？事实上，这正是客观实际的反映，**中心极限定理**（central limit theorem）就是概率论中论证随机变量和的极限分布为正态分布的定义总称。

1. 独立同分布中心极限定理

若 $X_1,X_2,\cdots,X_n,\cdots$，为独立同分布随机变量序列，$E(X_k)=\mu$，$D(X_k)=\sigma^2(k=1,2,\cdots)$，则随机变量标准化量 $Y_n=\dfrac{\sum_{k=1}^{n}X_k-n\mu}{\sqrt{n}\sigma}$ 的分布函数 $F_n(x)$ 对于任意 x 满足

$$\lim_{n\to+\infty}F_n(x)=\int_{-\infty}^{x}\frac{1}{\sqrt{2\pi}}e^{-\frac{t^2}{2}}dt=\Phi(x) \tag{8-34}$$

2. 李雅普诺夫中心极限定义 *

若 $X_1,X_2,\cdots,X_n,\cdots$，为独立同分布随机变量序列，$E(X_k)=\mu_k$，$D(X_k)=\sigma_k^2>0$，$B_n^2=\sum_{k=1}^{n}X_k^2$，若存在正数 δ，使当 $n\to\infty$ 时，$\frac{1}{B_n^{2+\delta}}\sum_{k=1}^{n}E\{|X_k-\mu_k|^{2+\delta}\}\to 0$ 则随机变量标准化量 $Z_n=\dfrac{\sum_{k=1}^{n}(X_k-EX_k)}{B_n}$ 的分布函数 $F_n(x)$ 对于任意 x 满足

$$\lim_{n\to+\infty}F_n(x)=P\{Z_n\leqslant x\}=\int_{-\infty}^{x}\frac{1}{\sqrt{2\pi}}e^{-\frac{t^2}{2}}dt=\Phi(x) \tag{8-35}$$

说明：无论各随机变量 $X_k(k=1,2,\cdots)$ 服从什么分布，只要满足定义的条件，那么它们的和当 n 很大时，就近似服从正态分布，这就是为什么正态随机变量在概率论中占有非常重要地位的一个基本原因。

3. 棣莫弗-拉普拉斯中心极限定义 *

设随机变量 η_n（n=1，2，…）服从参数为 n，p 的二项分布，则对任意 x，有

$$\lim_{n\to+\infty}P\left\{\frac{\eta_n-np}{\sqrt{np(1-p)}}\leqslant x\right\}=\int_{-\infty}^{x}\frac{1}{\sqrt{2\pi}}e^{-\frac{t^2}{2}}dt=\Phi(x) \tag{8-36}$$

例 8-48 某病的患病率为 0.005，现对 10000 人进行检查，试求查出患病人数在［45，55］内的概率。

解 设患病人数为 X，由于 $n=10000$ 很大，在附表中查不到，而直接计算又很繁琐，因此采用正态分布求其近似值。以 $x=0.005\times 10000=50$，代入正态分布的公式得，

$$P(45 \leqslant X \leqslant 55) \approx \Phi \frac{50+\frac{1}{2}-50}{50} - \Phi \frac{45-\frac{1}{2}-50}{50} = \Phi(0.78) - \Phi(-0.78) = 0.5646$$

例 8-49　某单位有 200 台电话分机，每台有 5%的时间要使用外线通话，假定每台分机是否使用外线是相互独立的，问该单位总机要安装多少条外线，才能以 90%以上的概率保证分机用外线时不等待?

解　设有 X 部分机同时使用外线，则有 $X \sim B(n,p)$，其中 $n=200$，$p=0.05$，$np=10$，$\sqrt{np(1-p)}=3.08$ 设有 N 条外线。由题意有 $P\{X \leqslant N\} > 0.9$

由棣莫弗-拉普拉斯定义有

$$P\{X \leqslant N\} = P\left\{\frac{X-np}{\sqrt{np(1-p)}} \leqslant \frac{N-np}{\sqrt{np(1-p)}}\right\} \approx \Phi\left[\frac{N-np}{\sqrt{np(1-p)}}\right] = \Phi\left[\frac{N-10}{3.08}\right]$$

查表得 $\Phi(1.28)=0.90$，故 N 应满足条件 $\frac{N-10}{3.08}>1.28$。

即 $N>13.94$，取 $N=14$，即至少要安装 14 条外线。

知识链接

帕夫努季·利沃维奇·切比雪夫（1821—1894）　俄罗斯数学家、力学家。1821 年 5 月 26 日生于卡卢加省奥卡托沃，1894 年 12 月 8 日卒于彼得堡。16 岁进莫斯科大学。1841 年即因《方程根的计算》一文获银质奖章。1847 年进彼得堡大学，两年后获博士学位。1850 年任教授。1859 年当选为彼得堡科学院院士。他还是许多外国科学院的院士和学会会员。

他一生发表了 70 多篇科学论文，内容涉及数论、概率论、函数逼近论、积分学等方面。他证明了贝尔特兰公式、自然数列中素数分布的定理、大数定律的一般公式以及中心极限定理。他不仅重视纯数学，而且十分重视数学的应用。

习　题　八

一、判断题

1. 假设事件 A 和 B 满足 $P(A \mid B)=1$，则事件 A 和 B 的关系是 $B \subset A$。(　　)
2. 随机变量 X 的取值在 $[0,1000]$ 之间且取整数，则 X 为离散型随机变量。(　　)
3. 二点分布中的随机变量 X 取值为 1、2。(　　)
4. $n=1$ 的二项分布就是二点分布。(　　)

二、选择题

1. 对任意事件 A 和 B，有 $P(A-B)=$ (　　)

　A. $P(A)-P(B)$　　B. $P(A)-P(B)+P(AB)$

　C. $P(A)-P(AB)$　　D. $P(A)+P(B)+P(AB)$

2. 下列哪个分布是离散型随机变量的分布（　　）

　A. 超几何分布　　B. 指数分布

C. 正态分布　　　　D. 均匀分布

3. 以 A 表示事件“甲种药品畅销，乙种药品滞销”，则 A 的对立事件为（　　）

A. 甲、乙两种药品均畅销　　　　B. 甲种药品滞销，乙种药品畅销

C. 甲种药品滞销　　　　D. 甲种药品滞销或乙种药品畅销

4. 下列哪个是指数分布的概率密度函数（　　）

A. $f(x;\lambda,m)=\begin{cases}\dfrac{m}{\lambda}\left(\dfrac{x}{\lambda}\right)^{m-1}e^{-\left(\frac{x}{\lambda}\right)^m} & x>0\\ 0 & x\leqslant 0\end{cases}$

B. $f(x)=\begin{cases}\lambda e^{-\lambda x} & x\geqslant 0\\ 0 & \text{其他}\end{cases}$　$\lambda>0$ 为常数

C. $f(x)=\begin{cases}\dfrac{1}{b-a} & a\leqslant x\leqslant b\\ 0 & \text{其他}\end{cases}$

D. $f(x)=\begin{cases}\dfrac{\beta^\alpha}{\Gamma(\alpha)}x^{\alpha-1}e^{-\beta x} & x\geqslant 0\\ 0 & \text{其他}\end{cases}$　$\lambda>0$ 为常数

三、计算题

1. 设 A，B，C 三个随机事件，请将下列 A，B，C 的关系表示出来：

(1) A，B 不出现 C 出现；(2) 三个事件全部出现；(3) 不多于一个出现；(4) 只有一个出现。

2. 用小白鼠惊厥法进行胰岛素的检定，以小白鼠出现死亡或惊厥作为阳性反应指标。现用某一剂量胰岛素能使 40%小白鼠死亡，30%小白鼠发生惊厥但不死亡。求该剂量使小白鼠产生阳性反应的概率与阴性反应的概率。

3. 已知有 50 支注射器，有 2 支不合格，现在任意取出 3 支，求其中至少有一支不合格的概率。

4. 据以往资料表明，某一 3 口之家，患某种传染病的概率有以下规律。设 $A=$｛孩子得病｝，$B=$｛父亲得病｝，$C=$｛母亲得病｝，$P(A)=0.6$，$P(C\mid A)=0.5$，$P(B\mid AC)=0.4$. 求母亲及孩子得病但父亲未得病的概率。

5. 已知甲乙两人同时射击一个目标，甲的命中率为 50%，乙的命中率为 60%，求：

(1) 两人都命中目标的概率；

(2) 至少一人命中目标的概率。

6. 正常人每毫升血液中白细胞数 $X\sim N(7300, 700^2)$，现抽检 5 名正常人，求：

(1) 5 人白细胞数都在（5000，9000）之间的概率；

(2) 有一人白细胞数在 4000 以下的概率。

$$\left(\begin{array}{l}\Phi(2.43)=0.9925;\Phi(2.42)=0.9922;\Phi(3.29)=0.9995;\\ \Phi(3.28)=0.99948;\Phi(4.714)=0.99999877;\Phi(4.8)=0.9999992\end{array}\right)$$

7. 在 100 升经消毒的自来水中，只能含有 10 个大肠杆菌，仅从中取出一升水进行检验，问在这一升水中检出 2 个大肠杆菌的概率是多少？如果真的检查出 2 个大肠杆菌，问这水是否合格？

8. 甲乙两台机床生产同一种零件，在一天内生产的次品数分别记为 X、Y，已知

$$X\sim\begin{bmatrix}0 & 1 & 2 & 3\\ 0.4 & 0.3 & 0.2 & 0.1\end{bmatrix},\ Y\sim\begin{bmatrix}0 & 1 & 2 & 3\\ 0.3 & 0.5 & 0.2 & 0\end{bmatrix}$$

如果两台机床的产量相等，问哪台机床生产的零件的质量较好?

9. 某地成年人中肥胖者占 10%，中等者占 82%，瘦小者占 8%，又肥胖者、中等者、瘦小者患高血压的概率分别为 20%，10%，5%. 求：

(1) 该地成年人患高血压病的概率；

(2) 若知某人患高血压病，他最可能属于哪种体型?

10. 某产品的次品率为 0.1，检验员每天检验 4 次，每次随机地取 10 件产品进行检验，如发现其中的次品数多于 1 就去调整设备，以 X 表示一天中调整设备的次数，试求 $E(X)$。

11. 某实验室给每位学生发 1 只小白兔做实验，若实验不成功可发第 2 只，如此最多发给 3 只. 每次实验成功的概率为 0.6，求：若 100 名学生做该项实验，问实验室平均应准备多少只小白兔?

12. 设随机变量 X 的分布律为 $P\left\{X=(-1)^{k+1}\cdot\frac{3^k}{k}\right\}=\frac{2}{3^k}$，$k=1, 2, \cdots$，证明 X 的数学期望不存在。

13. 某地区 18 岁的女青年的血压（收缩压，单位：kpa）服从 $N(100,10^2)$，在该地区任选一 18 岁的女青年，测量她的血压 X，(1) 求 $P(X\leqslant 95)$，$P(90\leqslant X\leqslant 110)$；(2) 确定最小的 x，使 $P(X>x)\leqslant 0.05$。

14. 为了提高抗菌素生产的产量和质量，需要对生产菌种进行诱变处理，然后从一大批经过处理的变异菌株中抽取一小部分来培养、测定，从中找出优良的菌株。如果某菌种的优良变异率为 0.03，试问从一大批经诱变处理的菌株中，采取多少只来培养、测定，才能以 95% 的把握从中至少可以选到一只优良菌株?

15. 设随机变量 X 的概率密度为 $f(x)=\begin{cases}e^{-x}, x>0\\0,\text{其他}\end{cases}$，试求：(1) $Y=2X^2$ 的数学期望；(2) $Y=e^{-2x}$ 的数学期望。

16. 假设一部机器在一天内发生故障的概率为 0.2，机器发生故障时全天停止工作，若一周 5 个工作日里无故障，可获利润 10 万元；发生一次故障仍可获利润 5 万元；发生二次故障获利润 0 元；发生三次或三次以上故障就要亏损 2 万元，求一周内的平均利润是多少。

17. 游客乘电梯从底层到电视塔顶层观光，电梯于每个整点的第 5min，25min 和 55min 从底层起行；假设一游客在早 8 点的第 X min 到达底层候梯处，且 X 在 $[0, 60]$ 上均匀分布，求该游客等候时间的数学期望。

18. 一台设备由三大部件构成，在设备运转中各部件需要调整的概率相应为 0.10，0.20 和 0.30，假设各部件的状态相互独立，以 X 表示同时需要调整的部件数，试求 X 的概率分布、数学期望 $E(X)$ 和方差 $D(X)$。

19. 设随机变量 X 的方差为 2，试根据切比雪夫不等式估计概率 $P\{|X-E(X)|\geqslant 2\}$。

（许超汉　李　静　赵红颖）

第9章 MATLAB软件及应用实例

案例

学过线性代数的同学都知道：求非奇异矩阵 $A=\begin{bmatrix}1 & 3 & 6\\ 2 & 5 & 8\\ 3 & 9 & 11\end{bmatrix}$ 的逆，相对来说计算上比较繁琐。出错率较高，那么怎样提高运算的准确率呢？下面我们从认识MATLAB软件开始。

求矩阵（matrix）的逆是线性代数重点知识，本章有关矩阵逆的求法将在Matlab软件的基本操作中讨论。

第一节　MATLAB简介

MATLAB是由美国MathWorks公司于20世纪80年代初推出的一套以矩阵计算为基础的，适合多学科、多种工作平台的功能强劲的大型软件。MATLAB将数值计算、可视化和编程功能集成在非常便于使用的环境中，具有编程效率高、用户使用方便、扩充能力强、移植性好等特点。经过MathWorks公司的不断完善，目前MATLAB已经发展成为国际上最优秀的高性能科学与工程计算软件之一。

一、Matlab软件的功能和语言特点

（一）功能：目前MATLAB产品族的主要功能为：

1. 数值分析
2. 数值和符号计算
3. 工程与科学绘图
4. 控制系统的设计与仿真
5. 数字图像处理
6. 数字信号处理
7. 通讯系统设计与仿真
8. 财务与金融工程

（二）语言特点：

1. 编辑效率高
2. 用户使用方便
3. 扩充能力强，交互想能好
4. 移植性和开放性好

5. 语言简单，内涵丰富
6. 高效方便的矩阵和数组计算
7. 方便的绘图功能

MATLAB 具有用法简易、可灵活运用、程序结构强又兼具延展性的优点。

二、MATLAB 软件的工作环境

假定在您的计算机里已经安装了 MATLAB 软件，在 Windows 桌面上就会出现 MATLAB 的图标。双击此图标，进入 MATLAB 的工作界面。MATLAB 7.0 的工作界面由菜单、工具栏、命令窗口、工作空间管理窗口、命令历史窗口和当前目录窗口组成。

1. 菜单和工具栏

MATLAB 的菜单和工具栏界面与 Windows 程序的界面类似，只要稍加实践就可以掌握其功能和使用方法。

2. 命令窗口（Command Window）

MATLAB 命令窗口是用来接受 MATLAB 命令的窗口。在命令窗口中直接输入命令，可以实现显示、清除、储存、调出、管理、计算和绘图等功能。MATLAB 命令窗口中的符号“>>”为运算提示符，表示 MATLAB 处于准备状态。当在提示符后输入一段程序或一段运算式后按回车键，MATLAB 会给出计算结果并将其保存在工作空间管理窗口中，然后再次进入准备状态。

3. 工作空间管理窗口（Workspace）

工作空间管理窗口显示当前 MATLAB 的内存中使用的所有变量的变量名、变量的大小和变量的数据结构等信息，数据结构不同的变量对应着不同的图标。

4. 命令历史窗口（Command History）

命令历史窗口显示所有执行过的命令。在默认设置下，该窗口会保留自 MATLAB 安装后使用过的所有命令，并表明使用的时间。利用该窗口，一方面可以查看曾经执行过的命令；另一方面，可以重复利用原来输入的命令，这只需在命令历史窗口中直接双击某个命令，就可以执行该命令。

5. 当前目录窗口（Current Directory）

当前目录窗口显示当前目录下所有文件的文件名、文件类型和最后修改时间。

三、MATLAB 软件常用命令

(1) clc	:	擦去一页命令窗口，光标回屏幕左上角
(2) clear	:	从工作空间清除所有变量
(3) clf	:	清除图形窗口内容
(4) who	:	列出当前工作空间中的变量
(5) whos	:	列出当前工作空间中的变量及信息 或用工具栏上的 Workspace 浏览器
(6) delete <文件名>	:	从磁盘删除指定文件
(7) whech <文件名>	:	查找指定文件的路径
(8) clear all	:	从工作空间清除所有变量和函数
(9) demo	:	运行 MATLAB 的演示程序
(10) help <命令名>	:	查询所列命令的帮助信息
(11) save name	:	保存工作空间变量到文件 name.mat

(12) save name x y	:	保存工作空间变量 x y 到文件 name. mat
(13) load name	:	下载‘name’文件中的所有变量到工作空间
(14) load name x y	:	下载‘name’文件中的变量 x y 到工作空间
(15) diary name1. m	:	保存工作空间一段文本到文件 name1. m … diary off
(16) type name. m	:	在工作空间查看 name. m 文件内容
(17) what	:	列出当前目录下的 m 文件和 mat 文件

四、Matlab软件的基本操作

(一) 简单矩阵的建立及运算

1. 矩阵的建立

(1) 直接输入小矩阵：

在键盘上直接输入矩阵是最方便、最常用和最好的建立数值矩阵的方法，尤其适合较小的简单矩阵．用此方法建立矩阵时，应当注意以下几点：

1) 输入矩阵以“[ ]”为其标识，即矩阵的元素应在“[ ]”的内部，此时MATLAB才将其识别为矩阵，如：a=[1 2 3；1 1 1；4，5，6]

2) 矩阵的同行元素之间可由空格或逗号分隔，行与行之间用分号或回车符分隔；

3) 矩阵大小可不预先定义；

4) 若不想获得中间结果，在[ ]后可用分号结束；

5) 无任何元素的空矩阵也合法；

6) 矩阵元素可以为运算表达式，如 b=[sin (pi/3)，cos (pi/4)；log (9)，tanh (6)]．

(2) 当矩阵很大，不适合在命令窗口直接输入时：

可以使用MATLAB提供的矩阵编辑器来完成矩阵的输入和修改。在使用矩阵编辑器时，必须首先在命令窗口中预先定义一个变量，这个变量可以是数或简单的矩阵。例如在命令窗口中输入 A=1，打开工作空间窗口，选中变量 A 双击，就可以打开矩阵 A 的编辑器，通过添加或修改原来的元素，从而建立起我们需要的矩阵。

(3) 通过 M 文件建立大矩阵

当矩阵的规模比较大，直接输入法就显得笨拙，出现差错也不易修改。为了解决此问题，可以通过 M 文件输入矩阵．M 文件是一种可以在 MATLAB 环境中运行的文本文件，分为命令文件和函数文件两种．这里是用命令 M 文件来建立大型矩阵．从菜单栏的 File 中选择 New，再选择 M—file 命令，打开 MATLAB Editor 窗口，按格式把所要输入的矩阵写入一文本文件中，并将此文件以 m 为扩展名，即为 M 文件。在 MATLAB 命令窗口中输入此 M 文件名，运行后则把 M 文件中的大型矩阵输入到 MATLAB 的内存中。

例 9-1 编制一名为 example. m 的 M 文件，内容如下：

A=[456 468 873 2 579 55；21，687，54 488 8 13；65 4656 88 98 21 5]

在 MATLAB 命令窗口输入：

\>>example % 将矩阵 A 调入到 MATLAB 的内存中

说明： M 文件要保存在 MATLAB 的搜索路径上，才能在 MATLAB 的命令窗口中调用。

2. 矩阵的运算

(1) 矩阵与标量的运算：与数组与标量的运算类似。

(2) 两个矩阵元素之间的运算：与两个数组元素之间的运算类似。

(3) 矩阵的加、减法：A±B。

（4）矩阵的乘法：A * B。

（5）矩阵的除法：矩阵除法有左除“\”和右除“/”两种．方程 AX=B 的解用 X=A\B 表示，方程 XA=B 的解用 X=B/A 表示。

（6）方阵的逆运算：inv（A）。

（7）方阵的行列式：det（A）。

（8）方阵的乘方运算 A^p：当 p 为正整数时，A^p 表示矩阵 A 自乘 p 次；当 p 为负整数时，A^p 表示矩阵 A^{-1} 自乘｜p｜次，此时要求 A 可逆；当 p 为 0 时，A^0 等于与 A 同维的单位阵。

（9）矩阵的迹运算　　trace（A）　%矩阵 A 的主对角元素之和。

（10）矩阵的秩运算　　rank（A）。

（11）矩阵的特征值和特征向量：eig（A），不同的输出产生不同的结果。

>>d=eig（A）；　　　　　% 计算矩阵 A 的特征值

>>［V，D］=eig（A）；% V 为特征向量矩阵，D 为特征值矩阵，V 的第 i 列是相应于矩阵 D 中（i，i）处特征值的特征向量。

下面我们用 MATLAB 软件来求解章首案例。

例 9-2　求非奇异矩阵 $A=\begin{bmatrix}1 & 3 & 6\\2 & 5 & 8\\3 & 9 & 11\end{bmatrix}$的逆。

```
≫A=[1,3,6;2,5,8;3,9,11];
Z=inv(A)
Z=     -2.4286      3.0000     -0.8571
        0.2857     -1.0000      0.5714
        0.4286      0          -0.1429
```

3. MATLAB 的图形功能

在进行数值计算的过程中，为了从直观上认识计算结果，可以通过 MATLAB 的图形功能将计算结果图形化。MATLAB 是通过描点、连线来作图的，因此，在作二维图形和三维图形之前，必须先取得该图形上一系列点的坐标，然后利用 MATLAB 函数作图。下面着重介绍二维图形的画法，对三维图形只作简单叙述。

（二）二维图形

二维图形的绘制是 MATLAB 图形功能的基础，也是在绝大多数数值计算中广泛应用的图形方式之一。

1. 基本绘图命令

（1）plot 命令：绘制二维图形最常用的命令是 plot。对于不同形式的输入，该函数可以实现不同的功能。

1）当制图(plot) 函数仅有一个输入变量时：plot(X)

如果 X 为实向量，则以 X 的索引坐标作为横坐标，以 X 的各元素作为纵坐标绘制图形。如果 X 为复向量，则以 X 的实部作为横坐标，虚部作为纵坐标绘制图形。如果 X 为实数矩阵，则绘制 X 的列向量对其坐标索引的图形。

例 9-3　>>X=［0 0.5 0.75 0.95 0.8　0.35］；plot（X）　　　%（图 9-1）

例 9-4　>>X=［1+2i，2+4i，3+2i，5+i，6+4i］；plot（X）　　　%（图 9-2）

2）当 plot 函数有两个输入变量时：plot(X,Y)

当 X 和 Y 为向量时，X 和 Y 的维数必须相同，而且同时为行向量或同时为列向量。此时以第一个向量的分量为横坐标，第二个向量的分量为纵坐标绘制图形，这是实际应用过程中最为常用的。

例 9-5 >>x=0：0.01*pi：pi；y=sin（x）.*cos（x）；>>plot（x，y）

%（图 9-3）

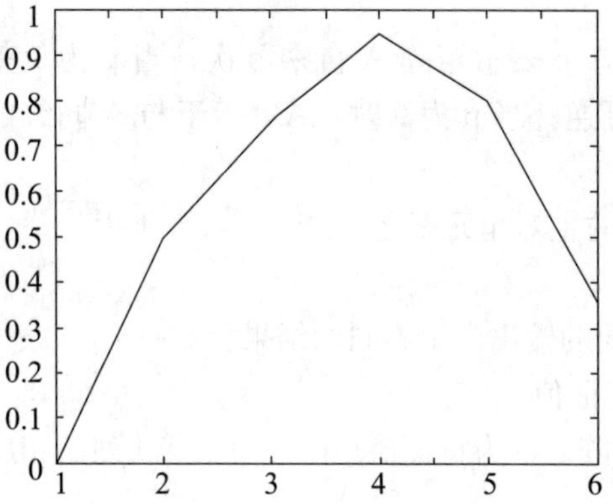

图 9-1

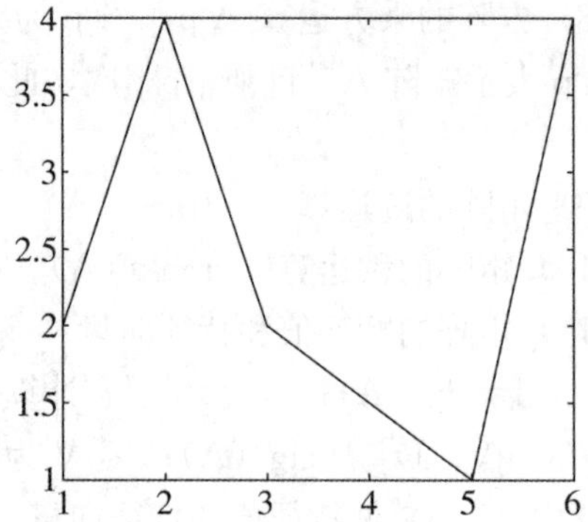

图 9-2

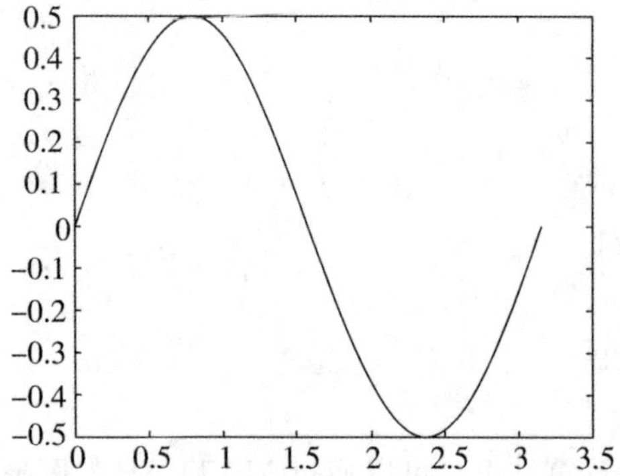

图 9-3

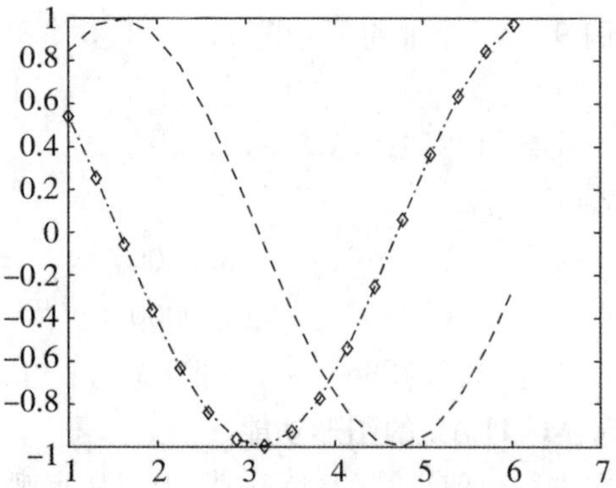

图 9-4

当 X，Y 为 m*n 矩阵时，将在同一幅图中绘出 n 条不同颜色的连线。绘制规则为：以 X 矩阵的第 j 列分量作为横坐标，矩阵 Y 的第 j 列分量作为纵坐标，绘得第 j 条连线。若在同一幅图中出现多条曲线，MATLAB 会自动地把不同曲线绘制成不同的颜色，以进行简单的区别。

例 9-6 ≫x=0：0.01*pi：pi；y=［sin（x′），cos（x′）］；

≫plot（［x′，x′］，y）

3）当 plot 函数有三个输入变量时：plot（X，Y，'Linespec'）

想绘制不同的线型、颜色、标识等的图形时，可以调用此形式，第 3 个输入变量为图形显示属性的设置选项：线型、颜色、标识。

线型：-实线；：点线；-. 虚点线；--虚线；

颜色：y 黄；m 紫；c 青；r 红；g 绿；b 蓝；w 白；k 黑；

标识：. 点；o 圆点；x 叉号；+ 加号；* 星号；s 方形；d 菱形；v 下三角；^ 上三角；< 左三角；> 右三角；p 五角星；h 六角星。

应用上述符号的不同组合可以为图形设置不同的线型、颜色、标识。在调用时，选项应置于单引号内，当多于一个选项时，各选项直接相连，中间不需要任何的分隔符。

例 9-7 ≫x=1：0.1*pi：2*pi；y=sin（x）；z=cos（x）；plot（x，y，'--k'，x，z，'-.kd'）

%（图 9-4）

(2) fplot 命令

前面介绍的 plot 命令是根据外部输入数据或通过函数数值计算得到的数据进行作图。而在实际应用中，我们可能并不知道某一函数随自变量变化的趋势，此时若采用 plot 命令来绘图，则有可能会因为自变量的取值间隔不合理而使曲线图形不能反映出自变量在某些区域内函数值的变化情况。

当然我们可以将自变量间隔取得足够小以体现函数值随自变量变化的曲线，但这样会使数据量变大。

fplot 命令可以很好地解决这个问题。该命令通过内部的自适应算法来动态决定自变量的取值间隔，当函数值变化缓慢时，间隔取大一点；变化剧烈时，间隔取小一点。fplot 命令的调用方式：

fplot (@fun, [xmin xmax ymin ymax]) 在 [xmin xmax] 内画出字符串 fun 表示的函数的图形，[ymin ymax] 给出了 y 的限制。

例 9－8　≫fplot ('sin (x) ./x', [－20 20 －0.3 1.3])　　%（图 9－5）

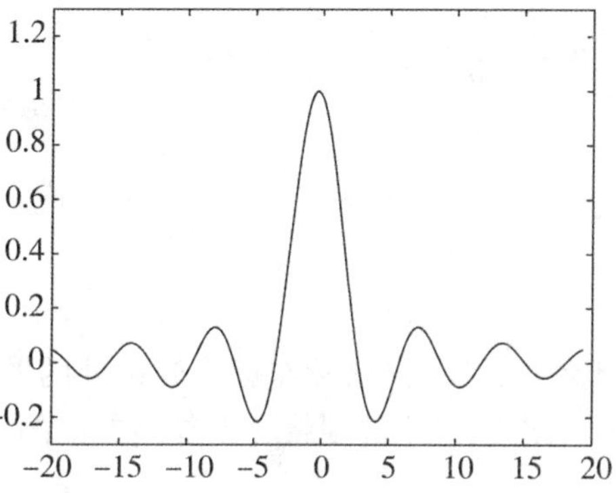

图 9－5

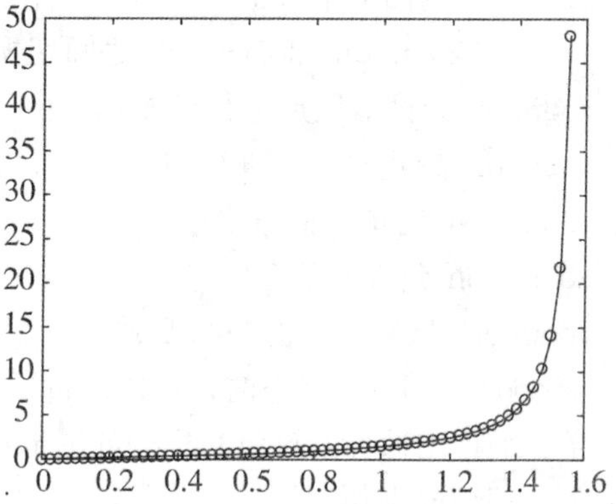

图 9－6

2. 图形处理的基本技术

除了提供强大的绘图功能外，MATLAB 语言还有极为强大的图形处理能力。下面介绍一些图形处理技术，包括图形控制、图形标注、图形保持以及子图的绘制等。

(1) 图形控制

MATLAB 语言中较常用的图形控制函数有坐标轴控制函数 axis、坐标轴缩放函数 zoom 和坐标网格函数 grid 等。

1) axis 函数控制坐标轴的特征

在缺省情况下 MATLAB 自动选择图形的横、纵坐标的比例，如果你对这个比例不满意，可以用 axis 命令控制，常用的有：

axis ([xmin xmax ymin ymax])　　[ ] 中分别给出了 x 轴和 y 轴的最小、最大值；

axis equal 或 axis ('equal')　　x 轴和 y 轴单位长度相同；

axis square 或 axis ('square')　　图框呈方形；

axis off 或 axis ('off')　　清除坐标刻度。

例 9－9　≫x=0: 0.025: pi/2; plot (x, tan (x), '－ko')　　%使用 axis 命令设定坐标轴之前的图形　　（图 9－6）

例 9－10　≫axis ([0 pi/2 0 5])　　%使用 axis 命令设定坐标轴之后的图形　　（图 9－7）

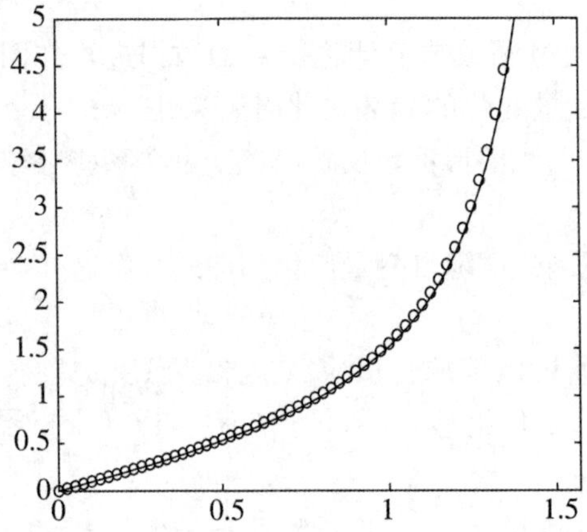

图 9-7

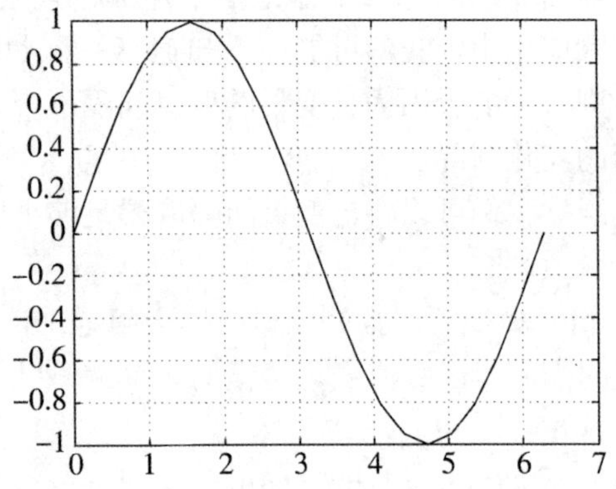

图 9-8

2）zoom 函数控制坐标轴的缩放：zoom 函数可以实现对二维图形的缩放，该函数在处理局部较为密集的图形中有很大作用。常用的调用格式有：

zoom 在 zoom on 和 zoom off 之间切换；

zoom on 允许对图形进行缩放；

zoom off 禁止对图形进行缩放；

zoom xon 允许 x 轴缩放；

zoom yon 允许 y 轴缩放；

zoom out 恢复进行的一切缩放。

当 zoom 处于 on 状态时，可以通过鼠标进行图形缩放，单击鼠标左键将光标处的图形放大一倍；而单击鼠标右键将光标处的图形缩小一倍；双击鼠标左键则将会恢复缩放前的状态，即取消一切缩放操作。

应当注意，对图形的缩放不会影响图形的原始尺寸，也不会影响图形的横纵坐标的比例，即不会改变图形的基本结构。

3）grid 函数控制平面图形的坐标网格：MATLAB 提供了平面网图函数 grid 用于绘制坐标网格，提高图形显示效果。grid 函数的调用格式如下：

grid on　在图形中绘制坐标网格；

grid off　取消坐标网格。

单独的函数 grid 将实现 grid on 与 grid off 两种状态之间的转换。

例 9-11　≫x=0：0.1＊pi：2＊pi；　y=sin（x）；

≫plot（x，y）

≫grid on　　%（图 9-8）

（2）图形的标注

MATLAB 语言还提供了丰富的图形标注函数供用户自由地标注所绘制的图形。

1）坐标轴标注和图形标题

xlabel ylabel 为 x，y 坐标轴添加标注

title　　为图形添加标题

xlabel（'标注内容'，'属性 1'，'属性值 1'，'属性 2'，'属性值 2'，…）%属性包括标注文本的属性，包括字体大小、字体名等。

三个函数的调用结果的区别仅在于标注所处的位置不同，title 给出的标注将置于图的顶部，而 xlabel 和 ylabel 则分置于相应的坐标轴的边上。

例 9-12　≫x=1：0.1＊pi：2＊pi；　y=sin（x）；

≫plot（x，y）

≫xlabel（'x（0—2\pi）'，'fontweight'，'bold'）；

≫title（'y=sin（x）'，'fontsize'，12，'fontweight'，'bold'） %12 不加单引号 %图（9-9）

在标注过程中经常会遇到特殊符号的输入问题，为了解决这个问题，MATLAB 语言提供了相应的字符转换，如：\alpha→α；\beta→β；\gamma→γ；\delta→δ；\epsilon→ε；\zeta→ζ；\pi→π；\omega→ω；\Omega→Ω 等等。

用户也可以对文本标注进行显示控制，如：\bf 黑体，\it 斜体，\rm 标准形式。

例 9-13 ≫x=-10：0.1：10；y=exp（-x.^2/2）；

≫plot（x，y，'-'）

≫title（'\bf y=e^{-x^{2}/2}'） %（图 9-10）

2）文本标注

MATLAB 对图形进行文本注释所提供的函数为 text 和 gtext。

text 函数的调用格式：text（x，y，'标注文本及控制字符串'）其中（x，y）给定标注文本在图中添加的位置，例如：

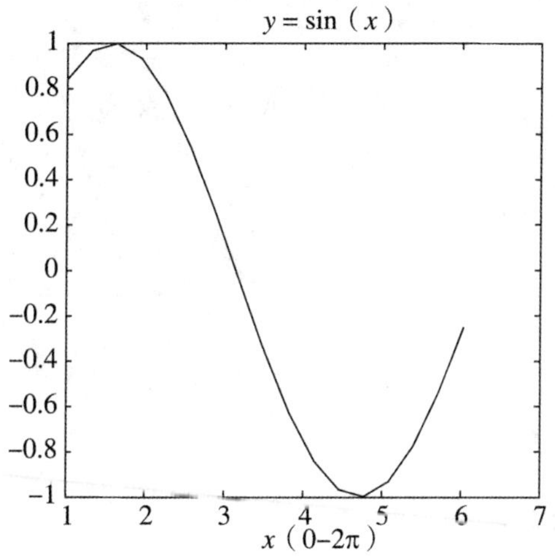

图 9-9

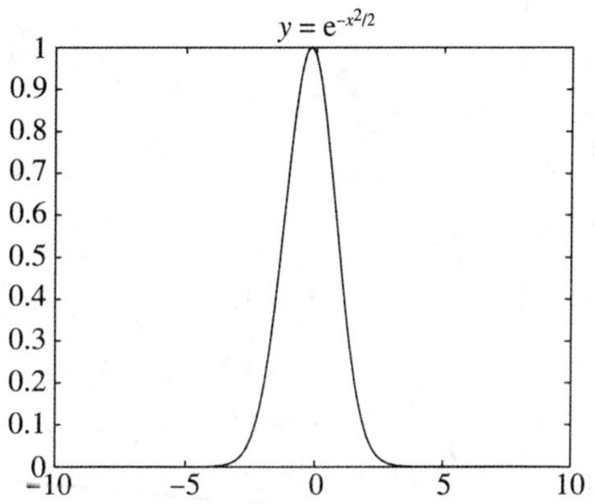

图 9-10

例 9-14 ≫x=1：0.1*pi：2*pi；　y=sin（x）；

≫plot（x，y）

≫text（3*pi/4，sin（3*pi/4），'\leftarrow sin（3\pi/4）=0.707'）

≫text（5*pi/4，sin（5*pi/4），['sin（5\pi/4）='，num2str（sin（5*pi/4）），'\rightarrow']，'HorizontalAlignment'，'right'，'Fontsize'，12） %（图 9-11）

%属性 HorizontalAlignment 用来控制文本标注输入起点是在标注本身的左侧还是右侧。

交互式文本输入函数 gtext. 使用该函数，用户可以通过使用鼠标来选择文本输入的点，单击后，系统将把指定的文本输入到所选的位置上。

3）图例标注

在对数值计算结果进行绘图时，经常会出现在同一张图形中绘制多条曲线的情况，这时可以使用 legend 命令为曲线添加图例以便于区别它们。legend 函数能够为图形中的所有曲线进行自动标注，以其输入变量作为标注文本，具体调用格式如下：

legend（'标注 1'，'标注 2'，…）标注 1，标注 2 等分别对应绘图过程中按绘制先后顺序所生成的曲线。

例 9-15 ≫x=0：0.1＊pi：2＊pi；y=sin（x）；z=cos（x）；

≫ plot（x，y，'k—o'，x，z，'k—h'）

≫legend（'sin（x）'，'cos（x）'） %（图 9-12）

（3）图形保持与子图

1）图形保持

在绘图过程中，经常会遇到在已存在的一张图中添加新的曲线，这就要求保持已存在的图形，MATLAB语言中实现该功能的函数是 hold。

hold on　启动图形保持功能，此后绘制的图形将添加到当前的图形窗口中，并自动调整坐标轴的范围；

hold off　关闭图形保持功能，新绘制图形将覆盖原图形。

hold　在 hold on 和 hold off 之间切换。

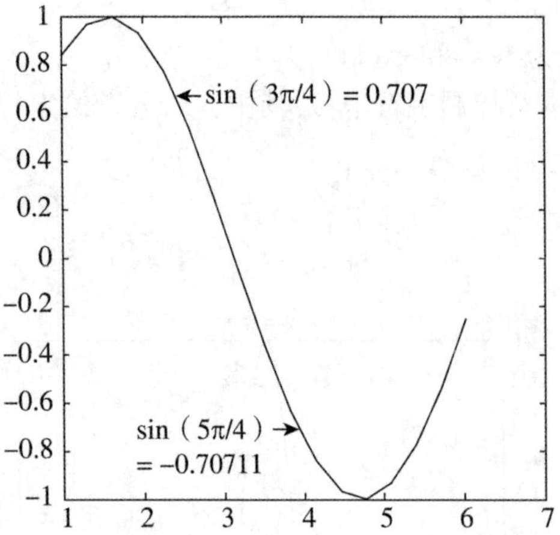

图 9-11

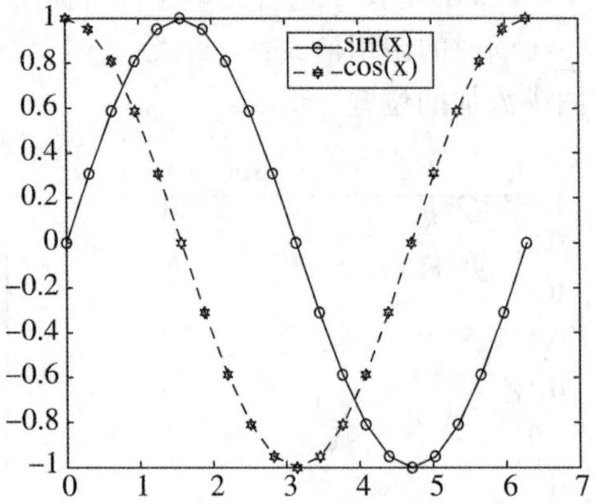

图 9-12

例 9-16 ≫x=0：0.1＊pi：2＊pi；y=sin（x）；z=cos（x）；

≫plot（x，y，'k—＊'）

≫hold on

≫plot（x，z，'k—o'）

≫plot（x，y+z，'k—h'）

≫legend（'sin（x）'，'cos（x）'，'sin（x）+cos（x）'，0）

≫hold off %（图 9-13）

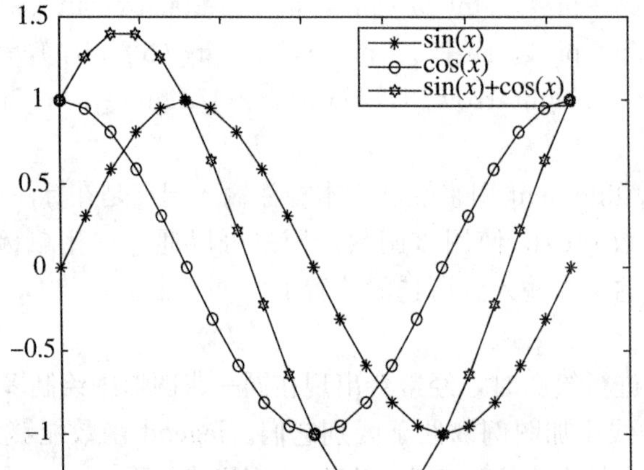

图 9-13

2）子图（subplot）

在绘图过程中，经常需要将几个图形在同一图形窗口中表示出来，但又不在同一个坐标系中绘制，此时要用到函数 subplot. 调用格式如下：

subplot（m，n，p）将一个图形窗口分割成 m ∗ n 个小窗口，可以通过参数 p 分别对若干子绘图区域进行操作，子绘图区域的编号为按行从左至右编号。如果 p 是一个向量，则创建一坐标轴，包含所有罗列在 p 中的小窗口。

例 9－17　在四个子图中绘制不同的三角函数图。

```
≫x=0：0.1∗pi：2∗pi；
≫subplot（2，2，1）                  %第 1 个绘图子域
≫plot（x，sin（x），'－∗'）；   axis（［0 2∗pi －1 1］）；title（'sin（x）'）
≫subplot（2，2，2）                  %第 2 个绘图子域
≫plot（x，cos（x），'－o'）；   axis（［0 2∗pi －1 1］）；title（'cos（x）'）
≫subplot（2，2，3）                  %第 3 个绘图子域
≫plot（x，2∗sin（x）.     ∗cos（x），'－x'）；axis（［0 2∗pi －1 1］）；title
（'2sin（x）cos（x）'）
≫subplot（2，2，4）                  %第 4 个绘图子域
≫plot（x，sin（x）./cos（x），'－h'）；axis（［0 2∗pi －1 1］）；title（'sin（x）/cos
（x）'）                                                       %（图 9－14）
```

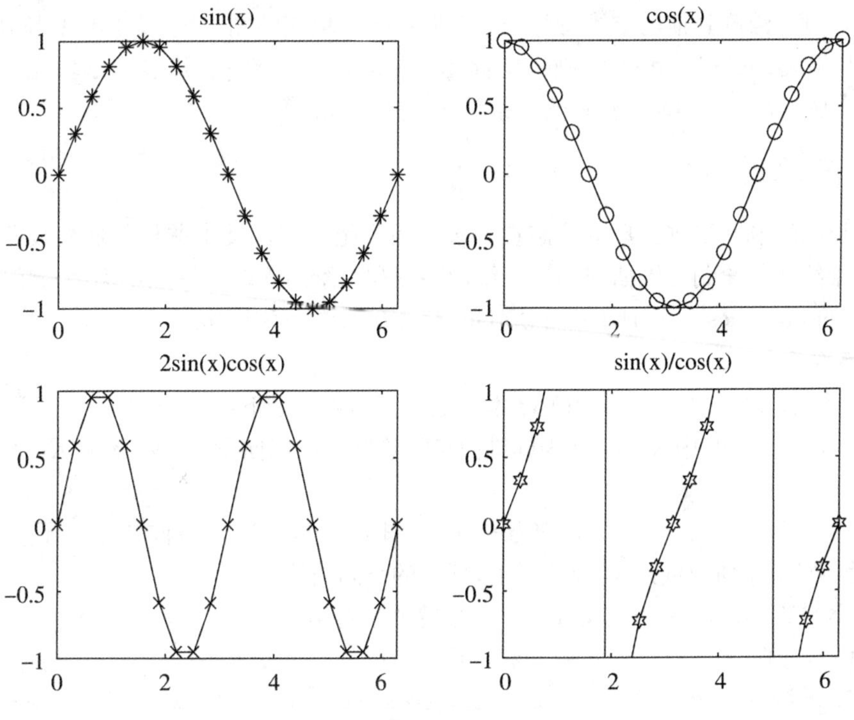

图 9－14

在子图绘制过程中，axis，hold，title，xlabel，grid 等都可以只针对某个子图进行图形设置，而不会影响到其他子图。

（4）特殊的二维图形函数

MATLAB 提供了一系列特殊的二维图形函数，其中包括特殊坐标系的二维图形函数以及特殊二维图形函数。

1）极坐标图形　用 polar 函数可以画出极坐标图形，该函数有两种表达形式：

polar（theta，rho）创建一个幅角 theta 相对于半径 rho 的极坐标图。

polar (theta, rho, LineSpec) %LineSpec 为绘出的图形指定线型、颜色和标识。

例 9-18 ≫x=0: 0.01 * pi: 4 * pi;

≫y=sin (x/2) +x;

≫polar (x, y, 'k-') %(图 9-15)

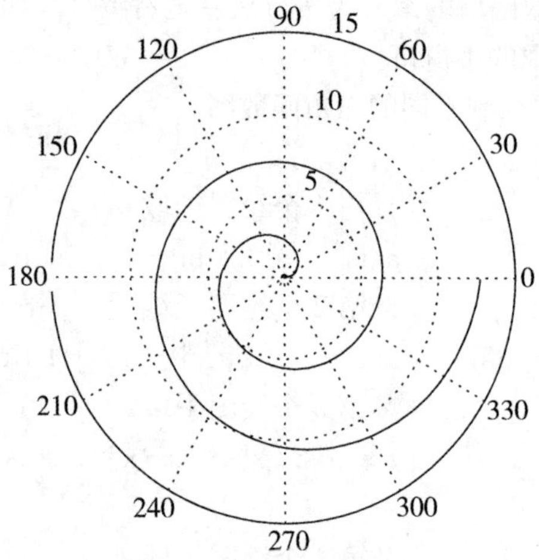

图 9-15

2) 二维特殊函数图

下列函数可以绘制其他的二维特殊函数图形：area 填充绘图；bar 条形图；barh 水平条形图；comet 彗星图；ezpolar 简单绘制极坐标图；feather 矢量图；fill 多边形填充；gplot 拓扑图；hist 直方图；pie 饼状图；rose 极坐标系下的柱状图等等。

(三) 三维图形

三维图形的绘制与二维图形的绘制在许多方面都很类似，其中曲线的属性设置完全相同。最常用的三维绘图是绘制三维曲线图、三维网格图和三维曲面图三种基本类型，相应的 MATLAB 命令为 plot3、mesh、surf，下面分别介绍它们的具体使用方法。

1. plot3 命令

与 plot 类似，plot3 是三维绘图的基本函数，调用格式如下：

plot3 (x, y, z) 其中 x, y, z 为同维向量。绘制一条以向量 x, y, z 为 X, Y, Z 轴坐标值的空间曲线。

plot3 (X, Y, Z) 若 X, Y, Z 均为 m * n 的矩阵，将绘制 n 条曲线，其第 j 条曲线是以 X, Y, Z 矩阵的第 j 列分量为 x, y, z 轴坐标值的空间曲线。

plot3 (X, Y, Z, s) s 为定义线型、颜色等的字符串。

plot3 (x1, y1, z1, s1, x2, y2, z2, s2, …)

例 9-19 ≫x=0: pi/50: 10 * pi; plot3 (cos (x), sin (x), x)

%绘制螺旋线 (图 9-16)

2. mesh 网图函数命令

mesh 命令可以绘出某一区间内完整的曲面，而不是单根曲线。调用格式如下：

mesh (X, Y, Z)

例 9-20 ≫x=-4: 0.25: 4; y=x;

≫ [X Y] =meshgrid (x, y);%三维图形的 X, Y 数组

≫a=sqrt (X.^2+Y.^2) +eps; z=sin (a) ./a; %加 eps 是防止出现 0/0

≫mesh (X, Y, z) %三维网格表面 (图 9-17)

MATLAB 中的网图函数 meshc、meshz、和 meshgrid 命令对基本的三维绘图命令增加了一些特别的处理图形的功能。meshgrid 命令的作用是将给定的区域按一定的方式划分成平面网格，该平面网格可以用来绘制三维曲面。

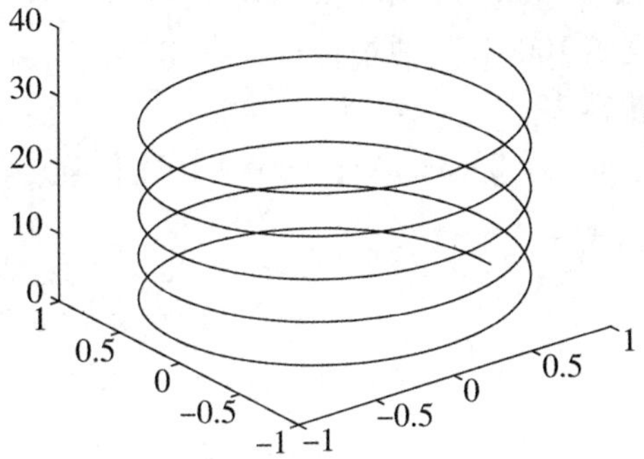

图 9－16

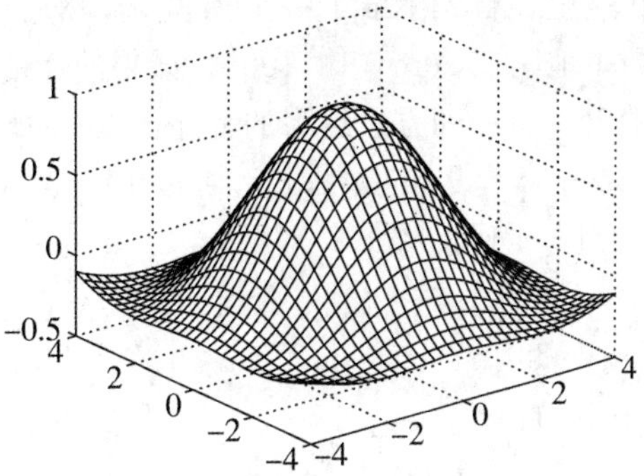

图 9－17

3. surf 着色函数命令

该命令的调用方法与 mesh 命令类似，不同的是 mesh 函数绘制的图形是一个网格图，而 surf 命令绘制得到的是着色的三维曲面。其调用格式如下：surf（X，Y，Z）

例 9－21　≫［X，Y］＝meshgrid（［－4：0.5：4］）；

≫Z＝sqrt（X.^2＋Y.^2）；surf（Z）

例 9－22　≫［X，Y，Z］＝peaks（30）；surf（X，Y，Z）

这里，我们不给出上述两个例子的图形，读者可以通过在 MATLAB 命令窗口中运行上面的命令得到。

五、基本语句

（一）循环语句

MATLAB 中有 for 循环和 while 循环两种语句用于有规律的重复计算。

1. for 循环

for 循环的最大特点是它的循环次数是预先设定好的。for 循环语句的一般形式如下：

for 循环变量＝数组

循环体

end

for 循环应注意：for 循环语句一定要有 end 作为结束标志；循环体中的分号可防止中间结果的输出；MATLAB 并不要求循环条件中的数组是等间距的，循环次数由循环条件中数组的列数决定；为提高运算速度，应尽量提高程序的向量化程度，采用矩阵运算，避免使用循环语句，必须使用 for 循环时，在循环语句前应预先分配数组；for 循环可以多重嵌套；循环语句书写成锯齿形将增加可读性.

例 9－23　求 1＋2＋…＋100 的值，编写 M 文件 for1.m 如下：

```
x=0;
for i=1:1:100   %步长为1，该语句可以简化成 for i=1:100。
x=x+i;
end
x
```

如果不用 for 循环语句，前面的程序可以由下面的命令来代替：

≫a=1：100；

≫x=sum（a）

在这里，首先生成了一个向量 a，然后用内部函数 sum（）求出 a 向量的各个元素之和，或更简单地写成 sum（1∶100）。如果前面的 100 改成 100000，通过运行程序比较，则可以明显地看出，后一种方法编写的程序比 for 循环语句快得多。

例 9-24 设有向量 t，t=［-1 0 1 3 5］'，由此生成一个 5*5 的 Vandermonde（范德蒙）矩阵。

```
t=［-1 0 1 3 5］'；
n=size（t）；
for j=1：n
for i=1：n
a（i，j）=t（i）^（n-j）；
end
end
```

2. while 循环

while 循环的一般形式是：

```
while 表达式
循环体
end
```

与 for 循环固定循环次数不同，while 循环的次数是不固定的。在 while 循环中，只要表达式的值是真，循环体就会被执行。通常表达式给出的是一个标量值，也可以是数组或矩阵，如果是后者，则要求所有的元素都必须为真。另外，while 语句的循环条件可以是一个逻辑判断语句，因此，它的适用范围更广。

例 9-25 求最小的 n，使 n！>1. e10. 编写 M 文件 while1. m 如下：

```
A=1；
n=1；
while A<1. e10
n=n+1；
A=A*n；
end
n
A
```

（二）条件语句

在程序中如果需要根据一定条件来执行不同的操作时就需要用到条件语句。MATLAB 中有两种条件语句：if 语句和 switch 语句。

1. if 语句的一般形式是：

```
if 表达式
语句 1
else
语句 2
end
```

如果表达式为真，则执行语句 1，如果表达式为假，则执行语句 2。

例 9-26　设 f (x) =2x，x>1；f (x) =x^2+5，x≤1，求 f (5)，f (0)。

先建立 M 文件 fun1.m 定义函数，然后在 MATLAB 命令窗口中输入 fun1 (5)，fun (0)。

```
function f=fun1 (x)
if x>1
f=2 * x
else
f=x^2+5
end
```

if 语句有更简化的形式：

```
if 条件式
表达式
end
```

可以在 else 子句中嵌套 if，形成 else if 结构，实现多路选择，此时应注意，if 和 else 必须对应，否则容易出错。

```
if 关系表达式 1
语句 1
else if 关系表达式 2
语句 2
…
else if 表达式 n
语句 n
else
语句 n+1
end
```

这种有多个选择的 if 语句，依次检查各表达式，只执行第一个表达式为真的语句，后面的表达式不检查，跳出 if 结构，而且最后的 else 可有可无。

例 9-27　设 f (x) =x^2+5，x>0；f (x) =6x+5，−1<x≤0；f (x) =x，x≤−1，求 f (1)，f (−0.5)，f (−5)。

先建立 M 文件 fun2.m 定义函数，然后在 MATLAB 命令窗口中输入

fun2 (1)，fun (−0.5)，f (−5)。

```
function f=fun2 (x)
if x>0
f=x^2+5
elseif x<=-1
f=x
else
f=x+5
end
end
```

2. switch 语句

switch 语句根据表达式的值来执行相应的语句，此语句与 C 语言中的选择语句具有相同的功能，它通常用于条件较多而且较单一的情况。一般形式是：

switch 表达式

```
case value1
语句 1
case value2
语句 2
otherwise
语句 n
end
```

表达式是一个标量或者字符串，将表达式的值依次和各个 case 指令后面的检测值进行比较，当比较结果为真时，MATLAB 执行后面的一组命令，然后跳出 switch 结构。如果所有的结果都为假，则执行 otherwise 后的命令．当然 otherwise 指令也可以不存在。

六、M 文件

1. M 文件的特点与形式

MATLAB 有两种工作方式，一种是在命令窗口中输入命令，MATLAB 会立即执行并显示结果；另一种就是把所要执行的一系列命令编制成文件，MATLAB 会自动地按照文件中的命令和语句，按顺序执行并显示结果，这种命令集成文件必须以 m 为扩展名，这就是 M 文件。M 文件有两种形式，命令 M 文件和函数 M 文件。M 文件具有语法简单、调试容易和人机交互性强等优点，另外 M 文件的语法与 C 语言十分相似。对广大的 C 语言爱好者来说，M 文件的编写是相当容易的。

由于 MATLAB 是一种解释性语言，所以即使 M 文件中的语句存在语法错误，但如果没执行到该语句可能就不会发现错误，这在一个成功的程序设计中是不能容许的。要查出 M 文件中的语法错误，可以运行 pcode 命令进行伪代码转换。在转换过程中该命令将自动翻译每一个语句，所以一旦发现有语法错误，将会停止翻译，并给出错误信息。改正了该语法错误后，再重新执行 pcode 命令，直到没有错误为止。

2. 命令 M 文件

命令 M 文件就是命令行的简单叠加，MATLAB 会自动按顺序执行文件中的命令，与批处理文件类似，在 MATLAB 命令窗口输入此文件的文件名，MATLAB 会逐一执行此文件内的所有命令，和在命令窗口中逐行输入这些命令一样。这样就解决了用户在命令窗口中运行许多命令的麻烦，还可以避免做许多重复性的工作。

另外，命令 M 文件在运行过程中可以调用 MATLAB 工作域内所有的数据，而且，所产生的所有变量均为全局变量，也就是说，这些变量一旦生成，就一直保存在工作空间中，直到执行 clear 或 quit 时为止。

例 9-28 假设当前目录下有一个命令 M 文件：

```
%solver. m
%used to solve A * x=b
%where A= [-1.5 1 2; 3 -1 1; -1 3 5], b= [2.5; 5; 8] .
A= [-1.5 1 2; 3 -1 1; -1 3 5];
b= [2.5; 5; 8];
x=A \ b
```

在命令窗口中执行 solver 命令，即可得到方程组的解。

```
x=0.7500
-0.6250
2.1250
```

说明：在 M 文件中，以%引导的行是注释行，不执行，可供 help 命令查询；不需要 end 语句作为 M 文件的结束标志；在运行次文件之前，需要把它所在目录加到 MATLAB 的搜索路径上去，或将文件所在目录设为当前目录。

3. 函数 M 文件

为了实现计算中的参数传递和函数调用的问题，需要用到函数 M 文件，函数 M 文件的第一句以 function 语句为引导。函数文件在 MATLAB 中应用十分广泛，MATLAB 所提供的绝大多数功能函数都是由函数文件实现的，这足以说明函数文件的重要性。函数 M 文件执行之后，只保留最后结果，不保留中间过程，所定义的变量也仅在函数内部起作用，并随调用的结束而被清除。

函数 M 文件的第一行有特殊的要求，其形式必须是：

function [因变量列表] = 函数名（自变量列表）

其他各行为由符号%引导的注释说明，从自变量计算因变量的语句，并将最终结果赋予因变量。注意：函数 M 文件的文件名必须与函数名相同，这样才能保证调用成功。这是由于，在调用函数时，MATLAB 先去搜索与函数名相同的文件，然后再执行文件。

下面给出函数文件的一个简单例子。

例 9-29　计算第 n 个 Fibonnaci 数。

打开 Medit 窗口，编写如下程序：

```
function f=fibfun (n)
% FIBFUN for calculating Fibonacci numbers.
if n>2
f=fibfun (n-1) + fibfun (n-2);% if 语句见后
else
f=1;
end
```

编写完毕，以 fibfun. m 文件名保存，然后在命令窗口运行：

```
>>fibfun (17)
ans= 1597
```

七、MATLAB 的帮助系统

MATLAB 为用户提供了非常完善的帮助系统，例如在线帮助、帮助窗口以及 MATLAB 演示等。通过使用帮助菜单或在命令窗口中输入帮助命令，可以很容易地获得 MATLAB 的帮助信息，进一步学习 MATLAB。

1. 命令窗口查询帮助系统

在命令窗口查询帮助系统最常用的命令是 help. 通过 help 命令，可以在命令窗口获得在线帮助。调用格式如下：

help　　　在命令窗口列出所有主要的基本帮助主题

help /　　在命令窗口列出所有的运算符和特殊字符

help (函数名)在命令窗口列出该函数的 M 文件的描述及用法，这是 MATLAB 中最常用的获取帮助信息的方式，例如

```
>> help sqrt
SQRT   Square root.
SQRT (X) is the square root of the elements of X. Complex results are produced if X is
not positive.
```

```
See also sqrtm.
Overloaded functions or methods (ones with the same name in other directories)
help sym/sqrt. m
Reference page in Help browser
doc sqrt
```

2. 联机帮助系统

直接单击 MATLAB 主窗口的“?”按钮或选定 Help 菜单的前 4 项中的任意一项或在命令窗口中执行 helpwin、helpdesk 或 doc 命令都可以运行帮助窗口，进入 MATLAB 的联机帮助系统。

帮助向导页面包含 4 个页面，分别是帮助主题（Contents）、帮助索引（Index）、查询帮助（Search）以及演示帮助（Demos）．如果知道需要查询的内容的关键字，一般可以选择 Index 或 Search 模式来查询；只知道需要查询的内容所属的主题或是只是想进一步了解和学习某一主题，一般可以选择 Contents 或 Demos 模式来查询。

3. 联机演示系统

选择 MATLAB 主窗口菜单的“Help→Demos”选项或在命令窗口输入 demos 或直接在帮助页面上选择 Demos 选项都可以进入联机演示系统．通过联机演示系统，用户可以直观、快速地学习 MATLAB 某个工具箱的使用方法，它是有关的参考书籍不能替代的。

知识拓展

计算机推动了数学在其他领域的应用 Wassily Leontief 教授把美国的经济用 500 个变量的 500 个线性方程组（systems of linear equations）来描述，1994 年夏天，由于当时大学的计算机（Mark Ⅱ）能力所限，他把系统简化为 42 个变量的 42 个线性方程，编程并用穿孔卡输入程序和数据就用了几个月，最后计算机运行了 56 个小时才求出了它们的解。当 Leontief 在 1973 年成为诺贝尔经济奖得主时，这项工作以“第一个有实际意义的利用计算机求解大规模数学模型”列为其得奖的理由。他的成就和获奖成为了各国科学界用数学建立工程和经济模型的巨大动力，推动了数学的迅猛发展。

例 9-30 设线性方程组为

$$\begin{cases} x_1+2x_2+3x_3+9x_4=5 \\ 2x_1+2x_2+5x_3+4x_4=2 \\ 3x_1+5x_2+x_3+5x_4=3 \\ 7x_1+4x_2+2x_2-10x_4=8 \end{cases}$$

该线性方程组对应系数矩阵是满秩矩阵，可直接采用逆矩阵方法求解。程序为：

```
A= [1, 2, 3, 9; 2, 2, 5, 4; 3, 5, 1, 5; 7, 4, 2, -10]
b= [5, 2, 3, 8]
x=inv (A) *b
```

得到解为：

x=4.9227，-3.2373，-1.1680，1.1173

知识链接

MATLAB 的发展历程 MATLAB 名字由 MATrix 和 LABoratory 两词的前三个字母组合而成。那是 20 世纪七十年代后期的事：时任美国新墨西哥大学计算机科学系主任的 Cleve Moler 教授出于减轻学生编程负担的动机，为学生设计了一组调用 LINPACK 和 EISPACK库程序的“通俗易用”的接口，此即用 FORTRAN 编写的萌芽状态的 MATLAB。

经几年的校际流传，在 Little 的推动下，由 Little、Moler、Steve Bangert 合作，于 1984 年成立了 MathWorks 公司，并把 MATLAB 正式推向市场。从这时起，MATLAB 的内核采用 C 语言编写，而且除原有的数值计算能力外，还新增了数据图视功能。

MATLAB 以商品形式出现后，仅短短几年，就以其良好的开放性和运行的可靠性，使原先控制领域里的封闭式软件包（如英国的 UMIST，瑞典的 LUND 和 SIMNON，德国的 KEDDC）纷纷淘汰，而改以 MATLAB 为平台加以重建。在时间进入 20 世纪 90 年代的时候，MATLAB 已经成为国际控制界公认的标准计算软件。

从 20 世纪 80 年代开始，个人计算机迅速普及化，新的硬件也带动了新的软件，出现了科学计算语言，目前在各高校在数学实验平台中流行最广的是 MATLAB 语言。使得计算机的应用不限于大作业，也可以融合到每章每节客场教学中去，更好的提高教学的效率和质量。

第二节 MATLAB 的应用实例

一、极限在 MATLAB 的应用实例

例 9-31 求 $\lim\limits_{x\to 1}\dfrac{4x-1}{x^2+2x-3}$。

解 matlab 中求解极限的命令为 limit，具体格式为：

limit（s，x，inf）	返回符号表达式当 x 趋于无穷大时表达式 s 的极限；
limit（s，x，a）	返回符号表达式当 x 趋于 a 时表达式 s 的极限；
limit（s，x，a，‘left’）	返回符号表达式当 x 趋于 a—0 时表达式 s 的左极限 ；
limit（s，x，a，‘right’）	返回符号表达式当 x 趋于 a—0 时表达式 s 的右极限。

根据题意，编译程序有

```
    >> syms x
>> limit ( (4 * x-1) / (x^2+2 * x-3), x, 1)
    ans=
        NaN
```

例 9-32 求 $\lim\limits_{x\to\infty}\dfrac{3x^3-2x-1}{2x^3-x^2+1}$。

解 同上，编程得

```
   >> syms x
>> limit ( (3 * x^3-2 * x-1) / (2 * x^3-x^2+1), x, inf)
ans =
3/2
```

例 9-33 求 $\lim\limits_{x\to\infty}\dfrac{\sin x}{x}$。

解 同上，编程得

```
≫ syms x
≫ limit (sin (x) /x, x, inf)
ans =
0
```

例9-34 验证极限$\lim\limits_{x\to 0}\frac{\sin x}{x}=1$的正确性。

求极限相应的MATLAB代码为：

```
≫clear;
≫syms x;
≫limit (sin (x) /x, x, 0)
```

结果为ans =1。

二、导数在MATLAB的应用实例

例9-35 已知函数$y=x^3+2\sin x-\ln x$，求y'。

解 matlab中求解极限的命令为diff，具体格式为：

Diff (s, x, n) 返回符号表达式s对自变量x的n阶导数。

由题意编程

```
≫ syms x
≫ diff (x^3+2*sin (x) -log (x))
ans =
2*cos (x) - 1/x + 3*x^2
```

例9-36 已知函数$y=e^x(\sin x+\cos x)$，求y'及$y'|_{x=0}$。

解 同上，由题意有

```
≫ syms x
≫ diff (exp (x) * (sin (x) +cos (x)))
ans =
exp (x) * (cos (x) +sin (x)) +exp (x) * (cos (x) -sin (x))
≫ 2*exp (0) *cos (0)
ans =
2
```

例9-37 （章前案例2—1）药物被病人服用后，并非全部药物剂量都被有效吸收，为了测量血液系统中有效药物的总量，需要监测尿中药物排除的速率，因机体内某些因素的影响，药物在尿液中排泄的速率在不断的变化，已知某药物的标准排除量函数是

$$D(t)=\frac{1}{k}e^{-kt}(-t-\frac{1}{k})\quad (k>0,\text{称为消除常数})$$

问题：如何计算尿中药物排除的速率？

解 由导数定义，尿液中药物排除速率为

```
≫ syms t k
≫ diff (k^ (-1) *exp (- (k*t)) * (-t-k^ (-1)), t)
ans =
exp (-k*t) * (t + 1/k) - exp (-k*t) /k
```

例9-38 某生物种群在出生1—9个月中，其体重W与月龄t的关系$W(t)=a\cdot b^{0.3t}$（其

中 a,b 为常数），问该生物体重增长速率的变化率。

解　由题意，该生物体重增长速率为

```
>> syms a b t
>> diff (a*b^ (0.3*t), t)
ans =
(3*a*b^ ( (3*t) /10) *log (b)) /10
```

速率的变化率是 $W(t)$ 函数的二阶导数，则

```
>> diff (a*b^ (0.3*t), t, 2)
ans=
(9*a*b^ ( (3*t) /10) *log (b) ^2) /100
```

三、不定积分在 MATLAB 的应用实例

int（s，v）：以 v 为自变量，对被积函数或符号表达式 s 求不定积分；

例 9－39　计算不定积分

$$\int x^4 dx$$

在 matlab 输入程序：

```
>> syms x c
>> int (x^4) +c
ans =
x^5/5 + c
```

例 9－40　计算不定积分

$$\int \sin(4x+3)\, dx$$

在 matlab 输入程序：

```
>>syms x c
>> int (sin (4*x+3)) +c
ans =
c-cos (4*x + 3) /4
```

例 9－41　计算不定积分

$$\int [\cos^2(ax) + x^b]\, dx$$

在 matlab 输入程序：

```
>> syms x a b c
>> int ( (cos (a*x) ^2+x^b)) +c
ans =
c+x^ (b + 1) / (b + 1) + (sin (2*a*x) /4 + (a*x) /2) /a
```

四、定积分在 MATLAB 的应用实例

int（s，v，a，b）：求定积分运算。a，b 分别表示定积分的下限和上限。

例 9－42　计算定积分

$$\int_4^5 \frac{1}{(x-1)(x-2)(x-3)} dx$$

在matlab输入程序：

```
≫ syms x
≫ d=1/ ( (x−1) * (x−2) * (x−3))；
≫ int (d, x, 4, 5)
ans =
log ( (4 * 6^ (1/2)) /9)
```

例9-43 计算定积分

$$\int_0^2 \frac{xe^x}{(x+1)^2}dx$$

在matlab输入程序：

```
≫ syms x
≫ d= (x * exp (x)) / (x+1) ^2;
≫ int (d, x, 0, 2)
ans =
exp (2) /3−1
```

例9-44 计算定积分

$$\int_0^{3\pi} m\sin nkdx$$

在matlab输入程序：

```
≫ int ('m * sin (n * x) ', 'x', 0, 3 * pi)
ans =
− (m * (cos (3 * pi * n) − 1)) /n
```

五、线性代数在MATLAB的应用实例

transpose（A）符号矩阵的转置 determ（A）符号矩阵的行列式
det（A）符号矩阵的行列式 inv（A）符号矩阵求逆
rank（A）符号矩阵求秩

例9-45 求矩阵$\begin{pmatrix}1 & 2 & 3\\4 & 5 & 6\\7 & 8 & 9\end{pmatrix}$的秩。

在matlab输入程序：

```
≫ A= [1, 2, 3; 4, 5, 6; 7, 8, 9];
≫ rank (A)
ans =
    2
```

例9-46 求向量$x=[1, 2, 3]$和向量$y=[2, 2, 3, 3]$间的距离（向量间的距离用范数表示）。

在matlab输入程序：

```
≫ x= [1, 2, 3, 4];
≫ y= [2, 2, 3, 3];
≫ norm (x, 1)
ans =
    10
```

```
≫ norm (x, inf)
ans =
    4
≫ norm (x)
ans =
    5.4772
≫ e=x-y
e =
    -1     0     0     1
≫ norm (e)
ans =
1.4142
```

例 9-47　求解方程组

$$\begin{cases}3x_1+x_2+x_3=2\\x_1+x_2+2x_3=3\\x_1-x_2=1\end{cases}\text{的解。}$$

在 matlab 输入程序：

```
≫ A= [3, 1, 1; 1, 1, 2; 1, -1, 0];
≫ b= [2, 3, -1]';
≫ det (A)
ans =
    6
≫ X=A \ b
X=
        0
    1.0000
    1.0000
```

例 9-48　大学生在饮食方面存在很多问题，多数大学生不重视吃早餐，日常饮食也没有规律。为了身体的健康就需要注意日常饮食中的营养，大学生每天的配餐中需要摄入一定的蛋白质、脂肪和碳水化合物，下表给出了三种食物提供的营养以及大学生正常所需的营养（它们的质量以适当的单位计量）

营养	单位食物所含的营养			所需营养量
	食物一	食物二	食物三	
蛋白质	36	51	13	33
脂肪	0	7	1.1	3
碳水化合物	52	34	74	45

试根据这个问题建立一个线性方程组，并通过求解方程组来确定每天需要摄入上述三种食物的量。

解　设 $x_1.x_2.x_3$ 每天分别为食物一、食物二、食物三的摄入量，则由表中的数据可得到下列线性方程组：

$$\begin{cases} 36x_1 + 51x_2 + 13x_3 = 33 \\ 7x_2 + 1.1x_3 = 3 \\ 52x_1 + 34x_2 + 74x_3 = 45 \end{cases}$$

运用 MATLAB 解这个线性方程组的方法如下：

```
》A= [36 51 13; 0 7 1.1; 52 34 74];
》B= [33; 3; 45];
》X=inv (A) *B
X =
0.2772
0.3919
0.2332
```

由以上的计算我们可知：我们每天摄入 0.2772 个单位的食物一，0.3919 个单位的食物二，0.2332 个单位的食物三就可以保证我们的健康饮食了。

六、微分方程在 MATLAB 的应用实例

s=dsolve（'方程 1'，'方程 2'，…，'初始条件 1'，'初始条件 2'…，'自变量'）

例 9－49 求微分方程 $y'=ay+b$ 通解

解 微分方程的 MATLAB 代码为：

```
≫clear;
≫s=dsolve（'Dy=a*y+b'）
```

通解为：

y=－b/a+exp（a*x）*C1

例 9－50 （人口增长阻滞模型）

人口的增长率受着出生率和死亡率的控制，而出生率和死亡率又受自然环境、物质资源、卫生条件、社会制度等很多因素的影响，是一个很复杂的问题。我们用微分方程研究人口的自然增长规律。

设 $y=y(t)$ 是在时间 t 时刻人群的个体数，n，m 分别表示该人群的出生率和死亡率，则人口总的增长率为

$$\frac{dy}{dt} = (n-m)y$$

显然，如果出生率大于死亡率，则人口总数将不断增加，反之，人口总数将逐渐减少。最简单的数学模型为：假设 n、m 为常数，且 $n-m=a$，$a>0$，则上式为

$$\frac{dy}{dt} = ay$$

解此方程，得

$$y = Ce^{at}$$

这是一个指数增长方程式，随着时间的增加，人口总数将无限制地增加，这显然是不符合人口增加的实际情况的。为了获得较为符合实际的人口增长模型，我们假定出生率和死亡率都是人口总数的函数，且是线性函数。这就是说，当人口总数增加时，出生率将随着人口总数的增加而减少，而死亡率却随着人口总数的增加而增加，即

$$n = a-by, m = p+qy$$

式中 a，b，p，q 均为正的常数，则

$$n-m = (a-by)-(p+qy) = (a-p)-(b+q)y$$

$$= (b+q)\left(\frac{a-p}{b+q}-y\right)=\lambda(B-y)$$

式中 $\lambda = b+q$, $B = \frac{a-p}{b+q}$ ，则得到

$$\frac{dy}{dt}=\lambda y(B-y)$$

上式即为著名的阻滞方程。现在我们来解上面的微分方程。先分离变量得

$$\frac{dy}{y(B-y)}=\lambda dt$$

利用有理函数积分的方法有

$$\frac{1}{B}\int\left(\frac{1}{y}+\frac{1}{B-y}\right)dy=\int\lambda dt$$

$$\ln y-\ln(B-y)=B\lambda t+C$$

$$\ln\frac{y}{B-y}=B\lambda t+C$$

$$\frac{y}{B-y}=e^{B\lambda t+C}=\frac{1}{k}e^{B\lambda t}\ ,\ (\frac{1}{k}=e^{C})$$

所以，微分方程的通解为

$$y=\frac{\frac{1}{k}Be^{B\lambda t}}{1+\frac{1}{k}e^{B\lambda t}}=\frac{B}{1+ke^{-B\lambda t}}$$

此模型反映了人群增长开始时是缓慢的，接着加速，最后又变慢，而在拐点的邻近增长最快。

解　x= [t1：tn]’；

y= [y1 y2 . . . yn]’；

stp= [a b c]；

ft _ =fittype（’B/（1+k∗exp（−B∗ λ ∗x))’， . . . ’dependent’，{’y’}，’independent’，{’x’}， . . . ’coefficients’，{’B’，’k’，’λ ’}）；

cf _ = fit（x，y，ft _ ，’Startpoint’，stp)

plot（cf _ ，’fit’，0. 95)；

hold on

plot（x，y)

七、概率论在 MATLAB 的应用实例

例 9 - 51　假设某药厂对其生产的某种药物抽检，对于 1000 盒药物，其中有 20 盒是不合格药物，那么检验人员抽出 10 盒药物来，抽到不合格药物是 0 到 3 盒的概率分别是多少？

解　由超几何概率分布公式为 $P(X=k)=\frac{C_M^k C_{N-M}^{n-k}}{C_N^n}$ $(k=0,1,2\cdots,h)$ ，在 Matlab 中超几何概率分布命令为 hygepdf，具体格式为 p= hygepdf（k，N，M，n)，k 为为随机变量的取值，N 为样本总数，M 为次品数目，n 为抽取样本数目。

设抽到不合格药物数目为随机变量 X，则对于此题的参数 k =0：3，N=1000，M=20，n=10，Matlab 求解为

≫p=hygepdf（0：3，1000，20，10)

结果输出为

≫p =

0.8163　　0.1681　　0.0148　　0.0007

所以检验人员抽到不合格药物数目为 0 盒的概率为 0.8163；抽到不合格药物数目为 1 盒的概率为 0.1681；抽到不合格药物数目为 2 盒的概率为 0.0148；抽到不合格药物数目为 3 盒的概率为 0.0007。

例 9-52 某工厂生产的一种医疗元件的平均使用寿命为 1000 小时，且医疗元件寿命服从 $\theta=400$ 的指数分布，试求 $P(1000<x<1200)$？（第三节）

解 Matlab 中指数概率分布命令为 expcdf，具体格式为 P＝expcdf（X，MU），这里的 MU 为指数分布的参数 θ。

```
>>P1=expcdf (1200, 400)                %P1=P (X<1200)
```

输出结果为

```
P1=
0.9502
>> P2=expcdf (1000, 400)               %P2=P (X<1000)
```

输出结果为

```
P2=
0.9179
```

所以 $P(1000<x<1200)=P(x<1200)-P(x<1000)=\text{P1}-\text{P2}=0.0323$

例 9-53 假设某医学院校对临床医学专业的高等数学科目进行能力测试，测试成绩总分为 100 分，下面给出该专业 30 名医学生的测试成绩分别为 64，67，75，79，85，60，89，92，84，76，93，70，62，88，69，71，81，76，87，61，83，64，73，82，79，65，86，72，87，90，试求出这 30 名医学生的高等数学测试成绩的期望和方差？

解 这 30 名医学生的高等数学测试成绩的期望是

$E(X)=(64+67+75+79+85+60+89+92+84+76+93+70+62+88+69+71+81+76+87+61+83+64+73+82+79+65+86+72+87+90)/30=77$，$E(X^2)=6027.0667$，

$D(X)=E(X^2)-(E(X))^2=98.0667$。

Matlab 中期望命令为 mean，具体格式为 EX＝mean（X）；方差命令为 var，具体格式为 DX＝var（X，1）。

```
>>X= [64, 67, 75, 79, 85, 60, 89, 92, 84, 76, 93, 70, 62, 88, 69, 71, 81, 76, 87, 61, 83, 64, 73, 82, 79, 65, 86, 72, 87, 90];
>>EX=mean (X)
```

输出的期望的结果为

```
EX=
    77
>>DX= var (X, 1)
```

输出的方差的结果为

```
DX=
98.0667
```

八、多元函数在 MATLAB 的应用实例

例 9-54 某药厂生产两种药品 a 和 b，生产 x 件 b 药品和 y 件 b 药品总成本 $C(x,y)=200000+2x^2+xy+y^2$（元），两种药品在市场上销量很好，但限于资金只有 760000 元，若药厂想争取到最大销量，两个药品的产量应各多少？

解　根据题意，构造拉格朗日函数

$$F(x,y,a)=x+y+z(560000-2x^2-xy-y^2)$$

由 matlab 编程为

```
≫ syms x y z
≫ L=x+y+z*（560000−2*x^2−x*y−y^2）;
   ≫ dLdx=diff（L，x）
   ≫ dLdy=diff（L，y）
   ≫ dLdz=diff（L，z）
≫ [x，y，z] =solve（dLdx，dLdy，dLdz）
```

有

$x=200,y=600,z=\dfrac{1}{1400}$（去掉负值）。

根据问题的实际意义及驻点的唯一性可知，当药厂生产 200 件 a 药品和 500 件 b 药品时，市场的销量最大。

习　题　九

一、判断题

1. 在 MATLAB 语言中，Subplot 是彗星图的命令。（　　）
2. 在 MATLAB 语言中 invA 代表求逆矩阵。（　　）
3. 1984 年成立了 MathWorks 公司，并把 MATLAB 正式推向市场。（　　）
4. MATLAB 提供了两种创建符号变量和表达式的函数：sym 和 syms。（　　）
5. 通过 M 文件建立矩阵，该方法适用于建立尺寸较大的矩阵。（　　）

二、选择题

1. 下列变量名中________是合法的。
   A. char_1，i，j　　B. x*y，a.1　　C. x\y，a1234　　D. end，1bcx
2. 已知 a=0：4，b=1：5，下面的运算表达式出错的为________。
   A. a+b　　B. a./b　　C. a’ *b　　D. a*b
3. 积分表达式 $\int_0^{\frac{\pi}{2}}\int\cos(x)dtdx$ 的实现使用下面的________命令。
   A. int（int（cos（x）），0，pi/2）　　B. int（int（cos（x），’ t’），0，pi/2）
   C. int（int（cos（x）），’ t’，0，pi/2）　　D. int（int（cos（x），’ t’，0，pi/2））
4. 产生对角线上为全 1，其余为 0 的 2 行 3 列矩阵的命令是________。
   A. ones（2，3）　　B. ones（3，2）
   C. eye（2，3）　　D. eye（3，2）
5. 已知 x 为一个向量，计算 lnx 的 matlab 命令是计算________。
   A. ln（x）　　B. log（x）　　C. Ln（x）　　D. lg10（x）
6. 运行以下命令：
   ≫ x= [1 2 3；4 5 6]；
   ≫ y=x+x*i

≫ plot (y)

则在图形窗口中绘制________条曲线。

A. 3　　B. 2　　C. 6　　D. 4

7. subplot (2, 1, 1) 是指________的子图。

A. 两行一列的上图　　B. 两行一列的下图

C. 两列一行的左图　　D. 两列一行的右图

8. 已知数组 $a=\begin{bmatrix}1 & 2 & 3\\4 & 5 & 6\\7 & 8 & 9\end{bmatrix}$，则 a (:, end) 是指________。

A. 所有元素　　B. 第一行元素

C. 第三列元素　　D. 第三行元素

9. 总体方差 sigma2 已知时，总体均值的检验使用 z—检验

[h, sig, ci, zval] =ztest (x, mu, sigma, alpha, tail)，若 tail = 0 表示________。

A. 双侧检验　　B. 右侧检验

C. 左侧检验　　D. 单侧检验

10. 运行以下命令：

≫a=eye (5);

≫ for n=a (2: end,:)

… …

则 for 循环的循环次数是________。

A. 5　　B. 4　　C. 3　　D. 1

三、填空题

1. Matlab 是________的缩写，意为"矩阵实验室"，是当今美国很流行的科学计算软件。
2. Matlab 是以________为基本编程单位的程序设计语言。
3. 已知 x=0∶10，则 x 有________个元素。
4. 数组的乘，除，乘方运算符号为矩阵相应运算符后面加________。
5. 在 matlab 的命令窗口中执行________命令，将命令窗口的显示内容清空。
6. meshc 函数是绘制________图。
7. 若要使当前坐标系和图形保留可使用　　　命令格式。
8. 运行以下命令：

≫x= [1 2 3; 4 5 6];

≫plot (x, x, x, 2 * x)

则在图形窗口中绘制________条曲线

9. 运行以下命令：

≫A=sym ([5 5; 6 6]);

≫B=sym ([1 2; 3 4]);

≫C=A. * B

求的变量 C 的值为________。

10. 若运行以下命令：

≫a=eye (3);

≫a (4,:) = [−3 −3 2]

求得结果为：a=________。

四、绘图题

1. 在同一窗口分别绘制 $y_1 = x$，$y_2 = x^2$，$y_3 = e^{-x}$ 三条函数曲线。

2. 矩阵 $a = \begin{bmatrix} 4 & 2 & -6 \\ 7 & 5 & 4 \\ 3 & 4 & 9 \end{bmatrix}$，计算 a 的行列式和逆矩阵。

```
≫a= [4 2 -6; 7 5 4 ; 3 4 9];
≫ad=det (a)
≫ai=inv (a)
ad =
  -64
ai =
  -0.4531     0.6562   -0.5937
   0.7969    -0.8437    0.9062
  -0.2031     0.1562   -0.0937
```

五、应用题

某地沙眼的患病率（y）与年龄（t，岁）的关系为：

$Y=2.27\ (e^{-0.05t} - e^{-0.072t})$

问：(1) 该地沙眼患病率随年龄的变化趋势怎样？

(2) 沙眼患病率最高的年龄是多少？最高患病率为多少？

```
≫syms t;
≫fplot ('2.27 * (exp (-0.05 * t) -exp (-0.072 * t))', [0 20])
≫title ('该地沙眼患病率随年龄的变化趋势');
≫ylabel ('沙眼患病率');%
≫xlabel ('年龄 (岁)');%
```

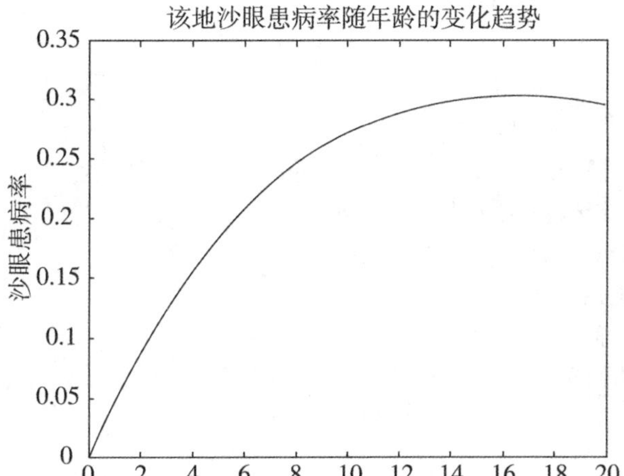

图 9-18 沙眼患病率与年龄变化关系

（原 杰）

习题参考答案

习 题 一

1. (1) $[0,2]$；(2) $[-3,-1)\cup(-1,1)\cup(1,3]$；(3) $(-\infty,+\infty)$；(4) $(-4,-\pi]\cup[0,\pi]$；
(5) $\{x|x\geqslant -2 且 x\neq\pm 1\}$；(6) $(-\infty,-2]\cup(1,+\infty)$。

2. $f(-2)=-5$，$f(0)=-3$，$f(1)=2$。

3. $C(0.25)=3$，$C(0.5)=2.2$，$C(3)=0$。

4. (1) $f(x)$ 和 $g(x)$ 相同；(2) $f(x)$ 和 $g(x)$ 不相同；(3) $f(x)$ 和 $g(x)$ 不相同；
(4) $f(x)$ 和 $g(x)$ 不相同。

5. $[a,1-a]$。

6. (1) $y=\sin u$，$u=3x$； (2) $y=\ln u$，$u=\tan v$，$v=\dfrac{x}{2}$；

(3) $y=u^{10}$，$u=1+x^2$； (4) $y=u^3$，$u=\cos v$，$v=\dfrac{x^2}{2}$；

(5) $y=2\arcsin u$，$u=\dfrac{1+x}{1-x}$； (6) $y=\arccos u$，$u=\sqrt{v}$，$v=1-x^2$；

(7) $y=\lg u$，$u=\sqrt{v}$，$v=\dfrac{x-1}{x+1}$； (8) $y=\dfrac{a}{1+2^u}$，$u=kx$。

7. (1) 1；(2) $\dfrac{1}{2}$；(3) 1；(4) $\dfrac{4}{3}$。

8. (1) 1；(2) -9；(3) 0；(4) $\dfrac{1}{2}$；(5) 1；(6) $\dfrac{2}{3}$；(7) $\dfrac{1}{2}$；(8) 0；(9) $\dfrac{1}{4}$；(10) 1；(11) $\dfrac{3}{2}$；
(12) 1；(13) 2；(14) $\dfrac{1}{2}$；(15) $\dfrac{1}{5}$；(16) 1；(17) $\dfrac{1}{2}$；(18) e^2；(19) e^3；(20) $\cos e$。

9. $k=\ln 3$。

10. $\lim\limits_{x\to 0}f(x)=0$。

11. (1) $W(0)=\dfrac{36}{31}$ (g)；(2) $W_{\max}=36$ (g)。

12. (1) 等价无穷小；(2) 同阶无穷小；(3) 等价无穷小；(4) 同阶无穷小。

13. (1) 函数在 $x=0$ 处不连续；(2) 函数在 $x=0$ 处连续。

14. (1) $x=-2$ 是无穷间断点，$x=1$ 是可去间断点；
(2) $x=-1$ 是跳跃间断点；
(3) $x=1$ 是函数的可去间断点；
(4) $x=0$ 是函数的可去间断点，$x=\pm\pi$、$\pm 2\pi$、…是无穷间断点。

15. $a=1$，$b=2$。

16. 略。

习 题 二

1. 27。

2. (1) $2a$；(2) $2a$；(3) $-\dfrac{a}{2}$；(4) a。

3. (1) $4x-y-9=0$；

（2）切点为（5,20）和（1,−4），切线方程为 $10x-y-30=0$ 和 $2x-y-6=0$。

4.（1）在点 $x=0$ 处连续，不可导；

（2）在点 $x=0$ 处连续。可导，且 $f'(0)=0$。

5.（1）$6x^2-\frac{1}{x^2}+1$；（2）$2^x\ln 2+\frac{1}{x\ln 2}+\frac{1}{1+x^2}$；（3）$-\csc x(3\csc x+\cot x)$；

（4）$3e^x(\sin x+\cos x)$；（5）$\frac{1-\ln x}{x^2}$；（6）$\frac{2\cos x}{(1-\sin x)^2}$；（7）$1-\frac{x\arcsin x}{\sqrt{1-x^2}}$；

（8）$x(2\ln x\cos x+\cos x-x\ln x\sin x)$；（9）$-6(2x+1)^2$；（10）$-\frac{1}{\sqrt{x-x^2}}$；

（11）$-e^{-\frac{x}{2}}\left(\frac{1}{2}\cos 3x+3\sin 3x\right)$；（12）$\sec x$；（13）$\frac{\ln x}{x\sqrt{1+\ln^2 x}}$；

（14）$\frac{1}{x\ln x\ln(\ln x)}$；（15）$-\frac{1}{x^2+1}$；（16）$\frac{4}{(e^x+e^{-x})^2}$。

6. 药物在体内变化率 $D'_n(t)=\frac{1-e^{nk\tau}}{1-e^{k\tau}}D_0e^{-kt}(-kt)'=\frac{k(1-e^{nkt})}{e^{kt}-1}D_0e^{-kt}$。

7.（1）$y'=\frac{3y-3x^2}{4y-3x}$；（2）$y'=\frac{1-y\cos(xy)}{x\cos(xy)-1}$；

（3）$y'=\frac{(x^2+y^2)e^x-2x}{2y}$；（4）$y'=\frac{x^2+y^2-y}{x^2+y^2-x}$；

8.（1）$y'=y(1+\ln x)=x^x(1+\ln x)$；（2）$y'=\left(\frac{x}{1+x}\right)^x\left(\ln\frac{x}{1+x}+\frac{1}{1+x}\right)$。

（3）$y'=\frac{(3-x)^4\sqrt{x+2}}{(x+1)^3}\left[\frac{1}{2(x+2)}-\frac{4}{3-x}-\frac{3}{x+1}\right]$；

（4）$y'=\frac{1}{2}\sqrt{\frac{(x+1)(x+3)}{\sin x\cos x}}\left(\frac{1}{x+1}+\frac{1}{x+3}-\cot x+\tan x\right)$。

9.（1）$y''=2\cos x-x\sin x$；（2）$y''=2\arctan x+\frac{2x}{1+x^2}$；

（3）$y^{(4)}=\left(-\frac{1}{x^2}\right)'=\frac{2}{x^3}$；（4）$y^{(n)}=3^ne^{3x+1}$。

10.（1）$dy=\left(-\frac{2}{x^2}+\frac{1}{2\sqrt{x}}\right)dx$；（2）$dy=(2x\sin x+x^2\cos x)dx$；

（3）$dy=e^{ax}(a\cos bx-b\sin bx)dx$；（4）$dy=4x\tan(1+x^2)\sec^2(1+x^2)dx$；

（5）$dy=\frac{1}{2\sqrt{x-x^2}}dx$；（6）$dy=\frac{2}{1-x^2}dx$。

11.（1）0.002；（2）0.50755；（3）30°24″。

12. 略。

13. 略。

14. $f(x)\approx 1+\frac{1}{2}(x-1)-\frac{1}{8}(x-1)^2+\frac{1}{16}(x-1)^3$。

15. $f(x)\approx x-x^2+\frac{1}{2}x^3-\frac{1}{6}x^4$。

16.（1）1；（2）2；（3）$\frac{n}{m}a^{n-m}$；（4）1；（5）$\frac{1}{2}$；（6）1；（7）1；（8）∞；（9）0；（10）0；（11）$\frac{1}{2}$；

（12）$-\frac{1}{3}$；（13）1；（14）e^2；（15）1；（16）1。

17. 1。

18.（1）当 $x<\frac{3}{4}$ 时，$y'<0$，函数 $f(x)$ 在 $\left(-\infty,\frac{3}{4}\right)$ 上单调减少；

当 $x>\frac{3}{4}$ 时，$y'>0$，函数 $f(x)$ 在 $\left[\frac{3}{4},+\infty\right)$ 上单调增加。

（2）当 $0<x<1$ 时，$y'<0$，函数 $f(x)$ 在 $(0,1)$ 上单调减少；

当 $1<x<e$ 时，$y'<0$，函数 $f(x)$ 在 $(1,e)$ 上单调减少；

当 $x>e$ 时，$y'>0$，函数 $f(x)$ 在 $[e,+\infty)$ 上单调增加。

(3) 当 $x<0$ 时，$y'>0$，函数 $f(x)$ 在 $(-\infty,0)$ 上单调增加；
当 $x>0$ 时，$y'<0$，函数 $f(x)$ 在 $[0,+\infty)$ 上单调减少。

(4) 当 $x<\frac{3}{4}$ 时，$y'>0$，函数 $f(x)$ 在 $\left(-\infty,\frac{3}{4}\right)$ 上单调增加；

当 $\frac{3}{4}<x<1$ 时，$y'<0$，函数 $f(x)$ 在 $\left[\frac{3}{4},1\right]$ 上单调减少。

19. 略。

20. (1) 极大值 $f(-4)=-3$；(2) 极小值 $f(e^{-\frac{1}{3}})=-\frac{1}{3e}$；

(3) 极小值 $f(-1)=-1$，极大值 $f(1)=1$；(4) 极大值 $f(-1)=\frac{5}{3}$，极大值 $f(1)=\frac{1}{3}$。

21. (1) 最大值 $f(4)=0$，最小值 $f(1)=-1$；

(2) 最大值 $f(2)=\sqrt{13}$，最小值 $f\left(-\frac{5}{4}\right)=0$。

22. 患者入院后 8 小时其白细胞记数达到最小值，最小值是 180 个。

23. $v(x)=\frac{kx_0^2}{4}$。

24. (1) 函数在 $\left(-\infty,\frac{1}{2}\right)$ 上是凸的，在 $\left(\frac{1}{2},+\infty\right)$ 上是凹的，拐点是 $\left(\frac{1}{2},\frac{13}{2}\right)$；

(2) 函数在 $\left(-\infty,2\ln\frac{3}{2}\right)$ 上是凸的，在 $\left(2\ln\frac{3}{2},+\infty\right)$ 上是凹的，拐点是 $\left(2\ln\frac{3}{2},\frac{80}{729}\right)$；

(3) 函数在整个定义域 R 内是凹的，且没有拐点。

25. (1) $x=0$ 是曲线的垂直渐近线，$y=x+2$ 是曲线的斜渐近线；

(2) $x=0$ 是曲线的垂直渐近线，$y=x$ 是曲线的斜渐近线；

(3) $x=1$ 是曲线的垂直渐近线，$y=x+5$ 是曲线的斜渐近线；

(4) $y=0$ 是曲线的水平渐近线。

26. 略。

27. 略。

习 题 三

1. 由于 $y'=(2\ln x)'=\frac{2}{x}$，$y'=(2\ln(ax))'=\frac{2}{x}$，$y'=(\ln(x^2))'=\frac{2}{x}$，所以它们是同一函数的原函数。

2. $e^{\sin x}+C$。

3. (1) $\frac{2}{5}x^{\frac{5}{2}}+x+C$；　(2) $\frac{2^x}{\ln 2}+\frac{1}{2}x^6+C$；

(3) $\frac{2}{5}x^{\frac{5}{2}}-\frac{4}{3}x^{\frac{3}{2}}+2x^{\frac{1}{2}}+C$；　(4) $x-\arctan x+C$；

(5) $\arctan x-\frac{1}{x}+C$；　(6) $\frac{x}{2}+\frac{1}{2}\sin x-2\ln|x|-\cot x+C$；

(7) $\tan x-\cot x+C$；　(8) $\sin x+C$；

(9) $\frac{1}{2}(x-\sin x)+C$；　(10) $\sin x+\cos x+C$；

(11) e^x+x+C；　(12) $-\cot x-\tan x+C$

4. (1) $\frac{1}{63}(3x-1)^{21}+C$；　(2) $\frac{1}{4}e^{2x^2}+C$；

(3) $\frac{3}{2-4x}+C$；　(4) $\frac{1}{4}(\ln\frac{1+x}{1-x})^2+C$；

(5) $-\sqrt{4-x^2}+C$；　(6) $\ln|x^2-3x+8|+C$；

(7) $\frac{1}{6}\ln\left|\frac{x-3}{x+3}\right|+C$；　(8) $\frac{1}{3}\sec^3x-\sec x+C$；

(9) $-2\cos x+\frac{2}{3}\cos^3x-\frac{1}{5}\cos^5x+C$；　(10) $\ln|1+\tan x|+C$；

(11) $\frac{1}{6}\ln|\sin(2x^3)|+C$； (12) $\frac{1}{4}\sin 2x-\frac{1}{16}\sin 8x+C$；

(13) $2\sqrt{e^x+1}+\ln\frac{\sqrt{e^x+1}-1}{\sqrt{e^x+1}+1}+C$； (14) $\frac{1}{2}\arcsin 2x+\frac{1}{2}\sqrt{1-4x^2}+C$；

(15) $\sqrt{x^2-a^2}-a\cdot\arctan\frac{\sqrt{x^2-a^2}}{a}+C$； (16) $\ln\frac{\sqrt{e^x+1}-1}{\sqrt{e^x+1}+1}+C$；

(17) $\frac{2}{375}(4+15x)(2-5x)^{\frac{3}{2}}+C$； (18) $3\sqrt[3]{x}-6\sqrt[6]{x}+6\ln|\sqrt[6]{x}+1|+C$；

(19) $2\left(\sqrt{x-4}-2\text{arttan}\frac{\sqrt{x-4}}{2}\right)+C$.

5. (1) $\frac{1}{2}(x^2-1)\ln(x^2-1)-\frac{1}{2}x^2+C$； (2) $\frac{1}{2}(x^2\arctan\sqrt{x^2-1}-\sqrt{x^2-1})+C$；

(3) $-(x+1)e^{-x}+C$； (4) $\ln[\ln(\ln x)-1]+C$；

(5) $2e^{\sqrt{x}}(\sqrt{x}-1)+C$； (6) $\frac{1}{2}(\sec x\tan x+\ln|\sec x+\tan x|)+C$；

(7) $x(\arcsin x)^2+2\arcsin x\cdot\sqrt{1-x^2}-2x+C$； (8) $x\ln(x+\sqrt{1+x^2})-\sqrt{1+x^2}+C$；

(9) $\tan x\ln\cos x+\tan x-x+C$.

6. (1) $\arctan(x+1)+\frac{1}{x^2+2x+2}+C$ (2) $\frac{2}{5}\ln|1+2x|-\frac{1}{5}\ln|1+x^2|+\frac{1}{5}\arctan x+C$；

(3) $\frac{1}{6}\ln\left|\frac{(x+1)^2}{x^2-x+1}+\frac{1}{\sqrt{3}}\arctan\frac{2x-1}{\sqrt{3}}\right|+C$ (4) $\frac{2}{\sqrt{3}}\arctan\frac{2\tan\frac{x}{2}+1}{\sqrt{3}}+C$；

(5) $\frac{1}{4}\tan^2\frac{x}{2}+\tan\frac{x}{2}+\frac{1}{2}\ln\left|\tan\frac{x}{2}\right|+C$； (6) $2[\sqrt{x}-\ln(1+\sqrt{x})]+C$；

(7) $-\frac{4}{3}\sqrt{(1-x\sqrt{x})}+C$； (8) $2\sqrt{x}-3\sqrt[3]{x}+6\sqrt[6]{x}-6\ln(1+\sqrt[6]{x})+C$；

(9) $\frac{3}{2}\sqrt[3]{(x+2)^2}-3\sqrt[3]{x+2}+3\ln|1+\sqrt[3]{x+2}|+C$.

习 题 四

1. (1) 0 (2) $\frac{1}{2}\pi R^2$ (3) 9 (4) 0

2. (1) $\int_0^1 xdx\geqslant\int_0^1 x^2dx\geqslant\int_0^1 x^3dx$

(2) $\int_3^4\ln^2 xdx>\int_3^4\ln xdx>\int_3^4\frac{1}{\ln x}dx$

(3) $\int_0^1 e^xdx>\int_0^1 xdx>\int_0^1\ln(1+x)dx$

3. (1) $\frac{1}{2e}$ (2) 3 (3) -2 (4) $-\frac{1}{2}$

4. (1) $\frac{28}{3}$ (2) $\frac{271}{6}$ (3) 0 (4) 2 (5) $\frac{\pi}{6}$ (6) $\frac{\pi}{3a}$ (7) $\frac{1}{6}$ (8) $\frac{5}{2}$ (9) $\frac{\pi}{8}$ (10) $\frac{4}{3}$

(11) $\frac{19}{3}$ (12) $\frac{\pi a^2}{4}$ (13) 2 (14) 1 (15) $1-\frac{\pi}{4}$ (16) $1-\frac{2}{e}$ (17) -2

(18) $\frac{e^2+1}{4}$ (19) $\frac{\pi}{4}-\frac{1}{2}\ln 2$ (20) $\frac{2e^{\pi}+1}{5}$

5. (1) $\frac{1}{3}$ (2) 1 (3) 发散 (4) 2 (5) 发散 (6) π (7) 1 (8) -1

(9) 发散 (10) $\frac{\pi}{2}$

6. (1) $e+\frac{1}{e}-2$ (2) $\frac{32}{3}$ (3) $\frac{7}{6}$ (4) 3 (5) $\ln 2$ (6) $\frac{1}{3}$ (7) 18 (8) 2

7. (1) $\frac{3\pi}{10},\frac{3\pi}{10}$ (2) $\frac{1}{3}\pi hr^2$ (3) $\frac{32\pi}{5},8\pi$ (4) $160\pi^2$

8. 证明略，$\frac{\pi^2}{4}$

9. $a=-5$

习 题 五

1. (1) $xy\geqslant 0$；(2) $r^2<x^2+y^2+z^2\leqslant R^2$；(3) $y^2-4x+8>0$；(4) $x>|y|$。
2. (1) 1；(2) 4。
3. (1) $(0,0)$；(2) 直线 $y=x$。
4. (1) $\frac{\partial z}{\partial x}=\cot(x-2y),\frac{\partial z}{\partial y}=-2\cot(x-2y)$；

   (2) $\frac{\partial z}{\partial x}=y\cos(xy)-2y\cos(xy)\sin(xy),\frac{\partial z}{\partial y}=x\cos(xy)-2x\cos(xy)\sin(xy)$；

   (3) $\frac{\partial z}{\partial x}=-\frac{y^2}{x^2}$，$\frac{\partial z}{\partial y}=\frac{2y^3-2x}{xy^2}$；

   (4) $\frac{\partial z}{\partial x}=x^{\sin y-1}\sin y$，$\frac{\partial z}{\partial y}=x^{\sin y}\ln x\cos y$；

   (5) $\frac{\partial z}{\partial x}=\frac{-y^2}{(x-y)^2}$，$\frac{\partial z}{\partial y}=\frac{x^2}{(x-y)^2}$；

   (6) $\frac{\partial z}{\partial x}=ye^{xy},\frac{\partial z}{\partial y}=xe^{xy}$；

   (7) $\frac{\partial z}{\partial x}=-\frac{y}{x^2+y^2},\frac{\partial z}{\partial y}=\frac{x}{x^2+y^2}$；

   (8) $\frac{\partial z}{\partial x}=2x$，$\frac{\partial z}{\partial y}=2y$。
5. (1) $\frac{\partial^2 z}{\partial x^2}=\frac{y^2-x^2}{(x^2+y^2)^2},\frac{\partial^2 z}{\partial x\partial y}=\frac{\partial^2 z}{\partial y\partial x}=\frac{-2xy}{(x^2+y^2)^2},\frac{\partial^2 z}{\partial y^2}=\frac{x^2-y^2}{(x^2+y^2)^2}$；

   (2) $\frac{\partial^2 z}{\partial x^2}=-\frac{2xy}{(x^2+y^2)^2},\frac{\partial^2 z}{\partial x\partial y}=\frac{\partial^2 z}{\partial y\partial x}=\frac{x^2-y^2}{(x^2+y^2)^2},\frac{\partial^2 z}{\partial y^2}=\frac{2xy}{(x^2+y^2)^2}$。
6. (1) $dz=(2x+3y)dx+(3x-4y)dy$；

   (2) $dz=[2x\ln(xy)+x]dx+\frac{x^2}{y}dy$；

   (3) $dz=e^{x-2y}dx-2e^{x-2y}dy$；

   (4) $dz=2\frac{x}{y^2}dx-\frac{2x^2}{y^3}dy$。
7. $\frac{\partial z}{\partial x}=e^x(\cos x-\sin x)+\cos x$。
8. $\frac{\partial z}{\partial x}=e^{xy}[y\sin(x+y)+\cos(x+y)],\frac{\partial z}{\partial y}=e^{xy}[x\sin(x+y)+\cos(x+y)]$。
9. $\frac{dz}{dx}=\frac{2x-4x^3}{1+x^4\ (1-x^2)^2}$。
10. $\frac{\partial z}{\partial x}=\frac{6xy+ze^{xz}}{4y^2-xe^{xz}}$，$\frac{\partial z}{\partial y}=\frac{3x^2-8yz}{4y^2-xe^{xz}}$。
11. $\frac{\partial z}{\partial x}=\frac{yz}{z^2-xy}$，$\frac{\partial z}{\partial x}=\frac{xz}{z^2-xy}$。
12. $\frac{\partial z}{\partial x}=\frac{2xyz}{e^z-x^2y}$，$\frac{\partial z}{\partial y}=\frac{x^2z}{e^z-x^2y}$。
13. 在点 (0,0) 存在极大值 $f(0,0)=0$；在点 (2,2) 处不存在极值。
14. 在点 (1,−1) 处存在极大值 $f(1,-1)=2$。
15. 11。
16. $\frac{33}{140}$。
17. $\pi(e-1)$。
18. −1。

习 题 六

一、选择题

1. B；2. C；3. D；4. B；5. A；6. D；7. C；8. A；9. D；10. A。

二、填空题

1. 是。

2. $x^2+y^2=25$。

3. $y=Ce^{-x}+xe^{-x}$。

4. $y=\frac{x^3}{6}-\sin x+C_1x+C_2$。

5. $y=C_1e^x-\frac{x^2}{2}-x+C_2$。

6. $y=C_1e^x+C_2e^{-2x}$。

7. $y=C_1e^{2x}+C_2xe^{2x}$。

8. $y=C_1\cos 2x+C_2\sin 2x$。

9. $y*=x(Ax+B)e^{3x}$。

10. $y*=A\sin x$。

三、计算题

1. (1) $\tan y\tan x=C$；

(2) $\frac{1}{y}=\ln\left(\frac{1}{2}-x\right)+C$；

(3) $10^x+10^{-y}+C=0$；

(4) $\frac{1}{3}y^2+y=-\frac{1}{4}x^4+C$；

(5) $e^y=\frac{1}{2}e^{2x}+\frac{1}{2}$；

(6) $\ln y=|\csc x-\cot x|$；

(7) $y=e^{-\sin x}(x+C)$；

(8) $\ln\frac{y}{x}=xC+1$；

(9) $\frac{1}{2}\left(\frac{y}{x}\right)^2=\ln x+2$；

(10) $y=\frac{1}{x}\left[\frac{1}{3}x^3+\frac{3}{2}x^2+2x+C\right]$；

(11) $y=\cos x(-2\cos x+C)$；

(12) $y=e^{-3x}\left[\frac{8}{3}e^{3x}-\frac{2}{3}\right]$；

(13) $y=\frac{1}{x}(-\cos x+\pi)$；

(14) $x=y(\ln\ln y+C)$；

(15) $\frac{1}{y}=e^{-\frac{3}{2}x^2}\left(-\frac{1}{3}e^{\frac{3}{2}x^2}+C\right)$；

(16) $\frac{1}{y^4}=e^{-4x}\left(-xe^{4x}+\frac{1}{4}e^{4x}+C\right)$。

2. (1) $y=\int(xe^x-2e^x+C_1x+C_2)\,dx=xe^x-3e^x+\frac{1}{2}C_1x^2+C_2x+C_3$；

(2) $y=-\frac{1}{2}x^2-x+C_1e^x+C_2$；

(3) $\frac{1}{\sqrt{C_1}}\arctan\frac{y}{\sqrt{C_1}}=x+C_2$；

(4) $y=-2\ln(x+2C_1)+C_2$；

(5) $y|=\frac{1}{\sqrt{2C_1}}\ln\left|\frac{\sqrt{2C_1}-x}{\sqrt{2C_1}+x}\right|+C_2$。

3. (1) $y=C_1e^{-x}+C_2e^{2x}$；

(2) $y=(C_1+C_2x)e^{\frac{5}{2}x}$；

(3) $y=4e^x+2e^{3x}$；

(4) $y=2\cos 5x+\sin 5x$；

(5) $y=C_1e^{-x}+C_2e^{\frac{1}{2}x}+e^x$；

(6) $y=e^{-x}(C_1\cos\sqrt{2}x+C_2\sin\sqrt{2}x)-\frac{3}{17}\cos 2x+\frac{12}{17}\sin 2x$。

4. $m=m_0e^{-\frac{\ln 2}{14.3}t}$

5. $x=x_s\ (1-e^{-kAt})$。

6. $v=e^{-\frac{k_2}{m}t}\left[\frac{k_1}{k_2}(te^{-\frac{k_2}{m}t}-\frac{m}{k_2}e^{\frac{k_2}{m}t})+\frac{k_1 m}{k_2^2}\right]$

7. $s=6e^t\sin 2t$。

习　题　七

一、选择题

1. A; 2. B; 3. A; 4. C; 5. C; 6. A; 7. C; 8. D; 9. D; 10. D

二、填空题

1. 1

2. -12

3. $\begin{pmatrix}0\\0\\0\end{pmatrix}$, $(0\quad 0\quad 0)$

4. $x=1$, $y=2$, $z=2$, $w=-4$

5. $\begin{bmatrix}1 & 2 & 0\\0 & 1 & -1\\3 & -1 & 4\end{bmatrix}$

6. -3, -48

7. $\begin{pmatrix}1 & 0\\1 & 1\end{pmatrix}$

8. $A+B^{-1}C$

9. $\lambda\neq-6$

10. $x_1=3$, $x_2=1$, $x_3=0$

三、解答题

1. (1) 27; (2) 67; (3) 48; (4) -4;

2. 略;

3. $\begin{bmatrix}11 & 0\\7 & 4\end{bmatrix}$, $\begin{bmatrix}0 & 0\\0 & 0\end{bmatrix}$

4. (1) $\begin{pmatrix}2 & 4\\2 & 4\\3 & 6\end{pmatrix}$

(2) $\begin{pmatrix}a_{11}x_1+a_{12}x_2+a_{13}x_3\\a_{21}x_1+a_{22}x_2+a_{23}x_3\\a_{31}x_1+a_{32}x_2+a_{33}x_3\end{pmatrix}$

(3) $a_{11}b_1^2+a_{22}b_2^2+a_{33}b_3^2+2a_{12}b_1b_2+2_{13}b_1b_3+2a_{23}b_2b_3$;

5. $\begin{pmatrix}-5 & 6 & 7\\10 & 2 & -6\\-2 & 17 & 10\end{pmatrix}$

6. $\begin{pmatrix}0 & 14 & -3\\17 & 13 & 10\end{pmatrix}$, $\begin{pmatrix}0 & 17\\14 & 13\\-3 & 10\end{pmatrix}$

7. 略;

8. 略;

9. (1) 可逆，逆矩阵为$\begin{pmatrix}-2 & -3\\1 & 1\end{pmatrix}$

(2) 可逆，逆矩阵为 $\begin{pmatrix} \frac{1}{2} & 0 & -\frac{1}{2} \\ 0 & 0 & -\frac{1}{2} \\ -\frac{1}{2} & -\frac{1}{2} & \frac{1}{4} \end{pmatrix}$

10. (1) 秩为 3

(2) 秩为 4

11. (1) $\frac{1}{2}\begin{pmatrix} 1 & 0 & -1 \\ 0 & 0 & -1 \\ -1 & -1 & \frac{1}{2} \end{pmatrix}$

(2) $\frac{1}{10}\begin{pmatrix} 11 & -9 & 1 & -1 \\ 1 & 11 & -9 & -1 \\ -3 & -3 & 7 & 3 \\ -1 & -1 & -1 & 1 \end{pmatrix}$

(3) $\frac{1}{2}\begin{pmatrix} 0 & 1 & 1 & 0 \\ 1 & -1 & -1 & -1 \\ 1 & 0 & 0 & 1 \\ -1 & 0 & 1 & 0 \end{pmatrix}$

12. $\begin{pmatrix} -3 & 8 & 6 \\ -2 & 9 & 6 \\ 2 & -12 & -9 \end{pmatrix}$

13. (1) $c\neq-4$，$d\neq-\frac{1}{2}$

(2) $c=-4$，$d=-\frac{1}{2}$

(3) $c=-4$，$d=\frac{1}{2}$ 或 $d=-\frac{3}{2}$

习 题 八

一、判断题

1. √；2. √；3. ×；4. √。

二、选择题

1. C；2. A；3. D；4. B。

三、计算题

1. (1) $\overline{A}\overline{B}C$；(2) ABC；(3) $\overline{A}\overline{B}\overline{C}+A\overline{B}\overline{C}+\overline{A}B\overline{C}+\overline{A}\overline{B}C$；

(4) $\overline{A}\overline{B}C+\overline{A}B\overline{C}+A\overline{B}\overline{C}$。

2. P（阳性反应）= 0.7；P（阴性反应）= 0.3。

3. 0.1176。

4. 0.18。

5. (1) 0.3；(2) 0.8。

6. (1) 0.96；(2) 6.15×10^{-6}。

7. P_{10} (2) =0.0041，所以认为这水是不合格的。

8. 因 $E(X)=1$，$E(Y)=0.9$。从平均角度看，乙机床生产的零件质量较好。

9. (1) P（成年人患高血压）= 0.142；由 P（肥胖）=0.141，P（中等）=0.5774，P（瘦小）=0.282，所以最可能是肥胖者。

10. $E(X)=1.0556$。

11. 156（只）。

12. 故 $E(X)$ 不存在。

13. (1) $P\{X\leqslant 95\}=0.3085$；$P\{90\leqslant X\leqslant 110\}=0.6826$；(2) $x=125.87$。
14. 99 只来培养 、测定。
15. (1) $E(Y)=4$；(2) $E(Y)=1/3$。
16. 平均利润≈5.216（万元）。
17. $E(Y)=\frac{35}{3}$ (min)。
18. E (X) =0.6，D (X) =0.82－0.62=0.46。
19. 0.5。

习　题　九

一、判断题

1.× 2.√ 3.√ 4.√ 5.√

二、选择题

1.A 2.D 3.B 4.C 5.B 6.A 7.A 8.C 9.A 10.A

三、填空题

1. Matrix Laboratory
2. 矩阵
3. 11
4. .
5. clc
6. 三维网线图并添加等高线
7. hold on
8. 6
9. [5，10]
   [18，24]
10. a =

```
 1    0    0
 0    1    0
 0    0    1
-3   -3    2
```

四、绘图题

1. 解：根据题意，绘图程序如下

```
≫x=-2：0.1：6；
≫y1=x;
≫y2=x.^2;
≫y3=exp (-x);
≫plot (x, y1, x, y2, x, y3)
≫title ('三条曲线')
≫xlabel ('x')
≫legend ('y1=x', 'y2=x^2', 'y3=exp (-x)')
≫text (1, 1, 'x=1')
≫line (1, -2: 0.1: 10)
```

2. 解：根据题意，绘图程序如下

```
≫a= [4 2 -6; 7 5 4 ; 3 4 9];
≫ad=det (a)
≫ai=inv (a)
```

五、应用题

解：(1) 根据题意，编译程序如下

```
≫syms t;
≫fplot ('2.27 * (exp (-0.05 * t) -exp (-0.072 * t))', [0 20])
≫title ('该地沙眼患病率随年龄的变化趋势');
≫ylabel ('沙眼患病率');%
≫xlabel ('年龄 (岁)');%
```

(2) 在 matlab 的 m. file 中定义函数

```
function [y_inverse] =function1 (t)
y_inverse=- (2.27 * (exp (-0.05 * t) -exp (-0.072 * t)));
```

保存为 function1. m'

根据题意，编译程序有

```
≫ [t, y_inverse] =fminsearch (@function1, 2)
≫y=-y_inverse
```

主要参考书目

1. 陈怀琛，龚杰民. 线性代数实践及 MATLAB 入门. 二版. 北京：电子工业出版社，2006 年.
2. 大连理工大学城市学院基础教学部. 应用微积分. 大连：大连理工大学出版社，2010.
3. 方影，孙庆文. 高等数学与数学模型. 二版. 北京：高等教育出版社，2009.
4. 顾作林. 高等数学. 五版. 北京：人民卫生出版社，2011.
5. 郭东星. 医学高等数学. 北京：科学出版社，2008.
6. 郭东星. 医学高等数学. 二版. 北京：科学出版社，2013.
7. 华东师范大学数学系. 数学分析. 北京：高等教育出版社，1980.
8. 居余马，等. 线性代数. 二版. 北京：清华大学出版社，2002.
9. 乐经良. 医用高等数学. 二版. 北京：高等教育出版社，2008.
10. 李林. 高等数学. 北京：高等教育出版社，2013.
11. 李林. 医用高等数学新概念教程. 北京：中国铁道出版社，2010.
12. 刘定远. 医学数量分析. 北京：北京医科大学北京协和医科大学联合出版社，1998.
13. 马建忠. 医学高等数学. 二版. 北京：科学出版社，2007.
14. 马建忠. 医药数学模型与软件应用实践. 北京：科学出版社，2009.
15. 莫勒（Moler CB）著，喻文健译. MATLAB 数值计算. 北京：机械工业出版社，2006.
16. 同济大学数学系. 高等数学. 六版. 北京：高等教育出版社，2007.
17. 同济大学数学系编. 线性代数. 三版. 北京：高等教育出版社，2002.
18. 同济大学应用数学系. 高等数学. 五版. 北京：高等教育出版社，2002.
19. 王薇. MATLAB 从基础到精通. 北京：电子工业出版社，2012.
20. 肖华勇. 基于 MATLAB 和 LINGO 的数学实验. 西安：西北工业大学出版社，2009.
21. 熊安明，等. 医用高等数学. 二版. 北京：科学出版社，2012.
22. 徐东艳，孟晓刚. MATLAB 函数库查询辞典. 北京：中国铁道出版社，2006.
23. 张良勇，董晓芳. 常微分方程的起源与发展. 高等函授学报（自然科学版），2006，20（3）：34 - 39.
24. 张慎语. 周厚隆. 线性代数. 三版. 北京：高等教育出版社，2002.
25. 张小红，张建勋. 数学软件与数学实验. 北京：清华大学出版社，2004.
26. 张选群. 医科高等数学. 二版. 北京：高等教育出版社，2009.
27. 张选群. 医科高等数学学习辅导. 北京：高等教育出版社，2006.
28. 周怀梧. 医药高等数学. 济南：山东教育出版社，1985.

附录1 常用积分表

导数公式：

$(\mathrm{tg}x)'=\sec^2 x$　　$(\arcsin x)'=\dfrac{1}{\sqrt{1-x^2}}$

$(\mathrm{ctg}x)'=-\csc^2 x$　　$(\arccos x)'=-\dfrac{1}{\sqrt{1-x^2}}$

$(\sec x)' = \sec x \cdot \mathrm{tg}x$

$(\csc x)' =- \csc x \cdot \mathrm{ctg}x$　　$(\mathrm{arctg}x)' = \dfrac{1}{1+x^2}$

$(a^x)'=a^x \ln a$

$(\log_a x)'=\dfrac{1}{x\ln a}$　　$(\mathrm{arcctg}x)'=-\dfrac{1}{1+x^2}$

基本积分表：

$\int \mathrm{tg}x dx =-\ln|\cos x|+C$　　$\int \dfrac{dx}{\cos^2 x} = \int \sec^2 x dx = \mathrm{tg}x+C$

$\int \mathrm{ctg}x dx = \ln|\sin x|+C$　　$\int \dfrac{dx}{\sin^2 x} = \int \csc^2 x dx =- \mathrm{ctg}x+C$

$\int \sec x dx = \ln|\sec x+\mathrm{tg}x|+C$　　$\int \sec x \cdot \mathrm{tg}x dx =\sec x+C$

$\int \csc x dx = \ln|\csc x-\mathrm{ctg}x|+C$　　$\int \csc x \cdot \mathrm{ctg}x dx =- \csc x+C$

$\int \dfrac{dx}{a^2+x^2} = \dfrac{1}{a}\mathrm{arctg}\dfrac{x}{a}+C$　　$\int a^x dx =\dfrac{a^x}{\ln a}+C$

$\int \dfrac{dx}{x^2-a^2} =\dfrac{1}{2a}\ln\left|\dfrac{x-a}{x+a}\right|+C$　　$\int \mathrm{sh}x dx = \mathrm{ch}x+C$

$\int \dfrac{dx}{a^2-x^2} = \dfrac{1}{2a}\ln\dfrac{a+x}{a-x}+C$　　$\int \mathrm{ch}x dx = \mathrm{sh}x+C$

$\int \dfrac{dx}{\sqrt{a^2-x^2}} =\arcsin\dfrac{x}{a}+C$　　$\int \dfrac{dx}{\sqrt{x^2\pm a^2}} = \ln(x+\sqrt{x^2\pm a^2})+C$

$$I_n=\int_0^{\frac{\pi}{2}}\sin^n x dx=\int_0^{\frac{\pi}{2}}\cos^n x dx=\frac{n-1}{n}I_{n-2}$$

$$\int\sqrt{x^2+a^2}dx=\frac{x}{2}\sqrt{x^2+a^2}+\frac{a^2}{2}\ln(x+\sqrt{x^2+a^2})+C$$

$$\int\sqrt{x^2-a^2}dx=\frac{x}{2}\sqrt{x^2-a^2}-\frac{a^2}{2}\ln|x+\sqrt{x^2-a^2}|+C$$

$$\int\sqrt{a^2-x^2}dx=\frac{x}{2}\sqrt{a^2-x^2}+\frac{a^2}{2}\arcsin\frac{x}{a}+C$$

三角函数的有理式积分：

$\sin x=\dfrac{2u}{1+u^2}$，　$\cos x=\dfrac{1-u^2}{1+u^2}$，　$u=\mathrm{tg}\dfrac{x}{2}$，　$dx=\dfrac{2du}{1+u^2}$

（一）含有 $ax+b$ 的积分（$a\neq0$）

1. $\int\dfrac{dx}{ax+b}=\dfrac{1}{a}\ln|ax+b|+C$

2. $\int(ax+b)^{\mu}\,dx=\frac{1}{a(\mu+1)}(ax+b)^{\mu+1}+C\ (\mu\neq-1)$

3. $\int\frac{x}{ax+b}\,dx=\frac{1}{a^2}(ax+b-b\ln|ax+b|)+C$

4. $\int\frac{x^2}{ax+b}\,dx=\frac{1}{a^3}\left[\frac{1}{2}(ax+b)^2-2b(ax+b)+b^2\ln|ax+b|\right]+C$

5. $\int\frac{dx}{x(ax+b)}=-\frac{1}{b}\ln\left|\frac{ax+b}{x}\right|+C$

6. $\int\frac{dx}{x^2(ax+b)}=-\frac{1}{bx}+\frac{a}{b^2}\ln\left|\frac{ax+b}{x}\right|+C$

7. $\int\frac{x}{(ax+b)^2}\,dx=\frac{1}{a^2}\left(\ln|ax+b|+\frac{b}{ax+b}\right)+C$

8. $\int\frac{x^2}{(ax+b)^2}\,dx=\frac{1}{a^3}\left(ax+b-2b\ln|ax+b|-\frac{b^2}{ax+b}\right)+C$

9. $\int\frac{dx}{x(ax+b)^2}=\frac{1}{b(ax+b)}-\frac{1}{b^2}\ln\left|\frac{ax+b}{x}\right|+C$

（二）含有 $\sqrt{ax+b}$ 的积分

10. $\int\sqrt{ax+b}\,dx=\frac{2}{3a}\sqrt{(ax+b)^3}+C$

11. $\int x\sqrt{ax+b}\,dx=\frac{2}{15a^2}(3ax-2b)\sqrt{(ax+b)^3}+C$

12. $\int x^2\sqrt{ax+b}\,dx=\frac{2}{105a^3}(15a^2x^2-12abx+8b^2)\sqrt{(ax+b)^3}+C$

13. $\int\frac{x}{\sqrt{ax+b}}\,dx=\frac{2}{3a^2}(ax-2b)\sqrt{ax+b}+C$

14. $\int\frac{x^2}{\sqrt{ax+b}}\,dx=\frac{2}{15a^3}(3a^2x^2-4abx+8b^2)\sqrt{ax+b}+C$

15. $\int\frac{dx}{x\sqrt{ax+b}}=\begin{cases}\frac{1}{\sqrt{b}}\ln\left|\frac{\sqrt{ax+b}-\sqrt{b}}{\sqrt{ax+b}+\sqrt{b}}\right|+C & (b>0)\\ \frac{2}{\sqrt{-b}}\arctan\sqrt{\frac{ax+b}{-b}}+C & (b<0)\end{cases}$

16. $\int\frac{dx}{x^2\sqrt{ax+b}}=-\frac{\sqrt{ax+b}}{bx}-\frac{a}{2b}\int\frac{dx}{x\sqrt{ax+b}}$

17. $\int\frac{\sqrt{ax+b}}{x}\,dx=2\sqrt{ax+b}+b\int\frac{dx}{x\sqrt{ax+b}}$

18. $\int\frac{\sqrt{ax+b}}{x^2}\,dx=-\frac{\sqrt{ax+b}}{x}+\frac{a}{2}\int\frac{dx}{x\sqrt{ax+b}}$

（三）含有 $x^2\pm a^2$ 的积分

19. $\int\frac{dx}{x^2+a^2}=\frac{1}{a}\arctan\frac{x}{a}+C$

20. $\int\frac{dx}{(x^2+a^2)^n}=\frac{x}{2(n-1)a^2(x^2+a^2)^{n-1}}+\frac{2n-3}{2(n-1)a^2}\int\frac{dx}{(x^2+a^2)^{n-1}}$

21. $\int\frac{dx}{x^2-a^2}=\frac{1}{2a}\ln\left|\frac{x-a}{x+a}\right|+C$

（四）含有 $ax^2+b(a>0)$ 的积分

22. $\int\frac{dx}{ax^2+b}=\begin{cases}\frac{1}{\sqrt{ab}}\arctan\sqrt{\frac{a}{b}}x+C & (b>0)\\ \frac{1}{2\sqrt{-ab}}\ln\left|\frac{\sqrt{a}x-\sqrt{-b}}{\sqrt{a}x+\sqrt{-b}}\right|+C & (b<0)\end{cases}$

23. $\int\frac{x}{ax^2+b}dx=\frac{1}{2a}\ln|ax^2+b|+C$

24. $\int\frac{x^2}{ax^2+b}dx=\frac{x}{a}-\frac{b}{a}\int\frac{dx}{ax^2+b}$

25. $\int\frac{dx}{x(ax^2+b)}=\frac{1}{2b}\ln\frac{x^2}{|ax^2+b|}+C$

26. $\int\frac{dx}{x^2(ax^2+b)}=-\frac{1}{bx}-\frac{a}{b}\int\frac{dx}{ax^2+b}$

27. $\int\frac{dx}{x^3(ax^2+b)}=\frac{a}{2b^2}\ln\frac{|ax^2+b|}{x^2}-\frac{1}{2bx^2}+C$

28. $\int\frac{dx}{(ax^2+b)^2}=\frac{x}{2b(ax^2+b)}+\frac{1}{2b}\int\frac{dx}{ax^2+b}$

（五）含有 $ax^2+bx+c\,(a>0)$ 的积分

29. $$\int\frac{dx}{ax^2+bx+c}=\begin{cases}\frac{2}{\sqrt{4ac-b^2}}\arctan\frac{2ax+b}{\sqrt{4ac-b^2}}+C & (b^2<4ac)\\ \frac{1}{\sqrt{b^2-4ac}}\ln\left|\frac{2ax+b-\sqrt{b^2-4ac}}{2ax+b+\sqrt{b^2-4ac}}\right|+C & (b^2>4ac)\end{cases}$$

30. $\int\frac{x}{ax^2+bx+c}dx=\frac{1}{2a}\ln|ax^2+bx+c|-\frac{b}{2a}\int\frac{dx}{ax^2+bx+c}$

（六）含有 $\sqrt{x^2+a^2}\ (a>0)$ 的积分

31. $\int\frac{dx}{\sqrt{x^2+a^2}}=\operatorname{arsh}\frac{x}{a}+C_1=\ln(x+\sqrt{x^2+a^2})+C$

32. $\int\frac{dx}{\sqrt{(x^2+a^2)^3}}=\frac{x}{a^2\sqrt{x^2+a^2}}+C$

33. $\int\frac{x}{\sqrt{x^2+a^2}}dx=\sqrt{x^2+a^2}+C$

34. $\int\frac{x}{\sqrt{(x^2+a^2)^3}}dx=-\frac{1}{\sqrt{x^2+a^2}}+C$

35. $\int\frac{x^2}{\sqrt{x^2+a^2}}dx=\frac{x}{2}\sqrt{x^2+a^2}-\frac{a^2}{2}\ln(x+\sqrt{x^2+a^2})+C$

36. $\int\frac{x^2}{\sqrt{(x^2+a^2)^3}}dx=-\frac{x}{\sqrt{x^2+a^2}}+\ln(x+\sqrt{x^2+a^2})+C$

37. $\int\frac{dx}{x\sqrt{x^2+a^2}}=\frac{1}{a}\ln\frac{\sqrt{x^2+a^2}-a}{|x|}+C$

38. $\int\frac{dx}{x^2\sqrt{x^2+a^2}}=-\frac{\sqrt{x^2+a^2}}{a^2x}+C$

39. $\int\sqrt{x^2+a^2}dx=\frac{x}{2}\sqrt{x^2+a^2}+\frac{a^2}{2}\ln(x+\sqrt{x^2+a^2})+C$

40. $\int\sqrt{(x^2+a^2)^3}dx=\frac{x}{8}(2x^2+5a^2)\sqrt{x^2+a^2}+\frac{3}{8}a^4\ln(x+\sqrt{x^2+a^2})+C$

41. $\int x\sqrt{x^2+a^2}dx=\frac{1}{3}\sqrt{(x^2+a^2)^3}+C$

42. $\int x^2\sqrt{x^2+a^2}dx=\frac{x}{8}(2x^2+a^2)\sqrt{x^2+a^2}-\frac{a^4}{8}\ln(x+\sqrt{x^2+a^2})+C$

43. $\int\frac{\sqrt{x^2+a^2}}{x}dx=\sqrt{x^2+a^2}+a\ln\frac{\sqrt{x^2+a^2}-a}{|x|}+C$

44. $\int\frac{\sqrt{x^2+a^2}}{x^2}dx=-\frac{\sqrt{x^2+a^2}}{x}+\ln(x+\sqrt{x^2+a^2})+C$

（七）含有 $\sqrt{x^2-a^2}$（$a>0$）的积分

45. $\int\frac{dx}{\sqrt{x^2-a^2}}=\frac{x}{|x|}\operatorname{arch}\frac{|x|}{a}+C_1=\ln\left|x+\sqrt{x^2-a^2}\right|+C$

46. $\int\frac{dx}{\sqrt{(x^2-a^2)^3}}=-\frac{x}{a^2\sqrt{x^2-a^2}}+C$

47. $\int\frac{x}{\sqrt{x^2-a^2}}dx=\sqrt{x^2-a^2}+C$

48. $\int\frac{x}{\sqrt{(x^2-a^2)^3}}dx=-\frac{1}{\sqrt{x^2-a^2}}+C$

49. $\int\frac{x^2}{\sqrt{x^2-a^2}}dx=\frac{x}{2}\sqrt{x^2-a^2}+\frac{a^2}{2}\ln\left|x+\sqrt{x^2-a^2}\right|+C$

50. $\int\frac{x^2}{\sqrt{(x^2-a^2)^3}}dx=-\frac{x}{\sqrt{x^2-a^2}}+\ln\left|x+\sqrt{x^2-a^2}\right|+C$

51. $\int\frac{dx}{x\sqrt{x^2-a^2}}=\frac{1}{a}\arccos\frac{a}{|x|}+C$

52. $\int\frac{dx}{x^2\sqrt{x^2-a^2}}=\frac{\sqrt{x^2-a^2}}{a^2x}+C$

53. $\int\sqrt{x^2-a^2}\,dx=\frac{x}{2}\sqrt{x^2-a^2}-\frac{a^2}{2}\ln\left|x+\sqrt{x^2-a^2}\right|+C$

54. $\int\sqrt{(x^2-a^2)^3}dx=\frac{x}{8}(2x^2-5a^2)\sqrt{x^2-a^2}+\frac{3}{8}a^4\ln\left|x+\sqrt{x^2-a^2}\right|+C$

55. $\int x\sqrt{x^2-a^2}dx=\frac{1}{3}\sqrt{(x^2-a^2)^3}+C$

56. $\int x^2\sqrt{x^2-a^2}dx=\frac{x}{8}(2x^2-a^2)\sqrt{x^2-a^2}-\frac{a^4}{8}\ln\left|x+\sqrt{x^2-a^2}\right|+C$

57. $\int\frac{\sqrt{x^2-a^2}}{x}dx=\sqrt{x^2-a^2}-a\arccos\frac{a}{|x|}+C$

58. $\int\frac{\sqrt{x^2-a^2}}{x^2}dx=-\frac{\sqrt{x^2-a^2}}{x}+\ln\left|x+\sqrt{x^2-a^2}\right|+C$

（八）含有 $\sqrt{a^2-x^2}$（$a>0$）的积分

59. $\int\frac{dx}{\sqrt{a^2-x^2}}=\arcsin\frac{x}{a}+C$

60. $\int\frac{dx}{\sqrt{(a^2-x^2)^3}}=\frac{x}{a^2\sqrt{a^2-x^2}}+C$

61. $\int\frac{x}{\sqrt{a^2-x^2}}dx=-\sqrt{a^2-x^2}+C$

62. $\int\frac{x}{\sqrt{(a^2-x^2)^3}}dx=\frac{1}{\sqrt{a^2-x^2}}+C$

63. $\int\frac{x^2}{\sqrt{a^2-x^2}}dx=-\frac{x}{2}\sqrt{a^2-x^2}+\frac{a^2}{2}\arcsin\frac{x}{a}+C$

64. $\int\frac{x^2}{\sqrt{(a^2-x^2)^3}}dx=\frac{x}{\sqrt{a^2-x^2}}-\arcsin\frac{x}{a}+C$

65. $\int\frac{dx}{x\sqrt{a^2-x^2}}=\frac{1}{a}\ln\frac{a-\sqrt{a^2-x^2}}{|x|}+C$

66. $\int\frac{dx}{x^2\sqrt{a^2-x^2}}=-\frac{\sqrt{a^2-x^2}}{a^2x}+C$

67. $\int\sqrt{a^2-x^2}dx=\frac{x}{2}\sqrt{a^2-x^2}+\frac{a^2}{2}\arcsin\frac{x}{a}+C$

68. $\int\sqrt{(a^2-x^2)^3}\,dx=\frac{x}{8}(5a^2-2x^2)\sqrt{a^2-x^2}+\frac{3}{8}a^4\arcsin\frac{x}{a}+C$

69. $\int x\sqrt{a^2-x^2}\,dx=-\frac{1}{3}\sqrt{(a^2-x^2)^3}+C$

70. $\int x^2\sqrt{a^2-x^2}\,dx=\frac{x}{8}(2x^2-a^2)\sqrt{a^2-x^2}+\frac{a^4}{8}\arcsin\frac{x}{a}+C$

71. $\int\frac{\sqrt{a^2-x^2}}{x}\,dx=\sqrt{a^2-x^2}+a\ln\frac{a-\sqrt{a^2-x^2}}{|x|}+C$

72. $\int\frac{\sqrt{a^2-x^2}}{x^2}\,dx=-\frac{\sqrt{a^2-x^2}}{x}-\arcsin\frac{x}{a}+C$

（九）含有 $\sqrt{\pm ax^2+bx+c}\,(a>0)$ 的积分

73. $\int\frac{dx}{\sqrt{ax^2+bx+c}}=\frac{1}{\sqrt{a}}\ln\left|2ax+b+2\sqrt{a}\sqrt{ax^2+bx+c}\right|+C$

74. $\int\sqrt{ax^2+bx+c}\,dx=\frac{2ax+b}{4a}\sqrt{ax^2+bx+c}$

$+\frac{4ac-b^2}{8\sqrt{a^3}}\ln\left|2ax+b+2\sqrt{a}\sqrt{ax^2+bx+c}\right|+C$

75. $\int\frac{x}{\sqrt{ax^2+bx+c}}\,dx=\frac{1}{a}\sqrt{ax^2+bx+c}$

$-\frac{b}{2\sqrt{a^3}}\ln\left|2ax+b+2\sqrt{a}\sqrt{ax^2+bx+c}\right|+C$

76. $\int\frac{dx}{\sqrt{c+bx-ax^2}}=-\frac{1}{\sqrt{a}}\arcsin\frac{2ax-b}{\sqrt{b^2+4ac}}+C$

77. $\int\sqrt{c+bx-ax^2}\,dx=\frac{2ax-b}{4a}\sqrt{c+bx-ax^2}+\frac{b^2+4ac}{8\sqrt{a^3}}\arcsin\frac{2ax-b}{\sqrt{b^2+4ac}}+C$

78. $\int\frac{x}{\sqrt{c+bx-ax^2}}\,dx=-\frac{1}{a}\sqrt{c+bx-ax^2}+\frac{b}{2\sqrt{a^3}}\arcsin\frac{2ax-b}{\sqrt{b^2+4ac}}+C$

（十）含有 $\sqrt{\pm\frac{x-a}{x-b}}$ 或 $\sqrt{(x-a)(b-x)}$ 的积分

79. $\int\sqrt{\frac{x-a}{x-b}}\,dx=(x-b)\sqrt{\frac{x-a}{x-b}}+(b-a)\ln\left(\sqrt{|x-a|}+\sqrt{|x-b|}\right)+C$

80. $\int\sqrt{\frac{x-a}{b-x}}\,dx=(x-b)\sqrt{\frac{x-a}{b-x}}+(b-a)\arcsin\sqrt{\frac{x-a}{b-x}}+C$

81. $\int\frac{dx}{\sqrt{(x-a)(b-x)}}=2\arcsin\sqrt{\frac{x-a}{b-x}}+C\quad(a<b)$

82. $\int\sqrt{(x-a)(b-x)}\,dx=\frac{2x-a-b}{4}\sqrt{(x-a)(b-x)}+\frac{(b-a)^2}{4}\arcsin\sqrt{\frac{x-a}{b-x}}+C\quad(a<b)$

（十一）含有三角函数的积分

83. $\int\sin x\,dx=-\cos x+C$

84. $\int\cos x\,dx=\sin x+C$

85. $\int\tan x\,dx=-\ln|\cos x|+C$

86. $\int\cot x\,dx=\ln|\sin x|+C$

87. $\int\sec x\,dx=\ln\left|\tan\left(\frac{\pi}{4}+\frac{x}{2}\right)\right|+C=\ln|\sec x+\tan x|+C$

88. $\int\csc x\,dx=\ln\left|\tan\frac{x}{2}\right|+C=\ln|\csc x-\cot x|+C$

89. $\int \sec^2 x dx = \tan x + C$

90. $\int \csc^2 x dx = -\cot x + C$

91. $\int \sec x \tan x dx = \sec x + C$

92. $\int \csc x \cot x dx = -\csc x + C$

93. $\int \sin^2 x dx = \frac{x}{2} - \frac{1}{4}\sin 2x + C$

94. $\int \cos^2 x dx = \frac{x}{2} + \frac{1}{4}\sin 2x + C$

95. $\int \sin^n x dx = -\frac{1}{n}\sin^{n-1} x\cos x + \frac{n-1}{n}\int \sin^{n-2} x dx$

96. $\int \cos^n x\, dx = \frac{1}{n}\cos^{n-1} x\sin x + \frac{n-1}{n}\int \cos^{n-2} x dx$

97. $\int \frac{dx}{\sin^n x} = -\frac{1}{n-1}\cdot\frac{\cos x}{\sin^{n-1} x} + \frac{n-2}{n-1}\int\frac{dx}{\sin^{n-2} x}$

98. $\int \frac{dx}{\cos^n x} = \frac{1}{n-1}\cdot\frac{\sin x}{\cos^{n-1} x} + \frac{n-2}{n-1}\int\frac{dx}{\cos^{n-2} x}$

99. $\int \cos^m x\sin^n x dx = \frac{1}{m+n}\cos^{m-1} x\sin^{n+1} x + \frac{m-1}{m+n}\int \cos^{m-2} x\sin^n x dx$

$= -\frac{1}{m+n}\cos^{m+1} x\sin^{n-1} x + \frac{n-1}{m+n}\int \cos^m x\sin^{n-2} x dx$

100. $\int \sin ax\cos bx dx = -\frac{1}{2(a+b)}\cos(a+b)x - \frac{1}{2(a-b)}\cos(a-b)x + C$

101. $\int \sin ax\sin bx dx = -\frac{1}{2(a+b)}\sin(a+b)x + \frac{1}{2(a-b)}\sin(a-b)x + C$

102. $\int \cos ax\cos bx dx = \frac{1}{2(a+b)}\sin(a+b)x + \frac{1}{2(a-b)}\sin(a-b)x + C$

103. $\int \frac{dx}{a+b\sin x} = \frac{2}{\sqrt{a^2-b^2}}\arctan\frac{a\tan\frac{x}{2}+b}{\sqrt{a^2-b^2}} + C \quad (a^2>b^2)$

104. $\int \frac{dx}{a+b\sin x} = \frac{1}{\sqrt{b^2-a^2}}\ln\left|\frac{a\tan\frac{x}{2}+b-\sqrt{b^2-a^2}}{a\tan\frac{x}{2}+b+\sqrt{b^2-a^2}}\right| + C \quad (a^2<b^2)$

105. $\int \frac{dx}{a+b\cos x} = \frac{2}{a+b}\sqrt{\frac{a+b}{a-b}}\arctan\left(\sqrt{\frac{a-b}{a+b}}\tan\frac{x}{2}\right) + C \quad (a^2>b^2)$

106. $\int \frac{dx}{a+b\cos x} = \frac{1}{a+b}\sqrt{\frac{a+b}{b-a}}\ln\left|\frac{\tan\frac{x}{2}+\sqrt{\frac{a+b}{b-a}}}{\tan\frac{x}{2}-\sqrt{\frac{a+b}{b-a}}}\right| + C \quad (a^2<b^2)$

107. $\int \frac{dx}{a^2\cos^2 x+b^2\sin^2 x} = \frac{1}{ab}\arctan\left(\frac{b}{a}\tan x\right) + C$

108. $\int \frac{dx}{a^2\cos^2 x-b^2\sin^2 x} = \frac{1}{2ab}\ln\left|\frac{b\tan x+a}{b\tan x-a}\right| + C$

109. $\int x\sin ax dx = \frac{1}{a^2}\sin ax - \frac{1}{a}x\cos ax + C$

110. $\int x^2\sin ax dx = -\frac{1}{a}x^2\cos ax + \frac{2}{a^2}x\sin ax + \frac{2}{a^3}\cos ax + C$

111. $\int x\cos ax dx = \frac{1}{a^2}\cos ax + \frac{1}{a}x\sin ax + C$

112. $\int x^2\cos ax dx = \frac{1}{a}x^2\sin ax + \frac{2}{a^2}x\cos ax - \frac{2}{a^3}\sin ax + C$

（十二）含有反三角函数的积分(其中 $a>0$)

113. $\int \arcsin\frac{x}{a}dx = x\arcsin\frac{x}{a} + \sqrt{a^2-x^2} + C$

114. $\int x\arcsin\frac{x}{a}dx = \left(\frac{x^2}{2}-\frac{a^2}{4}\right)\arcsin\frac{x}{a} + \frac{x}{4}\sqrt{a^2-x^2} + C$

115. $\int x^2\arcsin\frac{x}{a}dx = \frac{x^3}{3}\arcsin\frac{x}{a} + \frac{1}{9}(x^2+2a^2)\sqrt{a^2-x^2} + C$

116. $\int \arccos\frac{x}{a}dx = x\arccos\frac{x}{a} - \sqrt{a^2-x^2} + C$

117. $\int x\arccos\frac{x}{a}dx = \left(\frac{x^2}{2}-\frac{a^2}{4}\right)\arccos\frac{x}{a} - \frac{x}{4}\sqrt{a^2-x^2} + C$

118. $\int x^2\arccos\frac{x}{a}dx = \frac{x^3}{3}\arccos\frac{x}{a} - \frac{1}{9}(x^2+2a^2)\sqrt{a^2-x^2} + C$

119. $\int \arctan\frac{x}{a}dx = x\arctan\frac{x}{a} - \frac{a}{2}\ln(a^2+x^2) + C$

120. $\int x\arctan\frac{x}{a}dx = \frac{1}{2}(a^2+x^2)\arctan\frac{x}{a} - \frac{a}{2}x + C$

121. $\int x^2\arctan\frac{x}{a}dx = \frac{x^3}{3}\arctan\frac{x}{a} - \frac{a}{6}x^2 + \frac{a^3}{6}\ln(a^2+x^2) + C$

（十三）含有指数函数的积分

122. $\int a^x dx = \frac{1}{\ln a}a^x + C$

123. $\int e^{ax}dx = \frac{1}{a}e^{ax} + C$

124. $\int xe^{ax}dx = \frac{1}{a^2}(ax-1)e^{ax} + C$

125. $\int x^n e^{ax}dx = \frac{1}{a}x^n e^{ax} - \frac{n}{a}\int x^{n-1}e^{ax}dx$

126. $\int xa^x dx = \frac{x}{\ln a}a^x - \frac{1}{(\ln a)^2}a^x + C$

127. $\int x^n a^x dx = \frac{1}{\ln a}x^n a^x - \frac{n}{\ln a}\int x^{n-1}a^x dx$

128. $\int e^{ax}\sin bx dx = \frac{1}{a^2+b^2}e^{ax}(a\sin bx - b\cos bx) + C$

129. $\int e^{ax}\cos bx dx = \frac{1}{a^2+b^2}e^{ax}(b\sin bx + a\cos bx) + C$

130. $\int e^{ax}\sin^n bx dx = \frac{1}{a^2+b^2n^2}e^{ax}\sin^{n-1}bx(a\sin bx - nb\cos bx)$

$$+\frac{n(n-1)b^2}{a^2+b^2n^2}\int e^{ax}\sin^{n-2}bx dx$$

131. $\int e^{ax}\cos^n bx dx = \frac{1}{a^2+b^2n^2}e^{ax}\cos^{n-1}bx(a\cos bx + nb\sin bx)$

$$+\frac{n(n-1)b^2}{a^2+b^2n^2}\int e^{ax}\cos^{n-2}bx dx$$

（十四）含有对数函数的积分

132. $\int \ln x dx = x\ln x - x + C$

133. $\int \frac{dx}{x\ln x} = \ln|\ln x| + C$

134. $\int x^n\ln x dx = \frac{1}{n+1}x^{n+1}\left(\ln x - \frac{1}{n+1}\right) + C$

135. $\int (\ln x)^n dx = x(\ln x)^n - n\int(\ln x)^{n-1}dx$

136. $\int x^m (\ln x)^n dx = \frac{1}{m+1} x^{m+1} (\ln x)^n - \frac{n}{m+1} \int x^m (\ln x)^{n-1} dx$

（十五）含有双曲函数的积分

137. $\int \operatorname{sh} x dx = \operatorname{ch} x + C$

138. $\int \operatorname{ch} x dx = \operatorname{sh} x + C$

139. $\int \operatorname{th} x dx = \ln \operatorname{ch} x + C$

140. $\int \operatorname{sh}^2 x dx = -\frac{x}{2} + \frac{1}{4} \operatorname{sh} 2x + C$

141. $\int \operatorname{ch}^2 x dx = \frac{x}{2} + \frac{1}{4} \operatorname{sh} 2x + C$

（十六）定积分

142. $\int_{-\pi}^{\pi} \cos nx dx = \int_{-\pi}^{\pi} \sin nx dx = 0$

143. $\int_{-\pi}^{\pi} \cos mx \sin nx dx = 0$

144. $\int_{-\pi}^{\pi} \cos mx \cos nx dx = \begin{cases} 0, & m \neq n \\ \pi, & m = n \end{cases}$

145. $\int_{-\pi}^{\pi} \sin mx \sin nx dx = \begin{cases} 0, & m \neq n \\ \pi, & m = n \end{cases}$

146. $\int_{0}^{\pi} \sin mx \sin nx dx = \int_{0}^{\pi} \cos mx \cos nx dx = \begin{cases} 0, & m \neq n \\ \frac{\pi}{2}, & m = n \end{cases}$

147. $I_n = \int_0^{\frac{\pi}{2}} \sin^n x dx = \int_0^{\frac{\pi}{2}} \cos^n x dx$

$I_n = \frac{n-1}{n} I_{n-2}$

$I_n = \frac{n-1}{n} \cdot \frac{n-3}{n-2} \cdot \cdots \cdot \frac{4}{5} \cdot \frac{2}{3}$　（n 为大于 1 的正奇数），$I_1 = 1$

$I_n = \frac{n-1}{n} \cdot \frac{n-3}{n-2} \cdot \cdots \cdot \frac{3}{4} \cdot \frac{1}{2} \cdot \frac{\pi}{2}$（$n$ 为正偶数），$I_0 = \frac{\pi}{2}$

泊松分布表

$$P(X=m)=\frac{\lambda^m}{m!}e^{-\lambda}$$

m \ λ	0.1	0.2	0.3	0.4	0.5	0.6	0.7	0.8
0	0.904837	0.818731	0.740818	0.670320	0.606531	0.548812	0.496585	0.449329
1	0.090484	0.163746	0.222245	0.268128	0.303265	0.329287	0.347610	0.359463
2	0.004524	0.016375	0.033337	0.053626	0.075816	0.098786	0.121663	0.143785
3	0.000151	0.001092	0.003334	0.007150	0.012636	0.019757	0.028388	0.038343
4	0.000004	0.000055	0.000250	0.000715	0.001580	0.002964	0.004968	0.007669
5	—	0.000002	0.000015	0.000057	0.000158	0.000356	0.000696	0.001227
6	—	—	0.000001	0.000004	0.000013	0.000036	0.000081	0.000164
7	—	—	—	—	0.000001	0.000003	0.000008	0.000019
8	—	—	—	—	—	—	0.000001	0.000002

m \ λ	0.9	1.0	1.5	2.0	2.5	3.0	3.5	4.0
0	0.406570	0.367879	0.223130	0.135335	0.082085	0.049787	0.030197	0.018316
1	0.365913	0.367879	0.334695	0.270671	0.205212	0.149361	0.105691	0.073263
2	0.164661	0.183940	0.251021	0.270671	0.256516	0.224042	0.184959	0.146525
3	0.049398	0.061313	0.125511	0.180447	0.213763	0.224042	0.215785	0.195367
4	0.011115	0.015328	0.047067	0.090224	0.133602	0.168031	0.188812	0.195367
5	0.002001	0.003066	0.014120	0.036089	0.066801	0.100819	0.132169	0.156293
6	0.000300	0.000511	0.003530	0.012030	0.027834	0.050409	0.077098	0.104196
7	0.000039	0.000073	0.000756	0.003437	0.009941	0.021604	0.038549	0.059540
8	0.000004	0.000009	0.000142	0.000859	0.003106	0.008102	0.016865	0.029770
9	—	0.000001	0.000024	0.000191	0.000863	0.002701	0.006559	0.013231
10	—	—	0.000004	0.000038	0.000216	0.000810	0.002296	0.005292
11	—	—	—	0.000007	0.000049	0.000221	0.000730	0.001925
12	—	—	—	0.000001	0.000010	0.000055	0.000213	0.000642
13	—	—	—	—	0.000002	0.000013	0.000057	0.000197
14	—	—	—	—	—	0.000003	0.000014	0.000056
15	—	—	—	—	—	0.000001	0.000003	0.000015
16	—	—	—	—	—	—	0.000001	0.000004
17	—	—	—	—	—	—	—	0.000001

附录3

标准正态分布函数数值表

$$\Phi(x)=\int_{-\infty}^{x}\frac{1}{\sqrt{2\pi}}e^{-\frac{t^2}{2}}dt=P(X\leqslant x)$$

x	0.00	0.01	0.02	0.03	0.04	0.05	0.06	0.07	0.08	0.09
0.0	0.5000	0.5040	0.5080	0.5120	0.5160	0.5199	0.5239	0.5279	0.5319	0.5359
0.1	0.5398	0.5438	0.5478	0.5517	0.5557	0.5596	0.5636	0.5675	0.5714	0.5753
0.2	0.5793	0.5832	0.5871	0.5910	0.5948	0.5987	0.6026	0.6064	0.6103	0.6141
0.3	0.6179	0.6217	0.6255	0.6293	0.6331	0.6368	0.6406	0.6443	0.6480	0.6517
0.4	0.6554	0.6591	0.6628	0.6664	0.6700	0.6736	0.6772	0.6808	0.6844	0.6879
0.5	0.6915	0.6950	0.6985	0.7019	0.7054	0.7088	0.7123	0.7157	0.7190	0.7224
0.6	0.7257	0.7291	0.7324	0.7357	0.7389	0.7422	0.7454	0.7486	0.7517	0.7549
0.7	0.7580	0.7611	0.7642	0.7673	0.7703	0.7734	0.7764	0.7794	0.7823	0.7852
0.8	0.7881	0.7910	0.7939	0.7967	0.7995	0.8023	0.8051	0.8078	0.8106	0.8133
0.9	0.8159	0.8186	0.8212	0.8238	0.8264	0.8289	0.8315	0.8340	0.8365	0.8389
1.0	0.8413	0.8438	0.8461	0.8485	0.8508	0.8531	0.8554	0.8577	0.8599	0.8621
1.1	0.8643	0.8665	0.8686	0.8708	0.8729	0.8749	0.8770	0.8790	0.8810	0.8830
1.2	0.8849	0.8869	0.8888	0.8907	0.8925	0.8944	0.8962	0.8980	0.8997	0.9015
1.3	0.9032	0.9049	0.9066	0.9082	0.9099	0.9115	0.9131	0.9147	0.9162	0.9177
1.4	0.9192	0.9207	0.9222	0.9236	0.9251	0.9265	0.9278	0.9292	0.9306	0.9319
1.5	0.9332	0.9345	0.9357	0.9370	0.9382	0.9394	0.9406	0.9418	0.9430	0.9441
1.6	0.9452	0.9463	0.9474	0.9484	0.9495	0.9505	0.9515	0.9525	0.9535	0.9545
1.7	0.9554	0.9564	0.9573	0.9582	0.9591	0.9599	0.9608	0.9616	0.9625	0.9633
1.8	0.9641	0.9648	0.9656	0.9664	0.9671	0.9678	0.9686	0.9693	0.9700	0.9706
1.9	0.9713	0.9719	0.9726	0.9732	0.9738	0.9744	0.9750	0.9756	0.9762	0.9767
2.0	0.9772	0.9778	0.9783	0.9788	0.9793	0.9798	0.9803	0.9808	0.9812	0.9817
2.1	0.9821	0.9826	0.9830	0.9834	0.9838	0.9842	0.9846	0.9850	0.9854	0.9857
2.2	0.9861	0.9864	0.9868	0.9871	0.9874	0.9878	0.9881	0.9884	0.9887	0.9890
2.3	0.9893	0.9896	0.9898	0.9901	0.9904	0.9906	0.9909	0.9911	0.9913	0.9916
2.4	0.9918	0.9920	0.9922	0.9925	0.9927	0.9929	0.9931	0.9932	0.9934	0.9936
2.5	0.9938	0.9940	0.9941	0.9943	0.9945	0.9946	0.9948	0.9949	0.9951	0.9952
2.6	0.9953	0.9955	0.9956	0.9957	0.9959	0.9960	0.9961	0.9962	0.9963	0.9964
2.7	0.9965	0.9966	0.9967	0.9968	0.9969	0.9970	0.9971	0.9972	0.9973	0.9974
2.8	0.9974	0.9975	0.9976	0.9977	0.9977	0.9978	0.9979	0.9979	0.9980	0.9981
2.9	0.9981	0.9982	0.9982	0.9983	0.9984	0.9984	0.9985	0.9985	0.9986	0.9986
3.0	0.9987	0.9990	0.9993	0.9995	0.9997	0.9998	0.9998	0.9999	0.9999	1.0000

注：本表最后一行自左至右依次是 φ（3.0）、…、φ（3.9）的值

中英文专业词汇索引

X

Y

Z